中度与深度镇静的临床应用

Moderate and Deep Sedation in Clinical Practice

原　著　Richard D. Urman
　　　　Alan D. Kaye
主　译　杨承祥

北京大学医学出版社

ZHONGDU YU SHENDU ZHENJING DE LINCHUANG YINGYONG
图书在版编目（CIP）数据

中度与深度镇静的临床应用/（美）乌尔曼
（Urman，R. D.），（美）凯（Kaye，A. D.）著；杨承祥译.
—北京：北京大学医学出版社，2014.12
书名原文：Moderate and Deep Sedation in
Clinical Practice
ISBN 978-7-5659-0781-4

Ⅰ. ①中… Ⅱ. ①乌… ②凯… ③杨… Ⅲ. ①安定药
—临床应用 Ⅳ. ①R971

中国版本图书馆 CIP 数据核字（2014）第 024785 号

北京市版权局著作权合同登记号：图字：**01-2014-3975**

Moderate and Deep Sedation in Clinical Practice
ISBN：978-1-107-40045-0
by Richard D. Urman，Alan D. Kaye
first published by Cambridge University Press 2012
All rights reserved.
This simplified Chinese edition for the People's Republic of China is published by arrangement
with the Press Syndicate of the University of Cambridge，Cambridge，United Kingdom.
© Cambridge University Press & Peking University Medical Press 2014.
This book is in copyright. No reproduction of any part may take place without the written per-
mission of Cambridge University Press or Peking University Medical Press.
This edition is for sale in the mainland of China only，excluding Hong Kong SAR，Macao SAR
and Taiwan，and may not be bought for export therefrom.
此版本仅限中华人民共和国境内销售，不包括香港、澳门特别行政区及中国台湾。不得
出口。

中度与深度镇静的临床应用

主　　译：杨承祥
出版发行：北京大学医学出版社
地　　址：（100191）北京市海淀区学院路 38 号　北京大学医学部院内
电　　话：发行部：010-82802230；图书邮购：010-82802495
网　　址：http：//www. pumpress. com. cn
E - mail：booksale@bjmu. edu. cn
印　　刷：中煤涿州制图印刷厂北京分厂
经　　销：新华书店
责任编辑：王智敏　　责任校对：金彤文　　责任印制：李　啸
开　　本：880mm×1230mm　1/32　　印张：11.625　　字数：366 千字
版　　次：2014 年 12 月第 1 版　　2014 年 12 月第 1 次印刷
书　　号：ISBN 978-7-5659-0781-4
定　　价：59.00 元
版权所有，违者必究
（凡属质量问题请与本社发行部联系退换）

译者名单

张　斌　王汉兵　梁　桦　张亚军　周　俊

赵伟成　文先杰　周桥灵　郑雪琴　刘洪珍

原著名单

Mary T. Antonelli, RN, MPH
Senior Director, Health Care Quality and Patient Safety, New England Baptist Hospital, Boston, MA, USA

Maria A. Antor, MD
Postdoctoral Researcher, Department of Anesthesiology, Ohio State University, Columbus, OH, USA

Alfredo R. Arribas, DOS, MS
Resident, Department of Oral and Maxillofacial Surgery, Louisiana State University, New Orleans, LA

Ron Banister, MD
Assistant Professor, Department of Anesthesiology, Texas Tech University Health Sciences Center, Lubbock, TX, USA

Donna Beitler, MS, RN
Nurse Educator, Johns Hopkins Hospital, Baltimore, MD, USA

Ellen K. Bergeron, RN, MSN
Nursing Program Director, Center for Nursing Excellence, Brigham and Women's Hospital, Boston, MA, USA

Sergio D. Bergese, MD
Associate Professor, Department of Anesthesiology, Ohio State University, Columbus, OH, USA

Louise Caperelli-White, RN, MSN
Clinical Nurse Educator, Thoracic Surgical ICU, Brigham and Women's Hospital, Boston, MA, USA

Corey E. Collins, DO, FAAP
Director, Pediatric Anesthesia, Department of Anesthesiology, Massachusetts Eye and Ear Infirmary, Boston, MA, USA

Karen B. Domino, MD, MPH
Professor of Anesthesiology, Department of Anesthesiology and Pain Medicine, University of Washington School of Medicine,

Seattle, WA, USA

Charles Fox, MD
Vice Chair of Anesthesiology, Department of Anesthesiology, Tulane University Medical Center, New Orleans, LA, USA

Mary Elise Fox
Summer Research Assistant, Department of Anesthesiology, Tulane University Medical Center, New Orleans, LA, USA

Julie Gayle, MD
Tulane Avenue, New Orleans, LA, USA

Kristi Dorn Hare, RN, MSN, CCRN, FNP. BC
Improvement Advisor, Sedation and Analgesia Services, Performance Improvement, University of California Irvine Medical Center, Orange, CA, USA

Eugenie S. Heitmiller, MD
Associate Professor of Anesthesiology and Pediatrics, Department of Anesthesiology and Critical Care Medicine, the Johns Hopkins Hospital, Baltimore, MD, USA

Bommy Hong, MD
Resident, Department of Anes-

thesiology and Critical Care Medicine, the Johns Hopkins Hospital, Baltimore, MD, USA

Joseph C. Hung, MD
Chief Resident, Department of Anesthesiology and Critical Care Medicine, the Johns Hopkins Hospital, Baltimore, MD, USA

Philip Kalarickal, MD, MPH
Assistant Professor of Anesthesiology, Department of Anesthesiology, Tulane University Medical Center, New Orleans, LA, USA

Adam M. Kaye, PharmD
Department of Pharmacy Practice, Thomas J. Long School of Pharmacy and Health Sciences, University of the Pacific, Stockton, CA, USA

Alan D. Kaye, MD, PhD
Professor and Chairman, Department of Anesthesiology, Louisiana State University, New Orleans, LA, USA

Jeffrey S. Kelly, MD, FACEP
Associate Professor, Department of Anesthesiology and Critical Care Medicine, Wake Forest University School of Medicine, Winston-Salem, NC, USA

Eunhea Kim, MD
Resident in Anesthesiology, Department of Anesthesiology, Perioperative and Pain Medicine, Brigham and Women's Hospital, Boston, MA, USA

Lyubov Kozmenko, RN
Acting Director of Simulation, Nursing Skills and Technology Center, Louisiana State University School of Nursing, New Orleans, LA, USA

Valeriy Kozmenko, MD
Director of Simulation, Department of Anesthesia, Louisiana State University School of Medicine, New Orleans, LA, USA

Laura Kress, RN, MAS
Assistant Director of Nursing Practice, the JohnsHopkinsHospital, Baltimore, MD, USA

Martin Kubin, MD
Resident Physician, Department of Anesthesiology and Critical Care Medicine, the Johns Hopkins Hospital, Baltimore, MD, USA

Usman Latif, MD, MBA
Resident, Department of Anesthesiology and Critical Care Medicine, the Johns Hopkins Hospital, Baltimore, MD, USA

Henry Liu, MD
Associate Professor of Anesthesiology, Department of Anesthesiology, Tulane University Medical Center, New Orleans, LA, USA

Todd Liu, MD
Resident, Department of Anesthesiology and Critical Care Medicine, the Johns Hopkins Hospital, Baltimore, MD, USA

Joyce C. Lo, MD
Department of Anesthesiology, Perioperative and Pain Medicine, Brigham and Women's Hospital, Boston, MA, USA

Kai Matthes, MD, PhD
Lecturer in Anesthesia, Department of Anesthesia, Perioperative and Pain Medicine, Children's Hospital Boston, Harvard Medical School, Boston, MA, USA

Julia Metzner, MD
Professor of Anesthesiology, Department of Anesthesiology and Pain Medicine, University of Washington School of Medicine, Seattle, WA, USA

Rahul Mishra, DO
Resident, Department of Anes-

thesiology, Texas Tech University Health Sciences Center, Lubbock, TX, USA

Debra E. Morrison, MD
Director, Pediatric and Neonatal Anesthesiology, Medical Director for Sedation, Health Sciences Clinical Professor, Department of Anesthesiology and Perioperative Care, University of California, Irvine Medical Center, Orange, CA, USA

Arnab Mukherjee, MD
Resident in Anesthesia, the Johns Hopkins Hospital, Baltimore, MD, USA

Heikki E. Nikkanen, MD
Instructor in Emergency Medicine, Brigham and Women's Hospital, Boston, MA, USA

Erika G. Puente, MD
Research Scientist, Department of Anesthesiology, Ohio State University, Columbus, OH, USA

Benjamin R. Record, DDS
Clinical Director, Baton Rouge Clinic, Program Director General Practice Residency, Assistant Professor, School of Dentistry, Louisiana State University Health Science Center, New Orleans, LA, USA

James Riopelle, MD
Clinical Professor, Department of Anesthesia, Louisiana State University School of Medicine, New Orleans, LA, USA

Brenda Schmitz, RN, MS
Clinical Practice Consultant, Department of Radiology, Northwestern Memorial Hospital, Chicago, IL, USA

David E. Seaver, RPh, JD
Risk Manager, Risk Management and Clinical Compliance, Brigham and Women's Hospital, Boston, MA, USA

Patricia M. Sequeira, MD
Clinical Assistant Professor, Department of Anesthesiology, New York University School of Medicine, New York, NY, USA

Theodore Strickland, MD
Assistant Professor of Anesthesiology, Department of Anesthesiology, Tulane University Medical Center, New Orleans, LA, USA

Heather Trafton, MS, PA-C
Manager of PA Compliance and Development, PA Services,

Brigham and Women's Hospital, Boston, MA, USA

J. Gabriel Tsang, MBBS
Resident, Department of Anesthesiology and Critical Care Medicine, the Johns Hopkins Hospital, Baltimore, MD, USA

Alberto Uribe, MD
Postdoctoral Researcher, Department of Anesthesiology, Ohio State University, Columbus, OH, USA

Richard D. Urman, MD, MBA
Assistant Professor of Anesthesia and Director, Procedural Sedation Management and Safety, Harvard Medical School/Brigham and Women's Hospital, Boston, MA, USA

Ghousia Wajida, MD
Critical Care Medicine Fellow, Department of Anesthesiology and Critical Care Medicine, Wake Forest University School of Medicine, Winston-Salem, NC, USA

Emmett E. Whitaker, MD
Senior Resident, Department of Anesthesiology and Critical Care Medicine, the Johns Hopkins Hospital, Baltimore, MD, USA

Jamie Wingate, MD
Resident in Anesthesia, the Johns Hopkins Hospital, Baltimore, MD, USA

Michael Yarborough, MD
Assistant Professor of Anesthesiology, Department of Anesthesiology, Tulane University Medical Center, New Orleans, LA, USA

原著前言

随着中度镇静（旧称清醒镇静）和深度镇静下诊疗操作的迅猛发展，所有的医生、护士、助理医师及其他医务人员和管理者都应该参与制订医疗规范和培训方案，以保障患者安全。众多专业协会、联合委员会（TJC）和医疗保险与医疗补助中心（CMS）提出的医疗规范与指南也在不断修订。因而对我们来说，紧跟科学前沿、了解最新动态非常重要。

越来越多的诊疗操作需要中度和深度镇静，且操作更复杂、时间更持久，同时，许多患者病情较为严重。而无论是门诊还是住院患者，诊疗操作常常在手术室外进行。因此，参与镇静实施的非麻醉专业医务人员也越来越多。

编写本书的目的，是通过这本最新的、全面的实用手册，为医疗机构提供安全实施中度/深度镇静的方案。本书内容涉及镇静程度分级、病情评估与复苏、药理学、监护学与设备、相关法律与患者安全、紧急抢救以及一些有争议的问题等，并讨论了具体的临床操作与管理，可为护理人员和助理医师提供指导。本书还针对特殊患者的镇静进行描述，如小儿、老人和危重患者，涵盖了内镜中心、心导管室、影像科、重症监护室、急诊科、口腔科以及不孕不育门诊患者的镇静。各章节分别由该领域的美国国内知名专家编写。

希望本书能为广大医护人员和管理者提供有价值的参考！

Richard D. Urman, MD, MBA
Alan D. Kaye, MD, PhD

原著序

过去 10 年，随着镇静业务的发展，一些医务人员的角色也发生了变化。如今，多个科室、不同医护人员均可实施镇静。无论在门诊还是住院部，越来越多的诊疗操作需要在中度镇静（既往称之为"清醒镇静"）和深度镇静下进行。实施者必须掌握药理学、监护学知识，熟悉行业法规和相关的国家或地方政策，必须有能力在特定的场所的诊疗操作中为患者安全实施镇静，并获得预期的临床效果，提高患者的满意度。目前除麻醉医生外，多种专科人员都可参与镇静实施，包括护士、助理医师、非麻醉专业的临床医生。本书帮助您理解自己在镇静实施中的角色和应该具备的能力，是一本不可或缺的参考书。作为一名管理者，我极力向您推荐这本非常有价值的、内容全面的参考书。本书包含有关培训、资格与能力评估、监护学、疼痛治疗和紧急抢救的最新信息，涉及各种场所的镇静实施，如影像科、内镜中心、心导管室、急诊科、重症监护室（ICU）和门诊等。由于相关的法规和指南在不断修订，本书参照联合委员会（TJC）发布的最新医疗规范，在"指南与准则"部分中列出多个综合性或亚专科镇静实施指南。

Urman 和 Kaye 医生通过出色的编写，将多年的麻醉与镇静实施经验展示给读者。本书涉及镇静实践的方方面面，知识新颖、实用，有理有据，从镇静深度分级的定义开始描述，指导您如何选择患者和评估病情，让您轻松理解安全实施镇静的各个要素，并同时探讨了药理学、常用参数、质量管理和法律法规等相关知识。本书全面覆盖了急诊科、内外科、重症监护室和门诊等场景下，小儿到老年患者的镇静实施知识。

本人在医院 ICU 和内外科工作 35 年之久，目前担任门诊和住院部管理者。我相信本书是目前为止镇静领域最完整的专业书。本

书由美国国内各专业知名专家编写。衷心希望他们的宝贵经验和关
爱生命的情怀能改善您的临床工作，提高您单位员工的知识水平和
业务能力。

Martha G. Smith, RN, MN

Director of Patient Care Services,

Interim Louisiana State University Hospital,

Spirit of Charity Trauma Center, New Orleans, LA, USA

译者前言

随着社会的发展和人民生活水平的提高，越来越多的临床检查和治疗需要在镇静或麻醉下完成。这些操作大多在远离中心手术室的内镜中心、门诊、B超室或介入中心进行。医务人员对患者病史及各器官功能了解较少。如何保障医疗安全，如何对手术室外患者根据不同刺激或疼痛程度，选择中度镇静、深度镇静或者麻醉，如何界定实施镇静和麻醉人员的资质，这些都是亟待解决的临床问题。

本人所在科室大规模开展门诊无痛诊疗 12 年，所建立的无痛内镜中心吸引国内近 200 家不同级别医院的同行参观、交流。我主编的《麻醉与舒适医疗》虽对此项工作进行了全面介绍，但对国内门诊检查和日间手术，是采用镇静还是采用麻醉仍未能详尽阐述。2012 年我在参加欧洲麻醉医师年会时，偶然看到 *Moderate and Deep Sedation in Clinical Practice* 一书，匆匆浏览后即被该书内容深深吸引。为使国内同道早日了解有关镇静的最前沿知识，在北京大学医学出版社的大力帮助下，经剑桥出版社授予翻译版权后，组织翻译此书，其目的是对《麻醉与舒适医疗》做一个补充。

本书由美国著名麻醉学家 Urman 和 Kaye 组织编著，对各种镇静程度进行严谨分级，内容包含有关法律法规、培训、资格与能力评估、监护学、疼痛治疗和紧急抢救的最新信息，涉及各种场景下的镇静实施，相信国内从事镇静的医务人员和医院管理者能得到启迪并从中受益。

本书翻译工作均由佛山市第一人民医院麻醉科医生完成。由于译者水平有限，翻译不当或错漏之处，请诸位读者不吝指正。

杨承祥
2014 年 7 月

Guidelines and standards

Richard D. Urman

American Academy of Pediatrics (AAP) and American Academy of Pediatric Dentistry (AAPD)

Guidelines for monitoring and management of pediatric patients during and after sedation for diagnostic and therapeutic procedures: an update (2006). *Pediatrics* 2006; **118**: 2587-602. Available online at www. aapd. org/media/Policies _ Guidelines/G _ Sedation. pdf.

American Association of Critical-Care Nurses (AACN)

Position statement on the role of the RN in the management of patients receiving IV moderate sedation for short-term therapeutic, diagnostic, or surgical procedures (2002). Available online at www. aacn. org/WD/Practice/Docs/Sedation. doc.

American Association of Nurse Anesthetists (AANA)

Position statement on the qualified providers of sedation and analgesia: considerations for policy guidelines for registered nurses engaged in the administration of sedation and analgesia (2003). Available from AANA (www. aana. com).

Latex allergy protocol (1993). AANA J 1993; **61**: 223-4. Available online at www. aana. com/aanajournalonline. aspx.

American Association of Oral and Maxillofacial Surgeons (AAOMS)

Statement by the American Association of Oral and Maxillofacial Surgeons concerning the management of selected clinical conditions and associated clinical procedures: the control of pain and anxiety (2010). Available on-line at www. aaoms. org/docs/practice _ mgmt/condition _ statements/ control _ of _ pain _ and _ anxiety. pdf.

Anesthesia in outpatient facilities (2007). In *AAOMS Parameters of Care: Clinical Practice Guidelines*, 4th edn (*AAOMS ParCare* 07). 55. PC07-CD. Available from AAOMS (www. aaomsstore. com).

American College of Cardiology (ACC) and American Heart Association (AHA)

ACC/AHA guidelines on perioperative cardiovascular evaluation and care for noncardiac surgery (2007). *J Am Coll Cardiol* 2007; **50**: 159-242. Available online at content. onlinejacc. org/cgi/content/ short/50/17/e159.

American College of Emergency Physicians (ACEP)

ACEP policy statement: sedation in the emergency department (2011 revision). Available online at www. acep. org/policystatements.

Clinical policy: procedural sedation and analgesia in the emergency department (2005). *Ann Emerg Med* 2005; **45**: 177-96. Available online at www. acep. org/clinicalpolicies.

Policy statement: delivery of agents for procedural sedation and analgesia by emergency nurses (2005). *Ann Emerg Med* 2005; **46**: 368. Available online at www. acep. org/policystatements.

American College of Radiology (ACR) and Society of Interventional Radiology (SIR)

ACR-SIR practice guideline for sedation and analgesia (Res. 45, 2010). Available online at www. acr. org/guidelines.

American Dental Association (ADA)

Guidelines for teaching pain control and sedation to dentists and dental students (2007). Available online at www. ada. org/sections/a-

bout/pdfs/anxiety _ guidelines. pdf.
Guidelines for the use of sedation and general anesthesia by dentists
(2007). Available online at www. ada. org/sections/about/pdfs/
anesthesia _ guidelines. pdf.

American Nurses Association (ANA)
Procedural sedation consensus statement (2008). Available online at
www. nursingworld. org/NursingPractice.

American Society for Gastrointestinal Endoscopy (ASGE)
Position statement: nonanesthesiologist administration of propofol for
GI endoscopy (2009). *Gastrointest Endosc* 2009; **70**: 1053-9.
Sedation and anesthesia in GI endoscopy (2008). *Gastrointest Endosc*
2008; **68**: 815-26.
Guidelines for conscious sedation and monitoring during gastrointesti-
nal endoscopy (2003). *Gastrointest Endosc* 2003; **58**: 317-22.

American Society of Anesthesiologists (ASA)
Standards for basic anesthetic monitoring (2011). Available online at
www. asahq. org/For-Healthcare-Professionals/Standards-Guide-
lines-and-Statements. aspx.
Statement on anesthetic care during interventional pain procedures for
adults (2010). Available online at www. asahq. org/For-Healthcare-
Professionals/Standards-Guidelinesand-Statements. aspx.
Statement on granting privileges for deep sedation to non-anesthesiol-
ogist sedation practitioners (2010). Further information from ASA
(www. asahq. org).
Continuum of depth of sedation: definition of general anesthesia and levels
of sedation/analgesia (2009). Available online at www. asahq. org/For-
Healthcare-Professionals/Standards-Guidelines-and-Statements. aspx.
Distinguishing monitored anesthesia care ("MAC") from moderate se-
dation/analgesia (conscious sedation) (2009). Available online at

www. asahq. org/For-Healthcare-Professionals/Standards-Guide-lines-and-Statements. aspx.

Guidelines for office-based anesthesia（2009）. Available online at www. asahq. org/For-Healthcare-Professionals/Standards-Guide-lines-and-Statements. aspx.

Standards for postanesthesia care（2009）. Available online at www. asahq. org/For-Healthcare-Professionals/Standards-Guide-lines-and-Statements. aspx.

Statement on qualifications of anesthesia providers in the office-based setting（2009）. Available online at www. asahq. org/For-Health-care-Professionals/Standards-Guidelinesand-Statements. aspx.

Statement on safe use of propofol（2009）. Available online at www. asahq. org/For-Healthcare-Professionals/Standards-Guide-lines-and-Statements. aspx.

Statement on nonoperating room anesthetizing locations（2008）. A-vailable online at www. asahq. org/For-Healthcare-Professionals/Standards-Guidelines-and-Statements. aspx.

Guidelines for ambulatory anesthesia and surgery（2008）. Available online at www. asahq. org/For-Healthcare-Professionals/Stand-ards-Guidelines-and-Statements. aspx.

Statement on granting privileges for administration of moderate seda-tion to practitioners who are not anesthesia professionals（2006）. Available online at www. asahq. org/For-Healthcare-Professionals/Standards-Guidelines-and-Statements. aspx.

Statement on granting privileges to nonanesthesiologist practitioners for personally administering deep sedation or supervising deep seda-tion by individuals who are not anesthesia professionals（2006）. A-vailable online at www. asahq. org/For-Healthcare-Professionals/Standards-Guidelines-and-Statements. aspx.

Practice guidelines for sedation and analgesia by non-anesthesiologists（2002）. Anesthesiology 2002; 96: 1004-17. Available online at www. asahq. org/For-Healthcare-Professionals/Education-and-E-

vents/Guidelines-for-Sedation-and-Analgesia-by-non-anesthesiolo-
gists. aspx.

Practice advisory for preanesthesia evaluation (2002). *Anesthesiology*
2002; **96**: 485-96.

Association of periOperative Registered Nurses (AORN)

Position statement on allied health care providers and support person-
nel in the perioperative practice setting (2011). Available online at
www. aorn. org/PracticeResources/AORNPositionStatements/Posi-
tion _ HealthCareProvidersAndSupportPersonnel.

Position statement on creating a practice environment of safety (2011). A-
vailable online at www. aorn. org/PracticeResources/AORNPosition-
Statements/Position _ CreatingaPatient SafetyCulture.

Perioperative standards and recommended practices (2011). Available
from AORN (www. aornbookstore. org).

Position statement on one perioperative registered nurse circulator
dedicated to every patient undergoing a surgical or other invasive
procedure (2007). Available online at www. aorn. org/PracticeRe-
sources/AORNPositionStatements/Position _ RegisteredNurse Cir-
culator.

Recommended practices for managing the patient receiving moderate
sedation/analgesia (2002). *AORN J*. 2002; **75**: 642-6, 649-52.

Centers for Medicare and Medicaid Services (CMS)

CMS interpretive guidelines for anesthesia and sedation (summary). Avail-
able online at www. asahq. org/For-Members/Practice-Management/In-
terpretive-Guidelines-Templates. aspx and www. asahq. org/For-Mem-
bers/Advocacy/Federal-Legislative-and-Regulatory-Activities/Interpre-
tive-Guidelines. aspx (accessed June 2011).

Emergency medicine and CMS interpretive guidelines. Available on-
line at www. acep. org/Content. aspx? id = 75563 (accessed June
2011).

Society of Critical Care Medicine (SCCM)

Clinical practice guidelines for the sustained use of sedatives and analgesics in the critically ill adult (2002). *Crit Care Med* 2002; **30**: 119-41.

The Joint Commission

Accreditation handbook for office-based surgery: what you need to know about obtaining accreditation (2011). Available online at www. jointcommission. org/assets/1/18/2011 _ OBS _ Hdbk. pdf.

Comprehensive accreditation manual for hospitals (CAMH): the official handbook (2011 update). Available online at www. jcrinc. com/ Joint-Commission-Requirements/Hospitals.

University HealthSystem Consortium (UHC)

Moderate sedation best practice recommendations (2005). Available from University Health-System Consortium, 2001 Spring Road, Suite 700, Oak Brook, Illinois 60523, USA (www. uhc. edu).

Position statement on the role of the RN in moderate sedation best practice recommendations (2001). Available from UHC (www. uhc. edu).

Deep sedation best practice recommendations (2001). Available from UHC (www. uhc. edu).

目　　录

中度和深度镇静简介

Emmett E. Whitaker，Arnab Mukherjee，Todd Liu，Bommy Hong，and Eugenie Heitmiller

张亚军 译　杨承祥 校

镇静发展历史

镇静和镇痛的发展可说是医学和人类科技史上最卓越的成就之一。这种可以改变患者的意识和疼痛感知的技术，为医疗实践提供了巨大的可能性。这些技术可以追溯到很久以前。在古希腊，人们已经认识到一些天然的物质如曼陀罗根和乙醇等可以改变人的意识，并将其运用到手术中[1-2]。印加巫师使用古柯叶帮助实施颅骨钻孔术。中世纪的外科医生们在切皮前使用冰块和所谓的"冰冻麻醉"钝化患者的痛觉[2-3]。

现代镇静技术开始于乙醚镇静镇痛作用的发现[1,4]。1842 年 1 月，纽约州罗切斯特大学的一名医学生 William Clarke 使用乙醚实施拔牙术。这是世界上首例成功施行的乙醚麻醉。其后，Crawford Long 使用乙醚完成颈部肿物切除术[1,4-5]。同年，Horace Wells 首次在麻省总医院公开演示乙醚麻醉。不幸的是，患者痛得大哭，人们嘲笑说乙醚麻醉只是个谎言[1,4-5]。但随后 William Morton 在麻省总医院的那间乙醚屋演示乙醚麻醉，获得了成功[1,5-6]。

多年以来，镇静和镇痛技术得到了长足发展。与全身麻醉相比，许多患者更愿意选择镇静，后者不会引起过多的焦虑。并且，由于镇静苏醒较快，并且考虑到患者、镇静实施者及实施程序等多种因素，医护人员也更倾向于选择镇静。

表 1.1 由非麻醉专业人员实施镇静的外科操作

头颈	胸部	四肢	胃肠/腹部	血管	妇科/泌尿	急诊/放射
拔牙	隆胸	腕管松解	内镜逆行胰胆管造影	血透管置入	扩宫刮宫	骨折或脱位复位
眼睑成形术	乳腺活检	弹响指松解	结肠镜	置入起搏器	阴道病灶电灼	复杂缝合术
除皱	支气管镜检	金属物拔除	超声内镜	血管造影	肛门病灶电灼	选择性胸管置入
鼻成形术	放置胸管	闭合复位	胃镜	心导管	膀胱镜	磁共振成像
撕裂伤修复				射频消融	巴氏囊肿切开引流	动脉脉搏描记图
白内障摘除术				电生理检查	输精管切开	肝活检

"全麻"与"镇静"的概念已经得以发展并区分开来。早期的牙科和口腔颌面部手术均由医生实施镇静,而到了 20 世纪 80 年代,护士已可在医生指导下,采用地西泮联合阿片药,对此类手术实施镇静[4]。

究竟哪些人可实施镇静术?这一问题得到广泛关注。许多人认为接受过严格的镇静/催眠用药、气道管理和复苏抢救等训练才可获取资格。但是,这样的队伍明显供不应求。因此,在当今医疗环境下,各种医护人员都在实施镇静术,有医生、注册护士,以及助理医师。此外,许多外科操作也由非麻醉专业注册护士实施镇静(表 1.1)[7]。

随着镇静和监测技术的革新,镇静术的实施场所也拓宽了,由手术室内拓展到手术室外。一些手术方式经过改良,变得简短、微创。镇静术的实施和管理者也由麻醉医生、注册护理麻醉师、注册护士拓展到技术员、助理医师、牙科医生、外科医生甚至是患者自己(医生指导下)。相比全麻,患者更愿意选择镇静。后者苏醒快、气道管理要求低、需要的监护人员更少、性价比高,因而患者满意度高[8-10]。

近些年,技术上的更新也使镇静术得到了发展。其中,第二次世界大战期间 Glen Millikan 发明的脉搏血氧饱和度仪为最大贡献之一。该技术使用光学原理检测血红蛋白氧饱和度，为临床医生提供了大量信息，大大提高了镇静术的安全性。

新的镇静药物的出现是另一重要的里程碑。早期的镇静药多数起效慢、作用时间长、副作用多。新药物克服了这些缺点。咪达唑仑为代表药物之一，它起效快、作用时间短、安全性高。该药无镇痛作用，但可引起顺行性遗忘。丙泊酚常用于全身麻醉，但亚催眠剂量可提供满意的镇静，起效快，消退也快，同时具备止呕作用，尤其适合于门诊手术。但值得注意的是，该药同样没有镇痛作用，所以目前常复合芬太尼等阿片药进行镇静、镇痛[7,12]。因其镇痛效能强、作用时间短，训练有素的医护人员均可安全使用[7,12-13]。

镇静的定义

2002 年，美国麻醉医师协会（ASA）指定工作组更新了非麻醉医生镇静镇痛实施指南，根据患者的反射、气道情况、自主呼吸、心血管功能等对镇静镇痛的程度进行明确分级，见表 1.2[14]。

表 1.2　全麻的定义与镇静/镇痛深度分级

	轻度镇静	中度镇静 （清醒镇静）	深度镇静	全身麻醉
反射	正常	对言语和触摸刺激有反应	反复刺激或疼痛刺激才有反应ᵃ	即使疼痛刺激都不能唤醒
气道	不受影响	无需呼吸支持	可能需要呼吸支持	常需呼吸支持
自主呼吸	不受影响	足够	可能不足	不足
心血管系统	不受影响	稳定	稳定	不稳定

Source：American Society of Anesthesiologists Task Force on Sedation and Analgesia by Non－Anesthesiologists [14].

ᵃ 对疼痛刺激的反射性回撤不被认为是一种有目的的反应

表 1.2 显示的是镇静程度分级。ASA 对镇静程度分级的定义如下[14]：

（1）轻度镇静（抗焦虑）：药物诱导后，患者对言语指令反应正常，但认知功能与配合欠缺，呼吸与心血管系统稳定。

（2）中度镇静（清醒镇静）：药物诱导后，患者意识明显淡漠，对言语指令和轻微触摸刺激有反应，自主呼吸足够，无需气道支持，心血管系统稳定。

（3）深度镇静镇痛：药物诱导后，患者意识消失，不易唤醒，但对反复刺激或疼痛刺激有反应，自主呼吸受抑制，通气量不足，可能需要气道支持。心血管系统稳定。

（4）全身麻醉：药物诱导后，患者意识消失，即使疼痛刺激也不能唤醒。自主呼吸受抑制，需要呼吸支持，因自主通气功能或神经-肌肉活动受到抑制，需要正压通气。

美国麻醉医师协会强调，镇静分级需要结合患者的实际情况。当患者镇静过深时，如本来施行中度镇静/镇痛的患者发生深度镇静/镇痛，或本来施行深度镇静/镇痛的患者进入全麻状态，实施者应有能力进行应急处理[14]。应该强调的一点是，全麻不一定要行气管插管。按照ASA的定义，不行气管内插管也可实施全麻。中度镇静/镇痛与监护麻醉（MAC）二者有所区别。ASA将MAC定义为"对患者实际发生或预期发生的生理紊乱进行麻醉评估与管理"。MAC实施者应该有能力施行全麻并管理患者的气道，在麻醉处理的各个方面训练有素[15]。

随着医疗过程日益复杂，镇静技术已不仅仅局限于麻醉、外科领域。许多专业组织已经建立了自己的操作指南和标准。如ASA指南对如下领域作出了详细说明[14]：

（1）病情评估

（2）术前准备

（3）监测意识、肺通气、氧合情况、血流动力学

（4）记录监测的参数

（5）提供监护人员

（6）医护人员培训

（7）提供抢救设备

（8）供氧

（9）镇静、镇痛联合用药

（10）静脉给药

（11）麻醉诱导药（丙泊酚、氯胺酮）用于镇静、镇痛

（12）静脉穿刺

（13）拮抗药

（14）复苏

护士实施镇静的规范

在美国，联邦政府尚未制定注册护士施行镇静术的规范，仅各州护理委员会有自己相应的标准，因此美国各地对护士实施镇静术的限制也各不相同。不过，围术期注册护士协会（AORN）制定了注册护士应该掌握的"清醒镇静"技术指南，为护士管理镇静、镇痛提供了依据。

AORN 将中度镇静、镇痛定义为"给药后患者处于遗忘、镇静、镇痛状态"，患者意识受到抑制，疼痛感知减退，但保留对言语或触摸刺激的反应及保护性反射[16]。

各州护理委员会允许非麻醉护士实施镇静。因此，各医疗机构制定了相应的镇静实施条例，并且要求所有参与镇静、镇痛的护士定期学习新的政策和操作流程。

除了州法律之外，还有大量非法律组织制定的职位说明和实践指南。这些职位说明和实践指南与州法律一起促进了个体镇静政策的发展。职位说明是由一个专家小组拟定的，缺少临床证据，更多的是基于专家的意见。实践指南更具系统性和循证性，设计用于帮助镇静实施者日常临床决策。这类指南应该明晰并且没有偏倚。最后，"推荐建议"代表了组织机构的官方意见，即不同技术和专业的围术期护士操作的"最佳操作规范"[15]。

了解这些规章制度非常重要。以上所有的指南都有利于制定诊疗规范，以确定在特定医疗环境下诊疗操作者的规范医疗行为，杜绝不当医疗操作。因此，所有的操作者都应该熟悉其诊疗领域中的相关指南。

镇静术的运用越来越广泛，实施者们必须重视规范化医疗。相应的专业组织如 ASA、AORN、美国麻醉护士协会、胃肠专业护士协会、美国围麻醉期护士协会、急救护士协会、美国重症监护士协会等正在不断地更新镇静实施指南。美国多数州政府参照这些指南进行立法。联合委员会也会调查所有医疗机构，确保其在镇静实施中维持专业标准，遵守相关条例。所有镇静实施者需谨记患者的生命安全高于一切。

总　结

过去的 30 多年，镇静术得到了迅猛发展。以前主要由麻醉医生参与实施，镇静领域供不应求。必须放宽权限，让其他专业人员参与。有了高标准的医疗安全意识，相信这些专业人员也有能力实施镇静，满足患者的需要。

参考文献

1. Sabatowski R, Schafer D, Kasper SM, Brunsch H, Radbruch L. Pain treatment: a historical overview. *Curr Pharm Des* 2004; **10**: 701–16.

2. Houghton IT. Some observations on early military anaesthesia. *Anaesth Intensive Care* 2006; **34** (Suppl 1): 6–15.

3. Furnas DW. Topical refrigeration and frost anesthesia. *Anesthesiology* 1965; **26**: 344–7.

4. Finder RL. The art and science of office-based anesthesia in dentistry: a 150-year history. *Int Anesthesiol Clin* 2003; **41**: 1–12.

5. Hammonds WD, Steinhaus JE. Crawford W. Long: pioneer physician in anesthesia. *J Clin Anesth* 1993; **5**: 163–7.

6. Ash HL. Anesthesia's dental heritage (William Thomas Green Morton). *Anesth Prog* 1985; **32**: 25–9.

7. Watson DS, Odom-Forren J. *Practical Guide to Moderate Sedation/Analgesia*, 2nd edn. New York, NY: Mosby, 2005.

8. Weaver JM. Two notable pioneers in conscious sedation pass their gifts of pain-free dentistry to another generation. *Anesth Prog* 2000; **47**: 27–8.

9. Meredith JR, O'Keefe KP, Galwanker S. Pediatric procedural sedation and analgesia. *J Emerg Trauma Shock* 2008; **1**: 88–96.

10. Blake DR. Office-based anesthesia: dispelling common myths. *Aesthet Surg J* 2008; **28**: 564–70.

11. Severinghaus JW, Astrup PB. History of blood gas analysis. VI. Oximetry. *J Clin Monit* 1986; **2**: 270–88.

12. American Association of Nurses. *Policy Statement on Conscious Sedation*. Washington, DC: AAN, 1991.

13. Cravero JP, Blike GT. Review of pediatric sedation. *Anesth Analg* 2004; **99**: 1355–64.

14. American Society of Anesthesiologists Task Force on Sedation and Analgesia by Non-Anesthesiologists. Practice guidelines for sedation and analgesia by non-anesthesiologists. *Anesthesiology* 2002; **96**: 1004–17.

15. American Society of Anesthesiologists (ASA). Distinguishing monitored anesthesia care ("MAC") from moderate sedation/analgesia (conscious sedation). Park Ridge, IL: ASA, 2009. Available online at www.asahq.org/For-Healthcare-Professionals/Standards-Guidelines-and-Statements.aspx (accessed June 2011).

16. Association of periOperative Registered Nurses (AORN). Recommended practices for managing the patient receiving moderate sedation/analgesia. *AORN J* 2002; **75**: 642–6, 649–52.

17. Hung CT, Chow YF, Fung CF, Koo CH, Lui KC, Larn A. Safety and comfort during sedation for diagnostic or therapeutic procedures. *Hong Kong Med J* 2002; **8**: 114–22.

药理学原则

2

Alan D. Kaye，Julie Gayle，and
Adam M. Kaye

张亚军 译　杨承祥 校

简　介

　　越来越多的外科操作要求镇静，而且往往在手术室外进行。因此，具备资格的非麻醉专业人员开始在诊断性、治疗性操作及外科手术中为患者实施中度和深度镇静。实施者应在患者受益于镇静或镇痛的同时，将风险降至最低。为此，他们应掌握所给药物的药理学特性，包括苯二氮䓬类药和阿片药的拮抗药，并且应根据手术要求和患者的情况联合应用镇静、镇痛药。镇静、镇痛给药的相关法规与标准将在本书其他章节讲述。以下重点介绍最常用的镇静、镇痛药物的药理学特性及其拮抗药。

药理学原则

　　激动剂指能与受体结合并激活受体的药物。**拮抗剂**指能与受体结合并抑制激动剂激活受体的药物。**协同作用**指两种药物合用产生的作用超过代数和。常见于苯二氮䓬类与阿片类药物合用时。**药物代谢动力学**（药动学）检测药物的起效和持续时间，描述药物的吸收、分布、代谢和消除（即机体对药物的作用）。**药物效应动力学**（药效学）指药物作用的受体的反应性及其机制（即药物对机体的作用）。不同的人对同一种药物反应不同，这反映了不同患者之间的药动学和药效学差异（表 2.1）。

表 2.1　药物个体差异的原因

1. 药物相互作用	
2. 药动学	年龄
	肾功能
	肝功能
	心功能
	生物利用度
	机体构造
3. 药效学	遗传差异
	酶活性

　　药动学受给药途径、药物吸收、分布容积的影响。**分布容积**受药物特性如脂溶性、血浆蛋白结合率和分子量的影响。药效学以量效曲线描述所给药物剂量与产生的效应的相关性，可预测药物对患者产生的剂量依赖性影响。药物的输注应该符合药物效应的动力学。应注意根据患者病情（如肝、肾衰竭，吸毒史）选择相应的药物，给予合适的追加剂量，提供必要的监测。基础疾病影响药物的**消除半衰期**，即消除期间血浆药物浓度降低一半所需要的时间，其与分布容积成正比，与清除率成反比。肝、肾疾患也影响消除半衰期。消除半衰期并不反映恢复时间，而只估计药物血浆浓度下降一半所需的时间。大约 5 个半衰期后药物基本被机体消除。所以，如果给药间隔短于这个时间段，就可能造成药物蓄积。

时量相关半衰期

　　消除半衰期并不总能解释许多镇静药的作用时间，尤其是多次追加给药后。时量相关半衰期（CSHT）定义为停止输注后药物血浆浓度下降一半所需要的时间。"时量"指的是药物输注的时间。图 2.1 显示了几类药物（苯二氮䓬、阿片类药、巴比妥类和丙泊酚）时量相关半衰期

与输注时间的关系。从图中可以看出，持续输注数小时或多次重复给药
可能产生药物蓄积，导致副作用增加（镇静、呼吸抑制）和苏醒延迟。
所以，观察药物的时量相关半衰期非常重要，尤其是 2 h 以上的手术，
还应注意统计所给药物的总量，即所有单次追加量和持续输注量之和。

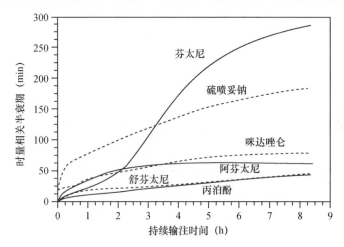

图 2.1　镇静药的时量相关半衰期

协同效应

　　镇静药物可产生协同效应。对实施者来说有利也有弊，利在于可以
合用多种药物达到预期镇静水平，且降低了单个药物的用量。比如，芬
太尼是镇痛药，而咪达唑仑有镇静和抗焦虑作用；弊在于药物合用可引
起过度镇静甚至抑制呼吸。所以，需要警惕并加强监护。表 2.2 显示常
用的药物及其镇静、镇痛、抗焦虑作用、对心血管和呼吸系统的影响。

给药途径

　　给药途径包括胃肠外（静脉、肌内、吸入）和胃肠道内（口服、
直肠内和经鼻）。其中静脉给药可能更适合于中度、重度镇静，其起
效快于肌内注射。静脉给药应从小量开始，逐渐增加，以达到预期的
镇静、镇痛水平，每次追加应注意间隔时间。最好每一种药物都能个
体化用药，以满足镇静、镇痛、抗焦虑的要求。

表 2.2　常用的镇静药及其作用

药物类别	效应				
	镇静	抗焦虑	镇痛	心血管影响	呼吸影响
局麻药	—	—	++	+ᵃ	—
苯二氮䓬类药	++	++	—	+	+ᵃ
阿片类药	+	—	++	—	++
丙泊酚	++	+	—	++	++
巴比妥类	++	—	—	++	++
+ᵃ		++	+	++	+
右美托咪定	++	+	+	+	

—：无影响；+：有一定影响；++：有显著影响；a：过量时有显著影响

超前镇痛

组织损伤产生的伤害性刺激可引起外周和中枢系统的敏化，特别是感觉神经纤维受损后可引起神经和行为学改变，即使损伤愈合或疼痛刺激消除后还会存在很长一段时间。这种痛觉超敏即为外周或中枢神经系统创伤后的改变。伤害性刺激引起的神经重塑可被镇痛药或区域神经阻滞超前抑制。超前镇痛即指术前给予适当的药物以减轻术后疼痛，其目的就是在手术开始之前阻止伤害性感受器的敏化。超前镇痛其实是一种治疗手段，术前给药以降低疼痛传导通路敏化。掌握合适的剂量，局麻药浸润、加巴喷丁、阿片类药、对乙酰氨基酸、NMDA 受体拮抗剂、环氧合酶抑制剂、神经阻滞、蛛网膜下腔阻滞和硬膜外阻滞都能发挥超前镇痛作用。

药物相互作用

实施镇静者应充分意识到潜在的药物相互作用可有害于机体，甚至致死。两种以上的镇静药产生协同作用可导致中枢神经系统和呼吸的抑制。麻醉医生经过多年的学习实践，掌握了丰富的技能，而非麻醉专业人员有时却并非如此。所以，强烈建议医疗机构相关人员掌握临床常用药物之间的相互作用，充分了解其可能的副作用。这其中也包括 29 000

多种本草类药物，许多与传统镇静药合用可产生不良的相互作用。比如，圣约翰麦芽汁与哌替啶作用可引起致命的 5-羟色胺能危象，卡法根与任何镇静药合用都可产生中枢神经系统抑制。许多英文以"G"开头的本草类药物，如生姜、大蒜和银杏等还可增加出血的风险。

表 2.3　常用苯二氮䓬类药：剂量与注意事项

药物名称	剂量（静脉）		起效	维持时间	注意事项
	儿童	成人			
所有苯二氮䓬类药					主要副作用为呼吸抑制和低血压。老年人、体虚或合用其他中枢抑制药的患者，应减量 1/3～1/2
咪达唑仑	负荷量：0.05～0.1 mg 输注，每 5 min 0.25 mg/kg，最大量：0.2 mg/kg	首剂：0.5～2.5 mg 慢推 2 min 以上，追加 0.5 mg，最大量 5 mg	1～5 min	1～2.5 h	
地西泮	负荷量 0.1～0.3 mg/kg，间隔 3 min 以上追加，最大量 0.6 mg/kg	首剂：2.5～10 mg 慢推，追加：每 5～10 min 2～5 mg，最大量 20 mg	30 s～5 min	2～6 h	有注射痛，不必稀释
劳拉西泮	负荷量 0.05 mg/kg 推注 2 min 以上，每 10～15 min 追加半量，最大量 2 mg	首剂：0.02～0.05 mg/kg 慢推 2 min 以上，每 10～15 min 追加半量，最大量 2 mg	5～10 min	4～6 h	有注射痛，静注前以等量专用稀释液稀释

苯二氮䓬类药

苯二氮䓬类药具有镇静、抗焦虑和遗忘作用，故非常适合于中度、深度镇静。用量恰当可产生满意的镇静和顺行性遗忘效果，且不影响心血管和呼吸系统功能。该类药无镇痛作用。常用的包括咪达唑仑、地西泮和劳拉西泮。

苯二氮䓬类药的作用机制是促进大脑 γ-氨基丁酸（GABA）受体的功能。后者是中枢主要的神经递质，具有较高的脂溶性，能快速进入神经系统与 GABA 受体结合并促使氯离子通道开放，产生突触后神经细胞膜超极化，兴奋性降低（图 2.2）。

苯二氮䓬类药的临床效应包括抗焦虑、镇静、顺行性遗忘和抗惊厥，以及脊髓束介导的骨骼肌松弛。各种苯二氮䓬类药物结合 GABA 受体的位置不同，产生的临床效应也有所不同。镇静程度与遗忘水平二者并不平行，有时相差甚远。患者可看似清醒，但却对发生的事产生遗忘。苯二氮䓬类药对血流动力学（血压、心率和心输出量）影响小，但随着剂量的增加可从抗焦虑与遗忘转而抑制气道反射和呼吸运动。表 2.3 显示了咪达唑仑、地西泮和劳拉西泮推荐剂量范围。

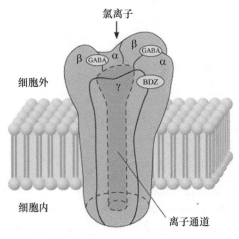

图 2.2　苯二氮䓬类-GABA-氯离子通道复合体示意图

咪达唑仑

咪达唑仑是一种短效、水溶性的苯二氮䓬类药，具有镇静、遗忘、抗焦虑与抗惊厥的特性，目前已取代地西泮用于中、重度镇静。咪达唑仑的效力是地西泮的 2～3 倍。其遗忘作用强于镇静效应。与地西泮相似，咪达唑仑血浆蛋白结合率较高，可迅速从大脑分配到周围组织中并在肝代谢，故作用时间较短。其在肝中水解后以结合形式经肾排出。消除半衰期为 1～4 h，短于地西泮。老年人由于肝血流和酶活性降低，其半衰期可显著延长。病理性肥胖患者的分布容积增加，药物的半衰期延长，使用苯二氮䓬药应谨慎。

地西泮

地西泮是非水溶性苯二氮䓬类药，与咪达唑仑一样，具有抗焦虑、镇静、遗忘和抗惊厥作用，常用于术中镇静及焦虑和癫痫的治疗。其可分解为丙烯乙二醇和苯甲酸钠而引起注射痛。脂溶性较高，能迅速分布到大脑，继而分布到其他组织。蛋白结合率较高，引起低蛋白血症的疾病（如营养不良、肝病、肾衰竭、烧伤和脓毒血症）可增强其效应。地西泮在肝中生成两种代谢产物：去甲基西泮和去甲基羟西泮。前者代谢更为缓慢且效力低于地西泮，但可维持药理作用。健康人中消除半衰期为 21～37 h。肝硬化和老年患者消除半衰期延长，对镇静药物的敏感性增加。长时间给药后突然停药可导致戒断综合征，症状包括焦虑、兴奋和癫痫发作。

劳拉西泮

劳拉西泮为长效苯二氮䓬类药，特性与咪达唑仑和地西泮相似，但有更强的遗忘作用。其在肝代谢为无活性产物，消除半衰期为 10～20 h，80% 经尿液排出体外。该药起效慢于咪达唑仑，代谢清除也较慢。静脉给药 1～2 min 起效，20～30 min 达峰，作用时间为 6～10 h。有时能满足长时间手术镇静、抗焦虑和遗忘的需要。

苯二氮䓬类药的副作用

苯二氮䓬类药同阿片类等其他药物合用时可产生一些副作用。与阿片类药合用时可出现心血管和血流动力学不稳定，自主呼吸的患者可出现剂量依赖性呼吸抑制。慢性阻塞性肺疾病患者上述现象明显增强。苯二氮䓬类药在老年患者体内消除半衰期更长，镇静效应也更强。此外，地西泮和劳拉西泮可对血管产生刺激。

阿片类药

阿片类药是强效镇痛药，可缓解手术引起的疼痛。联合苯二氮䓬类药可满足许多外科操作中镇静、镇痛的需要。常用的有吗啡、芬太尼、氢吗啡酮和哌替啶（表 2.4）。

阿片类药的作用机制为，天然或合成的阿片类物质与其受体结合并产生激动效应。阿片类药可激动神经中枢内外的突触前或突触后阿片受体。增加钾离子的通透性，抑制钙通道活性，使神经递质（如乙酰胆碱、多巴胺、去甲肾上腺素和 P 物质）释放减少。阿片类药的效应呈剂量依赖性，且与受体部位有关。这些受体主要存在于中枢神经系统，包括 μ、κ、δ、ε 受体。其与受体的亲和力同镇痛效应呈正相关。阿片类药的临床作用包括镇痛、镇静、镇咳及抑制寒战。对 μ 受体的作用表现为镇静、镇痛和欣快感；κ 受体激动产生镇静和弱镇痛作用；δ 受体激动也可产生较弱的镇痛作用。静脉给药可导致多个部位受体的激活，包括外周感觉神经元、脊髓背角、脑干网状结构和大脑皮层。上述部位均在阿片类药镇痛中发挥重要作用。脊髓背角通过抑制伤害性信息的传递而发挥镇痛作用；网状结构增强下行抑制通路，调节疼痛信号的上行传导；大脑皮层则降低疼痛的感知与情感反应。

然而，由于阿片受体分布广泛，可能出现多种副作用，如呼吸抑制、药物依赖、瘙痒、心动过缓等。ε 受体激动后还可引起高血压、心动过速、谵妄和躁动。其他不良反应包括体位性低血压、骨骼肌僵硬、恶心呕吐、便秘、胃排空延迟、尿潴留、瞳孔缩小和 Oddi 括约肌痉挛。

表 2.4　常用的阿片药：剂量及其他注意事项

药物名称	剂量（静脉）		起效	维持时间	注意事项
	儿童	成人			
所有阿片药					老年人、体虚或合用其他中枢抑制药的患者，应减量 1/3～1/2
吗啡	追加剂量：0.05～0.15 mg/kg 缓慢推注，单次最大量：3 mg	首剂：1～2 mg 慢推，持续滴注：每 5～10 min 1～2 mg，最大量 15 mg	5～10 min	3～4 h	
氢吗啡酮		首剂：0.1～0.2 mg，滴注：0.1～0.2 mg，最大量 2.5 mg	3～5 min	2～3 h	
芬太尼	对小儿不推荐在加强监护病区以外使用	首剂：0.05～2 μg/kg，慢推 3～5 min，滴注：30 min 1 μg/kg	30～60 s	30～60 min	过去 14 天内曾使用单胺氧化酶抑制剂者禁用芬太尼和哌替啶
哌替啶	首剂 1～1.5 mg/kg，追加量 1 mg/kg，最大量不超过 100 mg	首剂 10 mg，追加量 10 mg，最大量 150 mg	1～5 min	1～3 h	

吗　啡

吗啡是最为经典的阿片受体激动剂，常作为其他阿片药的参照。

吗啡可产生镇静、镇痛作用和欣快感。即使致痛因素持续存在，小剂量的吗啡也可提高痛阈，减轻疼痛。吗啡对持续的钝痛的镇痛效应优于间断的刺痛。在疼痛刺激发生以前给药效果更好。没有疼痛刺激时，吗啡引起烦躁而不是欣快感。静脉给药后，几分钟可起效，15～30 min 达峰，消除半衰期 2～4 h。肌注后很快吸收，15～30 min 起效，45～90 min 达峰，持续 4 h。吗啡在肝和肝外（主要是肾）与葡萄糖醛酸结合，代谢为有活性的 6-葡萄糖醛酸吗啡，后者可激动 μ 受体产生镇痛和呼吸抑制。肾衰竭患者对吗啡的清除能力受损，可致代谢产物蓄积并引起呼吸抑制。

氢吗啡酮

氢吗啡酮为半合成的阿片药，来源于吗啡但效力比吗啡强 5～6 倍。氢吗啡酮可缓解中重度疼痛，可口服、肌注和静脉给药。起效比吗啡稍快，作用时间稍短。与吗啡不同，其代谢产物为无活性的化合物，较少引起组胺释放。氢吗啡酮副作用与其他阿片药相似，但适用于对其他阿片药禁忌或过敏的患者。

芬太尼

芬太尼是合成的阿片药，来源于苯基哌啶，结构类似于哌替啶。芬太尼的镇痛作用为吗啡的 75～125 倍（表 2.5）。芬太尼起效快，很少引起组胺释放，故常用于中、重度镇静。与吗啡相比，芬太尼的脂溶性更高，因此起效更快，药效也更强。在体内可快速分布到无活性的组织（如骨骼肌和脂肪）当中，因此单次静脉给药作用时间短，血浆浓度下降较快。但多次或持续静脉注射后，无活性组织逐渐饱和，血浆浓度不会再迅速下降，镇痛和呼吸抑制时间可明显延长。芬太尼在肝代谢。静注芬太尼 30～60 s 起效，10 min 内达峰，持续时间 30～60 min。芬太尼可增强咪达唑仑的效力，减少丙泊酚的用量。与苯二氮䓬类药合用可获得良好的镇静催眠效果，但也容易引起呼吸抑制。

表 2.5　70 kg 成年人阿片类药物等效剂量列表

药名	作用时间 （h）	口服 （mg）	胃肠外 （mg）	半衰期 （h）
可待因	4～6	200	120　IM	3
吗啡	3～6	30～60	10　IM/IV	1.5～2
氢吗啡酮	4～5	7.5	1.5　IM/IV	2～3
哌替啶	2～4	300	75　IM/IV	3～4
芬太尼	1～2	N/A	0.1　IM/IV	1.5～6
羟考酮	4～6	20	N/A	N/A
美沙酮	4～6	10～20	10　IM/IV	15～40
羟吗啡酮	3～6	N/A	1　IM/IV	
左啡诺	6～8	4	2　IM/IV	
氢可酮	3～4	30	N/A	

哌替啶

　　哌替啶是合成的阿片受体激动药，与芬太尼一样，来源于苯基哌替啶。哌替啶的镇痛效力仅为吗啡的 1/10，作用时间约 2～4 h，短于吗啡。可产生镇静和欣快感。其主要在肝代谢。代谢产物主要是去甲哌替啶，有中枢神经兴奋作用，主要经尿液排出。该药消除半衰期为 3～5 h。肾功能不全者可引起哌替啶蓄积。其结构与阿托品类似，故可引起口干、心动过速及瞳孔扩大。临床常用剂量可引起心肌抑制。服用单胺氧化酶抑制剂的患者不宜使用哌替啶。对于服用抗抑郁药（百忧解）的患者，哌替啶能致 5-羟色胺综合征（自主神经紊乱，出现高血压、心动过速、易激惹、谵妄、高热和反射亢进），强化 5-羟色胺重吸收抑制剂的副作用。对于合并肾功能不全或有癫痫病史的患者，或者反复、大剂量使用时，哌替啶可引起癫痫发作。而长期大剂量使用、短时间内大量给药或消除代谢产物能力受损时，则更容易出现去甲哌替啶引起的癫痫。老年人哌替啶的蛋白结合率下降，血浆游离增加，对阿片类药敏感性增高。由于副作用较多，哌替啶常用作二线镇痛药。

阿片类药的副作用

阿片类药对大脑呼吸中枢有直接抑制作用，剂量依赖性地抑制二氧化碳通气反应，也可抑制低氧引起的通气增加，并使骨骼肌僵硬。临床常用剂量的吗啡和芬太尼不会引起明显的心肌抑制但可引起剂量依赖性心动过缓，降低心排出量。其他不良反应还包括恶心、呕吐、便秘、胆道痉挛和尿潴留。

其他镇静药

包括丙泊酚、氯胺酮、右美托咪定和依托咪酯（表2.6）。

丙泊酚

丙泊酚具有镇静、催眠和止呕作用，起效快，作用时间短。作用机制为增强GABA受体复合体的功能。丙泊酚脂溶性高，单次给药起效迅速，静脉给药能产生稳定的镇静效果。由于其迅速再分布，血药浓度快速下降。丙泊酚没有残留作用，较少引起恶心、呕吐，非常适用于深度镇静。其产生遗忘作用的最小剂量通常为 $25\sim100\,\mu g/(kg\cdot min)$。该药在肝内和肝外（肺摄取，有首过效应，最后经肾排出）代谢，消除半衰期为 $0.5\sim1\,h$。肝硬化患者对丙泊酚的清除也无延缓。小剂量的丙泊酚也可抑制气道反射，引起低氧和高二氧化碳血症。因其易引起呼吸抑制，且治疗范围狭窄，故具备气道管理能力的专业人员方可实施丙泊酚镇静。

丙泊酚常用于ICU患者行机械通气时镇静。但长时间输注（$>24\,h$）可能产生输注综合征，如乳酸酸中毒、横纹肌溶解、肾衰竭、心力衰竭等。静脉注射时有注射痛。建议不要与其他任何药物混合，比如与利多卡因混合静注可产生油滴聚集，有发生肺栓塞的风险。丙泊酚注射液含有大豆油、甘氨酸、卵磷脂等，容易引起支气管痉挛，故对上述成分过敏的患者应该禁用。此外，该药还易发生污染和引起高三酰甘油血症，使用时应注意无菌操作，打开后超过6h应丢弃。

表 2.6 其他药物：剂量及其注意事项

药物名称	剂量（静脉）		起效	维持时间	注意事项
	儿童	成人			
丙泊酚	—	负荷量：10～50 mg，持续：25～100 μg/(kg·min)	30 s 内	2～4 min	禁用于对鸡蛋、大豆过敏的患者；无镇痛作用；注射痛可使用利多卡因减轻；可致呼吸抑制、低血压、呃逆、喘鸣和咳嗽
氯胺酮	首剂：1～2 mg/kg 静注，肌注为 2 mg/kg	首剂 10 mg，或 0.2～0.75 mg/kg	1 min	5～15 min	注意事项同咪达唑仑；禁用于颅内压增高的患者；可引起高血压、谵妄、幻觉、眼震、恶心、分泌物增多、呼吸抑制和苏醒期躁动
右美托咪定	—	首剂 1 μg/(kg·h)，10～20 min 内注射，持续：0.2～0.7 到 1 μg/(kg·h)	10～15 min	2～4 h	65 岁以上、肝肾功能不全的患者首剂减半；可致心动过缓、低血压和口干；同其他中枢抑制药合用可增强镇静效果
依托咪酯	0.2～0.3 mg/kg（氯胺酮更合适）	0.2 mg/kg 推注 30～60 s	1 min 内	3～5 min（最多 10 min）	肝衰竭的患者作用时间延长；易引起恶心、呕吐、肌颤和呼吸抑制

丙泊酚水溶性制剂也已开发出来，包括磷丙泊酚等，后者是一种前体药物，可代谢为丙泊酚、甲醛和磷酸。水溶性制剂的优点在于减少注射痛，不易被细菌污染，较少引起高三酰甘油血症。推荐最大剂量为 12.5 mg/kg，其峰浓度低于等效剂量的丙泊酚，作用时间更长。

氯胺酮

氯胺酮来源于苯环利定，与其他催眠药不同之处在于该药易引起木僵，即患者处于睁眼状态，同时眼球缓慢震颤。氯胺酮有中枢抑制作用，镇痛的同时可产生分离麻醉。骨骼肌张力高，自主运动增多。氯胺酮为 NMDA 受体抑制剂，还可作用于阿片、烟碱样和毒蕈碱样受体。起效迅速，静注后 1 min 达峰，肌注 5 min 达峰。亚麻醉剂量（0.2～0.5 mg/kg）的氯胺酮静注后即可产生较强的镇痛作用。通常在单次注药后 15 min 内恢复意识。

氯胺酮镇痛作用强，兴奋交感神经系统，扩张支气管，呼吸抑制作用较轻。与血浆蛋白结合率低，迅速从血液转移到组织。脂溶性高，故能迅速作用于大脑。其由肝微粒酶代谢，分布容积较大，消除半衰期为 2～3 h。代谢产物为有活性的去甲氯胺酮，作用效能仅为氯胺酮的 1/3。氯胺酮长时间给药易引起酶诱导而产生耐药性。交感神经兴奋则引起血压、心率和心排出量增加。因此高血压和冠心病患者应慎用。在重症患者可由于儿茶酚胺耗竭及交感神经系统代偿机制衰竭，产生相反的效应，引起低血压、心排出量减少。

氯胺酮无明显通气功能抑制作用，也不影响气道张力但可引起分泌物增加，恶心、呕吐风险增高，因此在手术室外的使用受到限制。与苯二氮䓬类药合用可增强遗忘，减少不良反应。

右美托咪定

右美托咪定是高选择性 α-2-肾上腺素受体激动剂，主要用于 ICU 气管插管行机械通气的患者。发生催眠的作用部位在蓝斑，镇痛效应则来自脊髓。右美托咪定单独用药可产生镇静、镇痛、抗焦虑作用，对呼吸和心血管影响小。镇静状态下患者更舒适、顺从性好，理解力不受影响，同时可被唤醒，无呼吸抑制。0.2～0.7 mg/(kg·h)静脉输注右美托咪定镇静即可满足 ICU 患者机械通气的需要，且不抑制通气功能，其镇静作用模拟自然睡眠。消除半衰期为 2~3 h。蛋白结合率高，在肝中迅速代谢。代谢产物经尿液排出。心率中度下降，迷走神经兴奋导致心脏传导阻滞、心动过缓和心搏骤停。交感抑制作用可引起低血压。必要时可使用选择性的 α-2-肾上腺素受体拮抗剂阿替美唑来拮抗上述副作用。

依托咪酯

依托咪酯针剂仅有催眠而无镇痛作用。临床剂量较少影响血流动力学。依托咪酯为羟化的咪唑类，其衍生物为同分异构体，具有催眠作用。依托咪酯有 GABA 样效应，通过加强 GABA 介导的氯离子电流产生催眠作用。依托咪酯经肝微粒体酶和血浆酯酶水解代谢，经尿液排出，消除半衰期为 2~5 h。给药后易出现肌阵挛，提前给予阿片类药可降低其发生率。单次给药后苏醒迅速，且无残留抑制作用。该药对静脉有刺激，可引起注射痛。恶心、呕吐也多见。因有短暂的肾上腺皮质功能抑制作用，所以常常限制其临床应用。

辅助药

苯海拉明

为第一代 H_1 抗组胺药，具有亲脂性分子结构，可通过血-脑脊液屏障产生镇静作用。该药可抑制毒蕈碱样、5-羟色胺能和肾上腺素能受体，引起相应副作用。剂量过大可产生毒性。常用作镇静药、催眠药和止呕药。临床常用剂量为 25~50 mg 静注，可以发挥安全有效的镇静作用。除上述作用外，临床还可用于抗过敏及治疗前庭功能紊乱。其特有的副作用包括口干、困倦、头晕、恶心呕吐、便秘、头痛、畏光和尿潴留。

东莨菪碱

东莨菪碱是毒蕈碱样受体拮抗剂，有镇静、止呕作用，可治疗运动障碍。19 世纪 40~60 年代，该药用于产妇的催眠，消除其产痛记忆。该药较少用于遗忘和镇静。副作用包括胡言乱语、烦躁、致幻、偏执和妄想。目前的剂型有口服、皮下、静脉、透皮贴剂和眼膏。

非甾体类抗炎药（NSAIDs）

前列腺素最早由 Goldblatt 和 von Euler 在 19 世纪 30 年代从精液、前列腺和精囊中提取。19 世纪 70 年代早期，人们发现环氧合酶催化可将花生四烯酸环化生成前列腺素，并且鉴定出环氧合酶。John Vane 证实了阿司匹林、吲哚美辛和非甾体类抗炎药均为环氧合酶抑制剂。Habenicht 和 Needleman 分别在 1985 年和 1990 年先后证实了内源性 COX-1 和诱导性 COX-2 的存在。

自 1898 年以来，非甾体类抗炎药开始用作镇痛、抗炎和解热药，对缓解轻、中度手术疼痛效果显著，且没有阿片药的呼吸抑制等副作用。现有非甾体类抗炎药包括布洛芬、莱普生、阿司匹林、吲哚美辛和美洛昔康。因其影响血小板功能，可致术中出血。

制药企业在 19 世纪 90 年代投资数百万美元开发出选择性更高的非甾体类抗炎药，即 COX-2 抑制剂（如塞来考昔）。1999 年这些药物开始用于临床，效果优于以往使用的非甾体类抗炎药。20 年前人们进行大量研究，进一步对 COX-2 的作用进行定位，发现其介导了疼痛、炎症和发热的发生。所有 NSAIDs 和阿司匹林均抑制 COX-1 和 COX-2 的活性，这些药物可结合于 Arg-120 的侧链，形成不稳定的离子型结合体。多种 NSAIDs 药物有烯醇酸和羧酸成分，有利于两者结合。COX-2 的结合位点称为"催化小体"，因阿司匹林的结合能力要低 $10 \sim 100$ 倍，效力较差。

对乙酰氨基酚

对乙酰氨基酚广泛用于止痛和退热。其针剂配方越来越多，最近有文献报道其效力和安全性均较高。多项双盲临床研究显示，静注对乙酰氨基酚可减少阿片药的用量，且不易出现药物耐受，副作用少。其针剂对手术和介入治疗的患者以及 ICU 患者治疗疼痛与发热非常有效，目前已在欧洲上市，美国也在做临床推广。

可乐定

可乐定是中枢 α-2-受体激动剂，为抗高血压药。该药可耗竭游离儿茶酚胺，并抑制去甲肾上腺素的释放。除降压外，因其有镇静、抗焦虑和镇痛作用，还广泛用于阿片类药戒断、易惊醒、失眠和神经病理性疼痛的治疗。目前有多种制剂，可口服、经皮及硬膜外注射，与局麻药合用可延长其镇痛效应。可乐定镇静作用较弱，常用于术前给药。主要的副作用包括头晕、口干和便秘。

局麻药

局麻药阻止神经冲动的产生与传导。其主要作用部位在细胞膜，与一个或多个钠离子通道内的结合位点相结合而发挥作用。局麻药物给药后所产生的神经阻滞程度取决于神经受刺激的方式和静息膜电位。因此，反复兴奋的神经对局麻药更敏感，高频率的刺激和正的膜电位有利于局麻药的神经阻滞。局麻药的这种频率和电位依赖性效应是由于，只有当钠离子通道开放时，局麻药分子才能进入其结合部位，更牢固地与失活的钠离子通道结合。通常，较细的神经纤维对局麻药更敏感。

局麻药为非质子化胺类，溶解度低。因此临床所用的局麻药都是氢氯化合物，为水溶性盐液。局麻药为弱碱（pKa 值为 8~9），其氢氯化合物呈弱酸性。这一特性增强了酯类局麻药的稳定性。通常，给药后局麻药 pH 迅速改变，与细胞外液保持一致。局麻药扩散通过细胞膜需要非质子化胺，而阳离子优先与钠通道发生作用。局麻药 pH 的改变可缩短其起效时间。局麻药碱性形式的溶解度为 pH 调整的限制因素。每一种局麻药都有一个对应的 pH，在这个水平其碱基的数量达到最大（饱和溶液）。

缩短局麻药起效时间的另一手段是使用碳酸化的局麻药，药液内溶入大量二氧化碳以保持较高的碳酸氢根浓度。局麻药联合阿片类药可使感觉神经阻滞，但不会对运动功能产生明显影响，可满足产科麻醉与镇痛的需要。硬膜外和鞘内给予阿片类药可降低局麻药的用量。

局麻药的血浆浓度取决于：

- 给药剂量
- 注射部位的吸收，其程度与药物对血管活性的影响、局部血管的多寡以及是否合用肾上腺素等缩血管药有关。

- 局麻药的生物转化与消除。

局麻药的血浆峰浓度与给药剂量直接相关。

局麻药的副作用

表 2.7 显示了几种局麻药的中毒剂量。

表 2.7　局麻药的作用时间和中毒剂量

局麻药	浓度	推荐最大剂量	最大容量	平均起效和作用时间
普鲁卡因（奴佛卡因）	0.25%~0.5%	350~600 mg	140~240 ml（0.25%）70~120 ml（0.5%）	2~5 min 起效，维持15~60 min
氯普鲁卡因	1%~2%	≤800 mg	80ml（1%）40 ml（2%）	6~12 min 起效，维持30~60 min
纯利多卡因（赛洛）	1%~2%	3~5 mg/kg；≤300 mg	30 ml（1%）15 ml（2%）	1~2min 起效，维持 30 min
利多卡因，含肾上腺素	1%~2%利多卡因，肾上腺素 1:100 000 或 1:200 000	5~7 mg/kg；≤500 mg	50 ml（1%）25 ml（2%）	1~2 min 起效，维持60~240 min
纯布比卡因	0.25%~0.5%	2.5 mg/kg；≤175 mg	70 ml（0.25%）35 ml（0.5%）	5 min 起效，维持120~240 min
布比卡因，含肾上腺素	0.25~0.5%布比卡因，肾上腺素 1:200 000	≤225 mg	90 ml（0.25%）45 ml（0.5%）	5 min 起效，维持180~360 min
甲哌卡因	1%	≤400 mg	40 ml（1%）	3~5 min 起效，维持45~90 min

中枢神经系统

局麻药吸收后可引起中枢神经系统兴奋，患者可出现烦躁不安和震颤，甚至惊厥。通常局麻药效力越强，越容易引起惊厥。中枢神经系统的变化可以通过局麻药物及其血药浓度来预测。中枢兴奋后可发生抑制，致呼吸衰竭甚至死亡。

心血管系统

局麻药吸收后可作用于心血管系统。主要作用部位在心肌，表现为电兴奋性、传导性、收缩力下降。另外，绝大多数局麻药可引起小动脉扩张。心血管系统的影响通常发生在血药浓度升高和中枢神经系统症状之后。但在少数情况下，局麻药作用于心脏起搏点或突然引发心室纤颤，此时较小剂量也可引起心血管功能衰竭，甚至死亡。室性心动过速和心室纤颤在局麻药中毒时并不常见（布比卡因除外）。此外，将局麻药误注入血管将导致难以处理的心血管紊乱，合用肾上腺素时尤甚。

利多卡因

利多卡因在 1948 年上市，是目前最常用的局麻药。

药理作用

利多卡因及其他局麻药的药理作用已有大量介绍。与等浓度的普鲁卡因相比，普利多卡因起效快，作用更强，维持时间更长，阻滞范围更广。对酯类局麻药敏感的患者适合选择利多卡因。

吸收、代谢和消除

胃肠道外、经胃肠道或呼吸道给予利多卡因可很快吸收入血。不合用血管收缩剂也可产生良好效果，但合用肾上腺素后其吸收速度和毒性均降低，作用时间延长。利多卡因在肝经氧化酶催化脱烷羟生成单乙基甘氨酸二甲苯胺和甘氨酸二甲苯胺，随后进一步代谢为单乙基甘氨酸和二甲苯胺。二者仍具有局麻药物活性。人体 75% 的二甲苯胺代谢为 4-羟-2,6-二甲苯胺，经尿液排出体外[3]。

毒性

利多卡因过量时可产生困倦、耳鸣、味觉异常、眩晕和抽搐等副作用。随着剂量增加，癫痫发作、昏迷、呼吸抑制和心搏骤停相继发生。血药浓度升高引起明显的中枢神经系统症状时，往往同时出现心血管抑制。其代谢产物也可引起上述副作用。

临床应用

利多卡因作为中效局麻药广泛应用于临床，也可以用于抗心律失常。

布比卡因

布比卡因在1963年上市，是常用的酰胺类局麻药。其结构类似于利多卡因，区别在于前者包含丁基哌啶这一含胺基团，可产生长时间的阻滞作用。由于同时具备感觉神经阻滞强于运动神经阻滞的特点，常用于分娩镇痛和术后镇痛。如留置导管持续输注，布比卡因可有效镇痛数日。

布比卡因进一步衍生出甲哌卡因，二者结构相似，但前者包含一亲水性丁基基团（四碳原子取代）。

布比卡因是最早在临床使用的感觉与运动分离的局麻药之一，其对局部麻醉的贡献仅次于利多卡因。该药起效和维持时间均较长，在脂肪少的部位合用肾上腺素可明显延长阻滞作用，而在脂肪丰富的区域注射布比卡因作用时间反可稍延长。例如，在臂丛阻滞时（脂肪含量低）合用肾上腺素，布比卡因作用时间可延长50%；相反，由于脂肪含量高，硬膜外阻滞时仅能延长10%～15%。

毒性

布比卡因有较强的心脏毒性，高于等效剂量的利多卡因。如大剂量的布比卡因误入血管，将出现严重的室性心律失常和心肌抑制。其心脏毒性基于多种机制。利多卡因和布比卡因均可阻滞收缩期心脏钠离子通道。但舒张期布比卡因从钠通道上脱离更慢，故布比卡因阻滞时舒张末期仍有大量钠通道处于关闭状态[4]，导致其心脏抑制作用累积毒性进一步加重。布比卡因的心脏毒性部分由神经中枢介导，小剂量的布比卡因直接注射到髓质可引起恶性室性心律失常[5]。布比卡因产生的心脏毒性很难处理，酸中毒、高碳酸血症和低氧血症时毒性更强。

临床应用

因布比卡因不明显阻滞运动神经，且低剂量就可以满足需要，故其在美国主要用于产科镇痛和术后疼痛处理。与利多卡因不同，布比卡因血药浓度越高，越容易发生心脏毒性，产生心脏电生理毒性后治疗指数更差[6]。胎儿和新生儿对布比卡因的代谢比成人慢，但生物转化活性较强。

布比卡因还用于蛛网膜下腔阻滞，5 min 内起效，作用可靠，持续时间约 3 h。它在很多方面与丁卡因相似，但剂量要求更大，通常 12～15 mg 布比卡因相当于 10 mg 丁卡因。腰麻后交感神经阻滞的出现时间晚于丁卡因。布比卡因感觉阻滞持续时间长于运动阻滞，这与丁卡因和依替卡因相反。腰麻时布比卡因可配制成含糖重比重溶液（0.75%），也可用等比重溶液进行腰麻联合硬膜外阻滞。

罗哌卡因

布比卡因易引起心脏毒性，人们开始寻找毒性低且药效持久的局麻药。因随后研究发现一种新型酰胺类药物——罗哌卡因，即 1-丙基-2',6'-二甲基苯胺甲酰基哌啶的左旋对映体，其与右旋同分异构体相比毒性更低，推测是由于其吸收更慢，给药后血药浓度更低。罗哌卡因阻滞效力稍低于布比卡因。动物实验证明，罗哌卡因心脏毒性低于等效剂量的布比卡因。临床研究显示，罗哌卡因适合用于硬膜外和区域阻滞，作用时间与布比卡因相似。并且对运动神经的阻滞弱于布比卡因。

局麻药的临床应用

局麻药仅对人体感觉产生阻滞，不影响意识，也不影响中枢对重要脏器功能的支配。其作用有两个优点：第一，避免了全麻对生理的影响；其次，可有效减轻疼痛和应激引起的神经生理反应。详见前面"超前镇痛"章节的部分内容。如前所述，局麻药可引起毒副作用，后者取决于局麻药的种类及使用时是否注意。成人局麻药注射剂量与血浆峰浓度相关性很低，血浆浓度也依赖于注射部位，胸腔内和肋间阻滞时最高，皮下浸润最低。所以，推荐使用的剂量仅仅用于一般参考。

局麻药中毒（LAST）的处理

局麻药系统毒性症状包括耳鸣、口腔金属异味、嘴唇发麻、头晕、癫痫发作、心律失常以及心血管衰竭。一旦高度怀疑中毒反应，应迅速、有效地进行气道管理，防止低氧和酸中毒，否则会加重中毒症状。

癫痫发作时应立即注射苯二氮䓬类药，也可使用小剂量丙泊酚或硫喷妥钠。丙泊酚可缓解癫痫，但剂量偏大时可抑制心血管功能，心血管衰竭时禁用丙泊酚。

若发生心搏骤停，则启动高级心脏生命支持，禁用钙离子拮抗剂和 β 受体阻断剂，可选择胺碘酮纠正室性心律失常（不建议使用利多卡因和普鲁卡因胺）。

局麻药中毒早期即可使用脂肪乳治疗，但要首先进行气道管理。20％脂肪乳负荷剂量 1.5 ml/kg，持续输注速率 0.25 ml/(kg·min)，循环稳定后至少 10 min 才可停药。如循环仍不稳定，可再给一次负荷剂量，持续输注速率可增加至 0.5 ml/(kg·min)。建议首次使用脂肪乳最高限量不超过 10 ml/kg，持续输注 30 min。注意丙泊酚不能取代脂肪乳。如对脂肪乳和血管收缩药无反应，应快速建立心肺转流。但体外循环的建立往往滞后，所以一旦确定局麻药中毒引起心血管衰竭，应采取身边最便捷的措施予以支持。

苯二氮䓬类与阿片类药的拮抗剂

在实施中度、深度镇静时，苯二氮䓬类与阿片类药的拮抗剂是必备药品。其可在短时间内恢复患者的感知，并解除上述两类药物引起的气道反射和呼吸抑制。拮抗药及其特性见表 2.8。

表 2.8　拮抗药

药物名称	剂量（静脉）		起效	维持时间	注意事项
	儿童	成人			
氟马西尼	0.005～0.1 mg/kg，常用0.1 mg/kg	0.2 mg 推注15 s 以上，每 60 s 追加0.2 mg，最大量 1 mg，间隔20 min 可重复给药，最大量为 30 min 内 3 mg	30～60 s	<60 min	在有癫痫发作病史和三环类药过量的患者可引发癫痫，且氟马西尼代谢之前癫痫难以控制；可引起视物模糊、发汗和心律失常
纳洛酮	5 岁或 20 kg以下：0.001～0.1 mg/kg，每 2～3 min 可重复用，最大量 2 mg5 岁或 20 kg以上：2 mg，必要时可追加	每 2～3 min0.4 mg，最大量 10 mg	2 min	45 min	在心血管疾病或服用有心脏毒性药物的患者可引起室性心动过速和心室纤颤；可致恶心呕吐、流汗、心动过速、高血压以及肺水肿

氟马西尼

氟马西尼是特异性苯二氮䓬受体拮抗剂，可有效逆转苯二氮䓬类药的中枢作用。其为竞争性抑制剂，剂量依赖性拮抗苯二氮䓬类的所有激动效应，包括镇静、催眠以及呼吸抑制。推荐用药剂量见表 2.8。低剂量氟马西尼（0.3～0.6 mg IV）即可减浅镇静深度，0.5～1 mg IV 则足以扭转苯二氮䓬类药的作用。因苯二氮䓬类药作用时间长（达 6 h）而氟马西尼作用时间短（30～60 min），故需追加氟马西尼以维持拮抗效应。氟马西尼适宜低剂量（0.1～0.4 mg/h）持续输注，而不是反复追加。苯二氮䓬类的拮抗也存在风险。有癫痫发作史的患者，氟马西尼可致戒断性癫痫再发作，故不推荐用于正在服用抗癫痫药的患者。氟马西尼通常不会引起焦虑、高血压或心动过速，也不会引起冠心病患者冠脉血流动力学的改变。有学者推测是由于氟马西尼的内在激动活性较弱，从而减轻了苯二氮䓬类药突然逆转引起的副作用。

纳洛酮

纳洛酮为非选择性阿片受体拮抗剂。可以竞争性地迅速逆转阿片药的镇痛作用及呼吸抑制。纳洛酮作用时间短，为 30～45 min，与其迅速从脑组织中解离出来有关。如不及时追加，阿片药作用可恢复。纳洛酮应持续输注 [3～5 μg/（kg·h），IV]，而不应反复追加。阿片药引起呼吸抑制时使用拮抗药也会扭转其镇痛效应，缓慢输注纳洛酮则可以解决这一问题；减轻呼吸抑制的同时可保留阿片药的部分镇痛作用。纳洛酮主要在肝代谢，其副作用是由阿片活性被逆转所产生，包括心动过速、高血压、节律紊乱、恶心、呕吐和发汗。恶心、呕吐与给药剂量和推注速度有关，推注 2～3 min 以上可减少发生。心血管反应与痛觉的突然恢复、交感神经系统兴奋有关，可发生高血压、心动过速、心脏节律紊乱（包括心室纤颤）和肺水肿。此外，对苯二氮䓬类药和（或）阿片类药依赖的患者可发生撤药综合征。

临床应用要点

安全实施镇静　镇静技术的安全实施有赖于对镇静药药动学的理解，包括半衰期、时量相关半衰期和常见的副作用，同时也需要了解外科操作过程和患者病情。如患者曾有镇静史，则应查看既往病历，了解所给药物的类别、总用药量以及患者的舒适度。

理想的镇静药　能满足中、深度镇静的理想镇静药应具备以下特性：起效快、镇静深度可控、必要时可被逆转、苏醒快、呼吸抑制轻、有遗忘和镇痛作用、心血管稳定、不引起过敏反应、代谢产物无活性。目前尚没有一种药具备上述所有优点，故临床上常联合用药，以达到满意的镇静效果，同时减轻副作用。

镇静的主要目的

（1）抗焦虑　苯二氮䓬类最优。

（2）提高痛阈　对乙酰氨基酚和布洛芬（口服或静注）、酮洛酸

（静注）等非甾体类抗炎药既可行超前镇痛，又能缓解已出现的疼痛。短时或长效阿片类药物镇痛效果更好，但同时可合并一些副作用。

（3）一定程度的遗忘　苯二氮䓬类最有效。

（4）稳定生命体征　如血压、心率和氧饱和度。一些镇静药可致低血压（丙泊酚、阿片类药）、心动过缓（右美托咪定、高剂量阿片类药）及呼吸抑制（丙泊酚、阿片类药）。不同种类的药物联合使用可达到满意的镇静程度，同时减少副作用。

缓慢输注药物以达到预期效果　许多药物在一定时间内的用量是有限度的。患者对药物的反应也存在个体差异，副作用有时会延迟出现，比如呼吸抑制。缓慢输注达到预期镇静水平，同时设置最大用量可防止镇静过度（见 ASA 镇静深度分级，表 1.2[8]）。

调整药物剂量　根据患者病情调整用药，包括患者的体型（肥胖患者增加药物分布容积）、心功能（心排出量下降）、营养状况（蛋白结合率）、肝肾衰竭（降低药物代谢与消除）、年龄、是否合用其他药物（长期服用的药物与镇静药相互作用并引起副作用）、有无过敏反应等。

镇静镇痛是否足够　如前所述，给药时应注意缓慢推注以达到预期效果。根据外科操作刺激强度来给药。实施者应熟悉操作过程，并在刺激发生之前预估其强度。注意患者的合并症（如慢性疼痛、肝肾疾病、肥胖）。注意观察操作刺激和给药后患者血压、心率、呼吸频率等生命体征的改变。

总　结

目前，非麻醉专业人员已可在手术室内外的多种场合实施安全有效的中度、深度镇静。为不同患者和各类外科操作实施镇静、镇痛必须熟悉常用药物的特性。只有掌握了苯二氮䓬类和阿片类药的药理学作用及其拮抗药，及其他常用于镇静的药物如丙泊酚、氯胺酮、依托咪酯和右美托咪定等，才能保证患者的安全。另外，掌握良好的技术也非常重要，在达到满意的镇静水平的同时避免引起副作用。缓慢推注镇静药并监测患者的反应（意识状态、呼吸频率和血压等），防止用药过量。根据外科操作选择用药，有痛的操作需要镇静、镇痛，而无痛的操作可能仅需要镇静。根据患者的身高、体重、年龄以及患者体质来确定用药剂量。合并肝肾衰竭、酗酒或吸毒的患者用药量也可受到影响。总之，苯二氮䓬类和阿片类药同其他中枢抑制药合用时，以及老年患者和体质虚弱的患者使用镇静药物时均应减量。

参考文献

1. Urman R, Vadivelu N. Acute and postoperative pain management. In *Pocket Pain Medicine*. Philadelphia, PA: Lippincott, Williams & Wilkins, 2011.
2. Windle ML. Infiltrative administration of local anesthetic agents. *Medscape Reference* 2011. emedicine.medscape.com/article/149178-overview (accessed June 2011).
3. Arthur GR. Pharmacokinetics. In Strichartz GR, ed., *Handbook of Experimental Pharmacology*, Vol. 81. Berlin: Springer-Verlag, 1987; 165–86.
4. Clarkson CW, Hondeghem LM. Mechanism for bupivacaine depression of cardiac conduction: fast block of sodium channels during the action potential with slow recovery from block during diastole. *Anesthesiology* 1985; **62**: 396–405.
5. Thomas RD, Behbehani MM, Coyle DE, Denson DD. Cardiovascular toxicity of local anesthetics: an alternative hypothesis. *Anesth Analg* 1986; **65**: 444–50.
6. Nath S, Häggmark S, Johansson G, Reiz S. Differential depressant and electrophysiologic cardiotoxicity of local anesthetics: an experimental study with special reference to lidocaine and bupivacaine. *Anesth Analg* 1986; **65**: 1263–70.
7. Weinberg GL. Treatment of local anesthetic systemic toxicity (LAST). *Reg Anesth Pain Med* 2010; **35**: 188–93.
8. American Society of Anesthesiologists Task Force on Sedation and Analgesia by Non-Anesthesiologists. Practice guidelines for sedation and analgesia by non-anesthesiologists. *Anesthesiology* 2002; **96**: 1004–17.

推荐阅读

Barash PG, Cullen BF, Stoelting RK, Cahalan MK, Stock MC, eds. *Clinical Anesthesia*, 6th edn. Philadelphia, PA: Lippincott Williams & Wilkins, 2009.

Faust RJ, Cucchiara RF, Rose SH, et al. *Anesthesiology Review*, 3rd edn. Philadelphia, PA: Churchill Livingstone, 2002.

Hospira. Dosing guidelines for Precedex®: nonintubated procedural sedation and ICU sedation. Lake Forest, IL: Hospira, 2010. www.precedex.com/wp-content/uploads/2010/02/Dosing_Guide.pdf (accessed June 2011).

Morgan GE, Mikhail MS, Murray MJ. *Clinical Anesthiology*, 4th edn. New York, NY: McGraw-Hill, 2006.

Riker RR, Shehabi Y, Bokesch PM, et al. Dexmedetomidine vs midazolam for sedation of critically ill patients: a randomized trial. *JAMA* 2009; **301**: 489–99.

Stoelting RK, Hillier SC. *Pharmacology and Physiology in Anesthetic Practice*, 4th edn. Philadelphia, PA: Lippincott Williams & Wilkins, 2006.

Stoelting RK, Miller RD. *Basics of Anesthesia*, 5th edn. Philadelphia, PA: Churchill Livingstone, 2007.

Watson DS, Odom-Forren J. *Practical Guide to Moderate Sedation/Analgesia*, 2nd edn. New York, NY: Mosby, 2005.

疼痛评分与管理

Joseph C. Hung，J. Gabriel Tsang，Jamie Wingate，Martin Kubin，Usman Latif，and Eugenie S. Heitmiller

张亚军 译　杨承祥 校

简　介

　　为了更好地管理围术期患者，需要有全方位的考虑和准备。术前的评估、术中、术后的管理三者相辅相成。例如，术前不了解患者有阿片药物依赖，可能造成术中镇静不充分；术中过量给予长效镇静药可致苏醒延迟和苏醒期不稳定。本章重点论述术前、术中和术后患者的评估与疼痛管理。关于病情与外科操作分类详见第 4 章。

实施镇静前病情评估

　　为避免镇静给患者带来不良后果，术前实施者应该了解患者的特征、喜好、既往用药情况，术中注意事项（如术中体动）和麻醉的安全性。综合考虑上述因素的同时应谨记，镇静的首要目的是为患者提供满意的舒适度。

　　实施者的培训与经验非常重要。ASA 声明，患者注射一定剂量的镇静药后，其对药物的个体反应常常难以预料[1]。当患者镇静程度超过所需级别时，所有实施者都应该具备处理并发症的能力。ASA

非麻醉医生镇静实施指南强调，在进行中度镇静时，实施者应有能力处理呼吸道问题（常发生于深度镇静），同样，进行深度镇静时，应能处理心血管抑制问题（常见于进入全麻状态时）[1]。

专家一致认为，考虑到不同患者的特征，详细的术前评估可以提高患者满意度，降低不良反应[1]。询问患者既往史时，应考虑以下重要因素：有无使用过镇静镇痛药物、疼痛耐受力、焦虑程度及配合力、药物过敏史、最后一次口服药的时间及性质、全身状况等（表3.1）。

在评估患者的全身状况时，应向专家请教，其对明显器官/系统功能不全或 ASA 评级 3 级及以上（表3.2）的患者的管理，有着丰富的经验。对这些危重患者来说，镇静药物非常容易引起严重的心血管功能和血流动力学的紊乱。

对已经存在疼痛的患者，应进行术前疼痛评估，以便与术后进行对比。评价疼痛特征时，应重点询问疼痛程度、部位、性质、发作、持续时间、类型、缓解/加剧的因素、其他相关症状等（表3.3）。应针对疼痛部位进行体格检查。较为异常的体征应引起重视，例如红疹、肿痛、温度变化、皮肤改变、痛觉过敏、肌肉萎缩、疼痛部位的毛发生长情况等。

多数患者并非由麻醉医生进行疼痛评估和制订治疗计划。但对于特殊患者，例如高龄、有药物滥用史、有慢性疼痛、小儿、置入镇痛泵/导管、呼吸抑制风险高（如睡眠呼吸暂停、呼吸道疾病、困难气道）的患者等，需由麻醉科医生会诊。上述疼痛评估标准主要依赖口头询问与交流，不适用于中度、深度镇静，后者需使用行为疼痛评分（表3.5和表3.6）。许多行为表现可用于疼痛评估，如痛苦表情、翻身扭动、呻吟、烦躁易怒、逃避疼痛刺激。此外，生命体征的变化也能敏感地反映疼痛，疼痛时，患者常有呼吸频率、心率、血压升高，常见3个指标同时升高。

慢性疼痛或阿片依赖患者的管理较为棘手，镇静要求各有不同。除了焦虑和抑郁，这类患者常合并其他精神紊乱，并且由于常服用抗焦虑、抗抑郁、抗惊厥药和肌肉松弛药，有时会影响镇静水平，结果往往难以预料。但除非存在不良的药物相互作用，否则不应停用上述药物。

表 3.1　镇静前评估重要病史

过去是否接受镇静或麻醉
- 有效或效力不足的镇静和止痛药
- 药物过敏史
- 药物引起的副作用

患者的状况
- 焦虑程度或配合能力

手术期间发生体动的风险及后果

最近一次口服药的时间及类别

健康状况
- 器官及系统功能不全
  - 呼吸道问题或并发症预测
- 药物滥用及酗酒史
- 慢性疼痛病史及长期阿片药物应用

表 3.2　美国麻醉医师协会（ASA）体质状况分级

ASA 体质状况	定义
1	健康患者
2	轻度系统性疾病
3	重度系统性疾病
4	重度系统性疾病，经常面临生命危险
5	濒死患者，不接受手术则不能存活
6	确诊为脑死亡患者，其器官拟用于移植

表 3.3　疼痛评估标准

疼痛等级（选用合适的评分方法）

疼痛部位

性质（刺痛、钝痛、烧灼痛、放射痛）

发作（突发、缓慢发作）

持续时间

类型（持续、间断）

缓解或加剧的因素

相关症状

　　慢性疼痛患者如已行鞘内镇痛泵或脊髓神经刺激器控制疼痛，条件允许的情况下应该在术中继续使用。围术期不应停用患者已有的疼痛治疗。医疗团队有必要在评估病情时为慢性疼痛患者制订合理的镇静、镇痛方案,并请慢性疼痛专家会诊。

由区域阻滞专家和急性疼痛治疗组实施的区域阻滞技术如硬膜外、腰麻、外周神经阻滞,可以减少阿片依赖患者的静脉用药量。区域阻滞〔常使用局麻药和(或)阿片药〕可直接麻痹目标神经(外周神经导管)和(或)皮区(椎管内导管)。专家建议围术期应保留椎管内和外周神经导管。

如患者术前已在进行自控静脉镇痛治疗,术中应做适当调整。负荷剂量可以通过 PCA 系统增量 20%,以防止因手术操作引起暴发痛。背景输注速度也应提高,可控制有创操作引起的迁延性疼痛。在许多医疗中心,PCA 的调整由急性疼痛治疗专家来完成。

疼痛评分方法

准确的疼痛评估有利于对疼痛状况的清醒认识,有利于进行合理的干预,提供反馈意见,减轻患者和医护人员的心理压力,提高患者满意度。有效的疼痛管理利于伤口恢复、增强呼吸功能、缓解压力、促进休息。医疗研究与质量控制委员会拟订的临床实践指南强调,疼痛程度如同生命体征一样,应该经常测定。同时,推荐胃肠外给药后 30 min、口服药物后 60 min、疼痛性质变化或有新的疼痛出现时,应该重新进行疼痛评估。

不同的患者认知功能、智力水平、警觉水平、甚至教育程度各有不同,因此,没有一种单一的方法能对所有人进行疼痛评分。过去 30 年中产生了各种各样的评分手段。以下列举了最常用的疼痛评分方法,用于一般患者及特殊患者。使用这些方法进行评分时需谨记,疼痛评分值的趋势比单次评分值更有用。

一般患者的疼痛评分

对于一般患者,如儿童、成人及认知健全的老人,采用自报评分是非常可靠的方法。最常用的有:数字等级评分(NRS)、口头数字评分(VNS)、视觉模拟评分(VAS)和面部表情疼痛评分(FPS)。

数字等级评分（NRS）

NRS 是最常用的评分方法。患者可以根据他们的疼痛感受圈定标尺上 0～5 或 0～10 的数字，其中，0 代表"无痛"，5 或 10 代表"最痛"。这一方法在大量研究中行之有效，为多数成人所认同，但老年人使用有时较为困难。

口头数字评分（VNS）

VNS 是 NRS 的改良版，要求患者依 0～10 直接说出疼痛程度。该方法在临床实践中最为常用，尤其适用于有心理或视觉障碍的患者[2]。VNS 还可借助于电话或电子通信设备进行。

视觉模拟评分（VAS）

与 NRS 类似，VAS 是一条水平或垂直线，长 10 cm，一端为"无痛"，另一端为"最痛"[2]。患者根据疼痛感受在线上取点标记，测试者测量其标记与"无痛"之间的距离，确定疼痛评分。该方法对疼痛强度的变化较为敏感[5]，但和 NRS 一样，这一方法也不适用于老年人，尤其是有轻、中度认知功能障碍的老年患者。

面部表情疼痛评分（FPS）

FPS 使用视觉描述符号进行疼痛评分，适用于儿童和成年人[5-7]。6 张脸谱分别代表从放松到痛苦的表情（图 3.1），对应于 0（无痛）～10 分（疼痛难忍）等级，患者根据其疼痛程度指定一张。FPS 对阅读能力要求低，故比较适用于教育水平低或轻度认知功能障碍的患者（包括老年人），以及不同文化背景的患者。实践证明，该方法与其他评分方法有较高的一致性[5,8]。

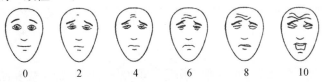

图 3.1　面部表情疼痛评分（FPS）[9]

本图经国际疼痛研究协会允许进行了修改

疼痛评分方法的选择详见表 3.4。

表 3.4 各类患者疼痛评分方法比较

一般患者疼痛评分	
正常成人/儿童	成人常用 NRS；FPS
老年人	常用 FPS；较少用 VAS
轻、中度认知障碍	常用 FPS；较少用 VAS
心理障碍	常用 VNS
视觉障碍	常用 VNS
文化程度低	多用 FPS，因其对阅读能力要求低

特殊患者的疼痛评分

尽管多数疼痛评分方法都是患者自报评分，但对许多特殊患者却不合适，常见以下 4 大类：

（1）低龄儿童，语言交流能力尚不完善；

（2）认知功能正常但不能口述表达者；

（3）镇静或谵妄引起的认知功能抑制者；

（4）严重智力和体格发育迟缓的患者。

每一大类都需要医护人员进行观察评判。对于有交流能力的患者，应在进行充分的术前准备时，即对镇静及手术期间可能产生的疼痛做出预评估。正确了解手术过程，针对患者的年龄和认知能力制订相应的镇静方案。这些准备有利于患者了解术中可能出现的疼痛，并促进其配合。

低龄儿童的疼痛评分

婴儿常采用新生儿疼痛评分（PIPP）和幼儿/婴儿疼痛评分（NIPS）。对不能交流的儿童（镇静后、认知障碍者），脸、腿、活动度、哭闹和可安慰性（FLACC）评分以及东安大略儿童医院疼痛评分法（CHEOPS）较为合适。此外，家长也可以协助进行疼痛评估[10]，但家长通常不便于进入手术室或治疗间，故存在一定局限性。

FLACC 是镇静期间评估疼痛的常用方法（表 3.5），依靠测试者观察评判，稳定性好[11]。5 项观察指标中每项为 0~2 分，共 10 分。小儿镇静将在第 9 章讨论。

表 3.5　FLACC 评分表

	0	1	2
脸	微笑或无特殊表情	偶尔出现痛苦表情，皱眉，不愿交流	经常或持续出现皱眉，下颌颤抖
腿	放松或保持平常姿态	不安，紧张，不舒适状态	踢腿或腿抽动
活动度	安静躺着，活动自如	扭动，翻来覆去，紧张	身体痉挛，成弓形，僵硬
哭闹	不哭	呻吟，啜泣，偶尔诉痛	哭泣不止，尖叫，诉痛
可安慰性	满足，放松	偶尔可以被抚摸、说话安慰	难于被安慰

认知功能正常但不能口述者的疼痛评分

测试者经常遇到认知功能正常但不能表述，如气管插管、突发卒中和影响发音疾病的患者。这类患者能感知周围事物，故可用自报评分的方法[12-13]。前面提到的几种方法尤为适用，包括 NRS、VAS 和 VDS。

VDS 要求患者根据自己的疼痛程度选择"无痛""轻微疼痛""中等疼痛""重度疼痛"和"剧痛"。但这种方法对教育水平低和视力差的患者存在局限性。实践证明 NRS 是较为准确的评分方法。

镇静或谵妄状态患者的评分

缺乏交流能力的患者大多为认知功能严重障碍的老年患者，相应地，针对这部分人口学群体的疼痛评估方法也较多。这些方法也同样适用于休克、严重脑外伤和深度镇静的患者。由于不能进行交流，故应针对其感觉和行为表现如体动、肌肉张力、皱眉、痛苦表情和发声等来进行疼痛评估。虽然有几种不同的评分方法均已证实可靠，但行为学疼痛评分（BPS）最为有效[15-17]。用 BPS 评分时，观察患者一分钟后，对"面部表情""上肢运动"和"对机械通气耐受情况"进行评分，然后计算总和（表 3.6）。每一观察项目为 1～4 分。总分为 3（无痛）～12 分（剧痛）。

表 3.6　行为学疼痛评分（BPS）

指标	描述	评分
面部表情	轻松	1
	稍微紧张	2
	紧张	3
	扭曲	4
上肢活动	安静	1
	稍微紧绷	2
	紧绷伴手指屈曲	3
	完全内缩	4
机械通气顺应性	耐受	1
	耐受但偶尔呛咳	2
	对抗机械通气	3
	无法控制通气	4

智力和体格发育迟缓患者的疼痛评估

智力和体格发育迟缓患者的疼痛评估较为困难。目前所用的评分方法虽较为可靠，但过程复杂。常用的两种方法为缺乏交流能力儿童疼痛评分量表（NCCPC）和成人疼痛评分量表（NCAPC）。

NCCPC 包含 27 项标准，6 种疼痛行为表现，即言语反应、情感反应、面部表情、肢体语言、保护性反射和生理反应。总分为 0～81分。NCAPC 是 NCCPC 的改良版，包含 18 项标准，总分为 0～54分。这些方法需要经过专门训练，具体过程本章不做描述。

复苏与离院

影响术后离院的因素包括疼痛、术后恶心呕吐（PONV）、困倦、缺乏陪护人员。担心镇痛不完善是患者焦虑的主要原因，常增加恶心、呕吐、谵妄及返院的发生率，并影响回家后日常活动的恢复[18]。

美国围麻醉期护士协会（ASPAN）针对镇静后疼痛公布了临床指南[19]。处理分三步：评估、治疗和预期转归。评估内容包括既往疼痛病史、治疗经过及其效果。处理疼痛时应注意加强监测，防范并发症。熟悉手术过程也有助于治疗和恢复。例如，腹部手术后的患者诉手臂疼痛可能是由于体位造成的损伤，或者之前有关节炎病史。

　　ASPAN 建议使用非阿片类药缓解镇静后出现的轻、中度疼痛。对中、重度疼痛则需行多模式镇痛。可使用各种有效的镇痛药，如阿片类药、非甾体类抗炎药、三环类抗抑郁药、抗惊厥药等。使用非经典治疗方法或处理顽固性疼痛则需要疼痛治疗专家的帮助。Buss 和 Melderis[20] 提出了一个非常实用的法则，适合 PACU 患者的疼痛治疗（图 3.2）。如无并发症，且生命体征平稳，术前的疼痛治疗应该持续至恢复期。满足患者的心理社会需求（如允许家人探视）也有利于患者的恢复。

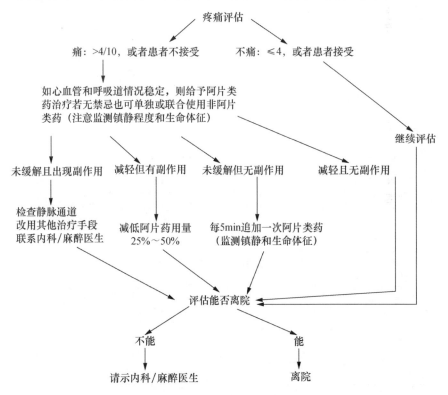

图 3.2　美国围麻醉期护士协会（ASPAN）术后疼痛管理流程
经 Buss 和 Melderis[20] 修订

　　使用阿片类药治疗时（无论镇静或恢复期）应尽量减轻其副作用

（镇静、便秘、恶心、呕吐、呼吸抑制）。过量使用阿片类药无疑会延长恢复期。

术后离院标准本章不做叙述，患者离院后注意事项将在第 4 章和第 8 章介绍。从疼痛管理的角度考虑离院前应做如下准备工作：最后一次给予拮抗药后（如纳洛酮和氟马西尼）应有 2 小时留院观察，以确保患者不再出现镇静；向门诊患者及其陪护人员交代饮食、服药、活动事项，留下联系电话以备急需；对就诊的儿童，应告知其父母或监护人发生气道梗阻的可能性，如坐在汽车座椅上时应使头后仰等。

总　结

成功地管理围术期疼痛有赖于患者与所有医护人员的通力合作。疼痛治疗是一个持续的过程，需要不断地进行评估与调整。提高警惕，周密计划，小组成员间多沟通，许多难题就会迎刃而解。

参考文献

1. American Society of Anesthesiologists Task Force on Sedation and Analgesia by Non-Anesthesiologists. Practice guidelines for sedation and analgesia by non-anesthesiologists. *Anesthesiology* 2002; **96**: 1004–17.

2. Berry PH, Covington E, Dahl J, Katz J, Miaskowski C. *Pain: Current Understanding of Assessment, Management and Treatments*. Reston, VA: National Pharmaceutical Council and the Joint Commission on Accreditation of Healthcare Organizations, 2006.

3. Gagliese L, Weizblit N, Ellis W, Chan VW. The measurement of postoperative pain: a comparison of intensity scales in younger and older surgical patients. *Pain* 2005; **117**: 412–20.

4. Herr KA, Spratt K, Mobily PR, Richardson G. Pain intensity assessment in older adults: use of experimental pain to compare psychometric properties and usability of selected pain scales with younger adults. *Clin J Pain* 2004; **20**: 207–19.

5. Bieri D, Reeve RA, Champion GD, Addicoat L, Ziegler JB. The Faces Pain Scale for the self-assessment of the severity of pain experienced by children: development, initial validation, and preliminary investigation for ratio scale properties. *Pain* 1990; **41**: 139–50.

6. Taylor LJ, Harris J, Epps CD, Herr K. Psychometric evaluation of selected pain intensity scales for use with cognitively impaired and cognitively intact older adults. *Rehabil Nurs* 2005; **30**: 55–61.

7. Stuppy DJ. The Faces Pain Scale: reliability and validity with mature adults. *Appl Nurs Res* 1998; **11**: 84–9.

8. Matsumoto D. Ethnic differences in affect intensity, emotion judgments, display rule attitudes, and self-reported emotional expression in an American sample. *Motiv Emotion* 1993; **17**: 107–23.

9. Hicks CL, von Baeyer CL, Spafford PA, van Korlaar I, Goodenough B. The Faces Pain Scale-Revised: toward a common metric in pediatric pain measurement. *Pain* 2001; **93**: 173–83.

10. Stallard P, Williams L, Lenton S, Velleman R. Pain in cognitively impaired, non-communicating children. *Arch Dis Child* 2001; **85**: 460-2.

11. Merkel SI, Voepel-Lewis T, Shayevitz JR, Malviya S. The FLACC: a behavioral scale for scoring postoperative pain in young children. *Pediatr Nurs* 1997; **23**: 293-7.

12. Jacobi J, Fraser GL, Coursin DB, *et al.* Clinical practice guidelines for the sustained use of sedatives and analgesics in the critically ill adult. *Crit Care Med* 2002; **30**: 119-41.

13. Sauder P, Andreoletti M, Cambonie G, *et al.* [Sedation and analgesia in intensive care (with the exception of new-born babies). French Society of Anesthesia and Resuscitation. French-speaking Resuscitation Society.]. *Ann Fr Anesth Reanim* 2008; **27**: 541-51.

14. Chanques G, Viel E, Constantin JM, *et al.* The measurement of pain in intensive care unit: comparison of 5 self-report intensity scales. *Pain* 2010; **151**: 711-21.

15. Payen JF, Bru O, Bosson JL, *et al.* Assessing pain in critically ill sedated patients by using a behavioral pain scale. *Crit Care Med* 2001; **29**: 2258-63.

16. Aissaoui Y, Zeggwagh AA, Zekraoui A, Abidi K, Abouqal R. Validation of a behavioral pain scale in critically ill, sedated, and mechanically ventilated patients. *Anesth Analg* 2005; **101**: 1470-6.

17. Ahlers SJ, van Gulik L, van der Veen AM, *et al.* Comparison of different pain scoring systems in critically ill patients in a general ICU. *Crit Care* 2008; **12**: R15.

18. Joshi GP. Pain management after ambulatory surgery. *Ambulatory Surgery* 1999; **7**: 3-12.

19. ASPAN pain and comfort clinical guideline. www.aspan.org/Portals/6/docs/ ClinicalPractice/Guidelines/ ASPAN_ClinicalGuideline_PainComfort. pdf (accessed June 2011).

20. Buss HE, Melderis K. PACU pain management algorithm. *J Perianesth Nurs* 2002; **17**: 11-20.

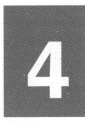

患者评估和操作选择

Debra E. Morrison and Kristi Dorn Hare

赵伟成 译　张 斌 校

患者评估

术前筛选

患者镇静前的评估一般在首次电话接触时开始。当患者首次打电话申请预约操作时，工作人员可先询问一些简单的问题进行初步筛选，如打鼾/睡眠呼吸暂停情况、年龄、身高、体重、常见的伴发疾病（如糖尿病、心脏和肺部疾病）以及既往的麻醉镇静药应用情况。工作人员一般没有接受过临床医学教育，未必能详细询问患者病情或者发掘一些隐蔽的病情，但这些简单的询问不仅能初步判断患者是否适合镇静，而且有助于为患者选择合适的镇静或麻醉方式。

术前筛选对于没有进行常规术前检查和评估的患者非常有必要，尤其是住院患者以及一些单纯进行诊断性操作的患者。这些患者一般从私人胃肠科医生直接转诊至放射科介入室，医生常在施行胃肠道介入性操作当天才接触患者，此时已来不及变更镇静方案。在放射科接受微创操作的住院患者也不应等到达放射科后才进行术前筛选。急诊医疗操作时，也应尽早在急诊科或心导管室内为患者进行简短的镇静前评估。

遇到由社区的初级医师转诊来的患者和自己要求操作检查的患者时，由于对其详细病史和体格检查结果缺乏了解，医生往往不能立即明确该转诊患者是只需问询即可（患者存在其他未知病情，故暂不做处理），还是需进行下一步处理（如患者需要手术，应先进行必要的检查，明确诊断）。此时，可与其转诊医生进行沟通，作出判断，而对于自行转诊的患者，则较为棘手。

若时间充足，尤其是择期操作的患者，应该完成一份正式的筛选调查表。筛选调查表的完成（患者可在家完成并邮寄给初诊医疗人员，或者通过网络填写，或者患者候诊时填写）有助于初诊医疗人员对患者病情的评估。病情紧急时，调查表也可由注册护士或者有经验的镇静护士来完成。

随访者需要询问患者一些重要病史，如药物使用史、运动耐力、既往病史、手术史、过敏史、药物不良反应史、生活习惯以及对于手术和麻醉的期望等。通过询问，随访者可了解患者的镇静、镇痛史。掌握患者的药物不良反应史、定位能力（能否平卧和头颈活动度）、睡眠性呼吸暂停/打鼾、插管困难和操作过程中曾出现的突发情况等非常重要。患者本人未必知道哪些病史较为重要，有经验的护士会采用一种友好的、无威胁性的、无诱导倾向的方式询问病情，并凭其临床经验发觉哪些病情需要更深入的研究。患者与护士建立信任后，则会有意识地向医生提供其认为有意义的信息。医师会根据这些信息区分哪些患者病情较为复杂，从而对其进行进一步评估或做出特别安排。

病史和体格检查

如果病情需要，患者可在首次预约至操作日期间，由患者的初诊医生进行术前的病史采集与体格检查（H&P）；实施操作的医生也需要亲自进行 H&P。无论如何，中度镇静患者的 H&P 必须在术前 30 天内完成，而深度镇静患者则必须在术前 48 h 内完成。

患者术前指导

保持患者的稳定状态对操作非常重要。即使手术前一天晚上需要禁食，患者也可根据需要于操作当天清晨用少量水服用必要的药物，以保证术前的血压、心率和其他身体条件处于稳定状态。术前指导中"午夜后禁食"一项应该附加注明"用少量水或者其他清液服用必要的药物除外"。

应该告知患者清液的禁饮时间为术前2h。这样既可在保证充分的肠道准备和水合作用的基础上提升患者的舒适度，又能维持糖尿病患者血糖稳定。清液可包括不添加牛奶或奶油的茶和咖啡、无其他杂质的澄清果汁和苏打水、脱脂肉汤、清水或者只进行肠道准备。

手术常引起焦虑。如果患者平时一直服用抗焦虑或止痛药物，手术当天早上应继续服用，以免出现停药后焦虑或疼痛的反跳效应。糖尿病患者如需术前禁食，则不应使用口服降糖药或常规治疗量的中短效胰岛素，以免发生低血糖。胰岛素泵以及非脉冲式长效胰岛素（甘精胰岛素或地特胰岛素）的剂量也应作相应的调整，以维持稳定的血糖水平。患者可在其主诊医生的指导下调整胰岛素的用量。必要时，患者可携带中短效胰岛素进入手术室，方便围术期血糖的调节。

患者的筛查、评估以及指导过程都需要丰富的临床经验，工作人员只需对患者进行简单的筛查，告知其时间、地点等常规需知即可。重要信息的缺失或者不正确的指导将导致操作被取消、延期或者围术期意外事件的发生。为确保操作能够顺利进行，患者应该做好充分的术前准备，并对操作有足够的了解。

手术当天的评估

并非所有的医疗操作场所都允许或需要对患者进行术前筛选和病史询问。患者手术当天到达医疗操作场所后应该进行术前评估。为避免发生意外，转诊医生应提供患者的重要信息。放射科是一个像"黑盒子"一样的医疗操作场所，如果一个病情重的患者在里面进行放射诊断检查或者放置下腔静脉过滤器，很难想象患者在操作过程中会发生什么意外。为避免意外的发生，操作医师应根据转诊医师提供的医疗信息做好术前评估。

初步评估

手术当天一般由手术室的注册护士对患者进行初步评估。护士需要通过询问患者来完成一份标准病史表格，内容包括所有病史资料：药物使用史、运动耐量、既往病史、手术史、过敏史、药物不良反应史和生活习惯。

护士通过询问能发现患者既往麻醉、镇静史、手术史以及患者对于这次手术和镇静的期望。掌握患者的药物不良反应史、定位能力（如平躺能力和头颈活动度）、睡眠性呼吸暂停/打鼾、插管困难或其他手术过程中发生过的意外情况，对保证手术的顺利进行非常重要。

术前评估通常还应问及患者的宗教信仰、是否骑车回家（如情况允许）、出现紧急情况时的联系人和一些出院计划等问题。

术前评估内容还应包括身高、疼痛评分（1～10/10）、体重、血压、心率、呼吸频率、体温、血氧饱和度、是否吸氧（氧浓度）、相关的实验室检查结果（如果患者有糖尿病或肾衰竭，应包括最近的血糖值或血钾值）、学业，必要时还应包括心电图或胸部 X 射线检查结果。

评估应包括焦虑/镇静评分的基线水平，在镇静过程中也应进行监测和记录（表 4.1）。此外，还应包括一个改良基线的 Aldrete 评分或与之类似的评分方法，以方便患者与恢复区基线状态进行比较，从而准确制订患者镇静后的转出标准（表 4.2）。

表 4.1　Richmond 焦虑-镇静评分表（RASS）

分数	表现
+4	行为具攻击性，有暴力倾向，对他人构成危胁
+3	拉出或拔除各种引流管/导管，躁动不安
+2	频繁的无目的性运动，呼吸机抵抗
+1	焦虑不安，意识清醒，但无明显躁动
0	清醒和安静
−1	声音刺激能够唤醒并维持觉醒状态（睁眼/眼神接触）≥10 s
−2	轻度镇静状态，声音刺激能维持短暂觉醒状态（睁眼/眼神接触）<10 s
−3	中度镇静状态，声音刺激后有体动或睁眼反应，但无眼神接触
−4	深度镇静状态，对声音刺激无反应，但身体刺激后有体动或睁眼反应
−5	不可唤醒状态，对声音或身体刺激均无反应

表 4.2　成人改良 Aldrete 评分：总分不低于 10 分
（即基线水平），且任一评分不少于 1 分时，可从镇静监护室转出

选项		镇静前	镇静后
活动力：可随意或	四肢活动自如	2	2
按指令运动	两个肢体能动	1	1
	四肢都不能动	0	0
呼吸	可自行深呼吸或咳嗽	2	2
	呼吸困难/表浅或呼吸受限/急促	1	1
	无自主呼吸/机控呼吸	0	0
循环（术前血压）	基础血压±20%镇静前血压	2	2
	基础血压±（20~49)%镇静前血压	1	1
	基础血压±50%镇静前血压	0	0
意识	完全清醒	2	2
	可唤醒	1	1
	无反应	0	0
血氧饱和度（%）	吸空气>92%	2	2
	吸氧气>90%	1	1
	吸氧气<90%	0	0
总分			

Based on Aldrete JA, Kroulik D. A postanesthetic recovery score. Anesth Analg 1970；49：924-34

　　护士在询问病史时应同时仔细观察患者及其陪伴家属：眼神接触、焦虑、力量、灵敏度、稳定度、疼痛程度、悲伤度、面色、家庭关系以及一般健康状况。较为敏锐的护士从见到患者时即开始为其设计合适的镇静方案并掌握患者是否需要别人的帮助来变动体位、是否需要持续的安慰或某个年龄或性别的陪护人员。护士的问诊应当把握技巧且充满关爱，让患者安心，感觉自己受到重视并将得到很好的照顾。

　　若操作需要在重症监护室进行，重症监护室的护士则需要充当镇静/操作辅助护士角色。后者需要掌握自己的工作内容并做好充足的准备，包括完成患者的术前评估。

体格检查、知情同意以及核对

　　美国医疗保险和医疗补助服务中心（CMS）要求操作医生也要参与操作前评估。执业医师或其他相关医疗人员（进修医生、住院医师、助理医师和护师等）均可完成体格检查在内的初始评估和镇静方案。其中体格检查应包括心脏、肺部检查和适当的神经学检查，以及其他相关的身体异常或畸形检查。此外，还应完成呼吸道检查（表 4.3）以及马氏分级（图 4.1）。

表 4.3　气管评估指南

未插管患者	已插管患者	
	□ 气管内插管	□ 气管造口
□ 患者合作　　□ 患者不合作	□ 患者合作　　□ 患者不合作	
张口度/颞下颌关节活动度 □ 0　□ 1　□ 2　□ 3 指宽	体表解剖 □ 正常　□ 异常	
马氏分级 □ 1　□ 2　□ 3　□ 4	气道异常史 □ 无　□ 有	
颏甲距离 □ 0　□ 1　□ 2　□ 3 指宽　□ 胡须		
牙齿 □ 完整　□ 修整不良　□ 松动　□ 缺失		
义齿 □ 有　□ 无		
头颈活动度 □ 自如　□ 受限　□ 颈粗短		
结论：		

马氏分级高、颏甲距离小（小下颌）、张口度受限、颈粗短和其他异常情况均提示插管困难和（或）面罩通气困难，此时应该告知操作医生该类患者不适合进行中度至深度镇静，一旦发生紧急状况将难以插管成功。其他指征包括但不限于有胡须（可能会掩盖小下颌的存在或造成面罩通气困难）、上颌突出（上颌骨过大造成下颌骨过小，提示困难气道可能）、小下颌、喉颈部放射史和牙齿松动。若患者不配合，气道检查只能依据外观来判断。如患者已建立人工气道（气管切开或气管内插管），绝大部分情况下可以保证气道开放。

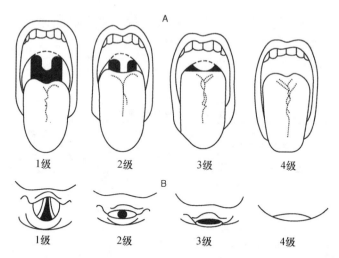

图4.1 (A) 气道检查中的马氏分级（1～4）；(B) 喉镜检查中的视化分级（1～4）

相关医生需查阅评估结果和体检报告，告知患者和（或）家属操作和镇静方案（包括镇静失败后的应变方案，其中含有一份麻醉同意书），及患者适宜接受这样的操作与镇静的理由。

镇静前应该进行 ASA 评级，并且根据评级结果来制订治疗计划。即便操作过程简短，但如果巨大深静脉血栓的垂死患者合并困难气道，则不适宜在放射科采用轻中度镇静来进行下腔静脉过滤器置入手术。ASA（美国麻醉医师协会）分级能预测不良事件发生率。

• 1级　患者无系统性疾病，手术位置为机体局部，不会产生全身性影响。例如：健康运动员进行膝关节手术。

• 2级　患者存在轻中度的系统性功能障碍，由合并的系统性疾病或将待手术的疾病所引起的病理过程导致。例如：控制良好的高血压和糖尿病、上呼吸道感染、吸烟、不影响呼吸道的甲状腺肿瘤。某些情况下，妊娠和高龄也属于这一级别。

• 3级　患者有多系统疾病或者得以控制的重要器官功能障碍。例如：慢性阻塞性肺疾病、慢性稳定型心绞痛、肥胖（可致多系统疾病）、降低肺功能的肺部肿瘤、治疗后控制良好的嗜铬细胞瘤等。

• 4级　患者有严重系统性疾病，危及生命，药物或手术治疗不能改善病情。例如：充血性心力衰竭、不稳定型心绞痛、严重肺或者肝功能不全、严重外伤、合并呼吸窘迫和坏死性小肠结肠炎的早产儿、未经药物治疗的嗜铬细胞瘤。

- 5 级　患者生命垂危，术后生存概率很小，但不手术生存概率为零。例如：主动脉瘤破裂、严重创伤、严重颅脑损伤。
- （6 级通常用于标记脑死亡的器官捐赠者。）
- E 级　表示患者需要进行紧急手术，没有时间对患者的系统性疾病进行治疗。健康的急性阑尾炎患者被归于 1E 级。E 级意味着风险升高。

4 级和 5 级的患者患病和死亡的风险增加，死亡率为 $7\% \sim 50\%$。

护士确认

在作者单位，注册护士要最后把关，确定医师评估表格和护理病史表格填写完整后才在术前评估表格底部签名。护士完成上述流程后，镇静与操作才能正式开始实施。

最后确认

医师与护士需要在病床边进行一次简短的病历审查以保证病情评估的完成并确认可进行下一步。患者被送进手术室前，整个医疗团队需共同核对患者的状态并检查各项关注点。曾有文献报道以上流程的执行可促进科室凝聚力和安全文化的成功建设。

操作选择

患者的筛选

在确定操作种类之前必须重申，患者的筛选与操作种类的选择是紧密相关的。患者经过术前筛选以及手术当天的评估后，只有能耐受镇静的患者才能在镇静状态下被安排或实施操作。一旦发现患者的病情变化或检查结果出现异常，应立即根据具体情况调整原来的操作计划。

术前筛选可确定患者能否耐受简单安全的镇静，并能有效避免并发症和镇静失败的发生。除非操作采用局部麻醉复合最小化镇静或者已做好充足麻醉准备，否则，具有以下特征的患者只适合在麻醉而非镇静状态下接受操作。

镇静的适应证包括：身体状态良好，无明显合并症，无严重的多重过敏史，无已知禁忌证。

镇静期间最常见的不良反应通常涉及呼吸系统或心血管系统。如患者存在以下情况，即使是操作前最后一刻才发现，也应该提高警惕：

- 肥胖
- 困难气道/明显的颅面骨畸形
- 胡须（小下颌提示困难气道，且有利于胡须生长）
- 睡眠呼吸暂停
- 恶性高热
- 凝血功能障碍/高凝状态
- 危及生命的心肺疾病
- 明确的神经系统疾病
- 造成严重身体损害的其他器官/系统性疾病，如糖尿病
- 有麻醉/镇静并发症或镇静失败病史
- 对常规镇静药物有不良反应史
- 平时服用的药物可能会和镇静药物发生互相反应
- 需要止痛药或抗焦虑药控制的慢性疼痛或焦虑
- 不愿意独处从而缺乏配合的儿童患者
- 高龄

操作和地点选择

操作者的医疗专业范畴和操作过程中所需要的独特设备决定了操作的种类和范围。操作地点的选择比较灵活，可无特殊要求（如手术室），也可能需要配备一些特殊设备（如诊断性或介入性放射学、诊断性或介入性胃肠道学、心导管室等）。

设备的配置一般根据与最高医疗服务水平的差距来决定。操作地点包括医院内能常规进行麻醉或深度镇静的科室（手术室、急诊室和重症监护室），医院内为诊断和介入性操作（如胃肠道学科、放射学科和心脏学科）特别设计的科室（操作过程一般需要避光），医学院

校中的独立门诊手术室，医学中心内或其附近的诊疗单位，具备或不具备通宵监护条件的独立门诊手术中心，或者是医生私人诊所中可用作恢复室的手术室。

操作地点应该安排在能满足手术复杂性、能提供手术需要的特定设备、满足患者术后复苏的特殊要求以及能监护患者复苏至安全转出的地方。

医院能提供一系列最高水平的护理。医学中心的门诊手术中心可以利用医院内的复苏设施、23 h 观察室、住院病房以及重症监护室。一些独立门诊手术中心虽然只能进行日间手术，但能满足通宵监护复苏。医生私人诊所中的手术室可能不能同时进行手术与复苏，一般前一位患者苏醒转出后才安排进行后一位患者的操作。

对于医疗单位内进行手术和（或）镇静以及术后复苏的场所，即便是医师的私人办公室，也应该制订相应一致的标准。在条件充足的场所进行手术可保证监护质量以及抢救团队的快速反应能力。以下为可考虑进行操作的场所：

• 医院的重要手术室通常不进行镇静下的操作，但有时外科医生的患者中，有人愿意接受局部麻醉复合轻、中度镇静。例如，肿瘤外科医生需要切除局部小肿瘤，麻醉后恢复室的注册护士可执行镇静和监护患者。

• 靠近手术室或部分手术室里的多用途混合血管造影室/介入室可于局麻复合轻、中度镇静下进行诊断性血管造影术。若患者情况较差，则只能于局麻下进行下腔静脉过滤器置入术，同时由麻醉护士进行监测，以确保患者安全。

• 医院的大型麻醉后恢复室或者术前准备间可能会配置具有监护设备的小手术间，当患者术后胸片发现气胸，需要在局麻复合轻、中度镇静下进行紧急胸廓造口术时，或者于局麻复合轻度镇静下进行腰椎穿刺术时，都可在这类小手术间进行。骨髓活检术属于"孤儿"操作，偶尔才需要在高于局麻复合轻度镇静的水平（中度镇静甚至全身麻醉）下进行，一般在麻醉后恢复室或者术前准备间即可完成。

• 在急诊室中可以进行多种类型手术操作，如腰椎穿刺术、伤口缝合术、骨折复位。绝大部分急诊科医生手术时至少给予患者中度镇静，熟练掌握气道管理技术的医生可在呼气末二氧化碳分压监测下为患者实施深度镇静。外伤患者如果已行气管内插管，即便血流动力学指标不稳定，也可实施深度镇静。在创伤中心，所有急诊手术都可能在急诊室中进行。一些患者在疼痛和（或）焦虑减轻后可能会出现血容量不足和休克。

- 重症监护室，包括但不限于外科重症监护室、内科重症监护室、心脏病监护室、神经科重症监护室、新生儿重症监护室、儿科重症监护室以及烧伤重症监护室，都是镇静下操作的常用地点，后者包括但不限于胸廓造口术、伤口清创术、气管切开术、气脑造影术、有创监测导管置入术以及脑室造瘘术。如果没有气管插管，单纯中度镇静下进行脑室造瘘术时，患者会感觉疼痛。因此，神经外科医生进行脑室造瘘术时应该考虑气管插管或者请有深度镇静资格的内科医生（重症护理人员）实施深度镇静。如果患者血流动力学不稳定或者存在误吸风险，如急性上消化道出血，在实施镇静前必须保证呼吸道通畅，并且在患者未接受足量输血的情况下最好选择在手术室而不是重症监护室中进行手术。胃肠外科医生很难一边输血，一边为患者进行烧灼和夹剪等操作。此时可由另一名高级医师（麻醉医师，因为重症护理人员不一定深夜在岗）稳定患者病情，并为其输血。如果患者转至手术室进行手术治疗，麻醉医师的参与能进一步保证手术顺利进行。此时需要术前对意外情况的发生有足够预测。胃内异物取出术时，患者体动可增加难度，故此类操作一般不宜在重症监护室进行，最好在手术室于麻醉下实施。

- 耳鼻喉手术室中进行的手术通常时间较长，如鼻成形术，适合在局麻复合中度镇静下进行。尽管部分手术时间较长，但大部分患者在轻、中度镇静下感觉相当舒适。

- 在泌尿外科手术室中，常规膀胱镜诊断性检查可只需采取局麻复合轻、中度镇静，患者应在注册护士监护下进行复苏。

- 超声心动图检查室中通常采用局麻复合中度镇静来进行经食管超声心动图检查。患者应在其尚清醒时口服黏稠状利多卡因，以减轻超声探头的刺激。喷雾型苯佐卡因可能会导致正铁血红蛋白血症，由于其剂量难以控制故不推荐使用。如果患者完成经食管超声心动图检查后可能需要进行心脏复律，则应在镇静前做好麻醉确认和病情评估。以上两个操作可同时在重症监护室进行，或在超声心动图室做完经食管超声心动图检查后，再于重症监护室中进行心脏复律。

• 心导管室里可进行一系列诊断和介入性操作。冠脉造影术、经皮冠状动脉腔内成形术和起搏器置入术通常需要在镇静下进行。患者接受术前评估，并在简单的全身麻醉（使用丙泊酚）下进行几分钟的起搏器实时检测，随后在注册护士监护下复苏。通过心脏科医生对患者的术前筛选和评估，其他诊断和介入性操作也可安排在镇静或麻醉下进行。某些情况下，患者经术前评估后计划在麻醉下进行手术，但如果患者无镇静禁忌证并能在镇静状态下接受手术，则会改为镇静方式。此时需要心脏科医生和麻醉医师的良好沟通。在作者单位，由于习惯在黑暗环境中工作并且具备优秀的操作技术，心脏科医生可在导管室中通过监测患者的呼气末二氧化碳分压来观察呼吸。

• 放射科介入室可进行一系列操作，包括 CT 和 X 射线引导下活检、冰冻治疗、导管和支架置入术、损伤血管栓塞术和神经外科介入性治疗。术前评估时应将患者情况以及操作特点都纳入考虑范围。如果患者病情不稳定或可能出现不稳定，应提前对其呼吸道进行保护，麻醉医师也必须在场，以保证患者安全，除非患者已行气管插管且抢救人员已经到场。如果外伤患者病情尚稳定，但有可能进展为不稳定，在未保证呼吸道和静脉通道通畅并且尚未有应急方案时，不应该在半夜盲目把患者送至放射科介入室进行诊断性/介入性操作。如果患者在手术过程中需要保持不动，或需要俯卧位，或者操作体位使患者痛苦，则需在麻醉状态下进行操作。即使操作十分简短，但如果患者 ASA 评级为 3～5 级，则不能罔顾患者安全盲目实施镇静，并且在实施镇静之前应做好抢救应急方案。有时效果良好的局麻加上全方位的监护比镇静风险更小。放射科介入室中的操作一般在避光条件下进行，光线不足，故对患者的观察较为困难，此时呼气末二氧化碳分压监测尤为重要。

• 绝大部分成年患者可轻松接受放射科进行的一系列常见诊断检查（CT、MRI、PET-CT 和超声等），但也有部分患者需要口服镇静药或者借助听音乐和聊天来分散注意力。对于不配合的患者，镇静未必能提高其配合度。此时可为其安排特定的检查时间，预约麻醉医师实施麻醉，或麻醉医师指导的护理团队实施镇静。

• 胃肠道介入治疗室可进行较为简单的诊断性操作（如诊断性胃肠镜检查）和复杂的诊断介入性操作（包括但不限于超声内镜、内镜逆行胰胆管造影术、支架置入术、异物取出术）。如果患者病情较重、肥胖或者有睡眠性呼吸暂停史等，即使诊断性操作很简单，风险仍然很高。由于操作是在黑暗环境中进行，即便只是中度镇静，也应该进行呼气末二氧化碳分压监测。决定采用麻醉还是镇静时，需要同时考虑患者病情和操作特点。在许多单位，由于患者对刺激敏感度升高、合并症增多以及手术操作的复杂性上升，经评估后，患者采用麻醉方式进行操作的比例已上升到40%～60%。由于手术安排时间紧凑，绝大部分或全部病例都必须保证在无镇静失败或意料外的不良事件发生的情况下，使手术按计划进行。如果患者病情很重，必须安排在医院的手术中心而非单独的介入室中进行，以保证安全。

• 美容科和整形科操作可安排在大型医院的手术中心、医疗中心区域中的独立门诊手术室、医疗中心区域外但与其有合作关系的独立门诊手术室、私人独立门诊手术室和私人诊所。再次重申，术前筛选可以为患者选择合适的操作地点。

• 慢性疼痛门诊也可以进行相关的操作，但操作者必须熟悉患者病情并做好术前评估。这类患者一般已在接受慢性疼痛治疗，操作过程中疼痛治疗不应停止，且不能被当做镇静的一部分。如果患者不能耐受镇静，则应该安排在手术室中进行操作。

• 患者在门诊进行眼睛或者皮肤的激光治疗时，可采用局麻复合轻、中度镇静，甚至全麻。患者可接受预筛选，以确定合适的镇静或麻醉方式对于缺乏合作的患者（如小儿患者）应给予优先考虑。

• 肺部检查室主要进行可曲式支气管镜检查，呼吸科医生也可在重症监护室中进行支气管镜检查。诊断性可曲式支气管镜检查可在中度镇静下进行，如果用硬质支气管镜和可曲式支气管镜行气道超声检查和活检，则最好在全身麻醉下进行。需要接受这一检查的患者通常是急诊病例，一旦出现呼吸道意外事件将危及生命。

• 医疗中心的门诊日间手术室具有通往医院的通道，但患者依然需要进行术前筛选，以避免手术取消、延迟或其他问题的发生。患者可被安排任何麻醉或镇静方式，但由于绝大部分患者都被安排麻醉下手术，因此，医生应告知患者必要时操作需要在麻醉下进行。绝大部分患者可选择镇静，必要时补用麻醉，部分患者根据病情需要，无论提前安排与否，均可较为快捷地转诊至大型医院。

• 独立于院校医疗中心的日间手术室虽然常可利用外部的麻醉和镇静资源，但其必须更加完善地做到自给自足。患者应接受术前评估并根据病情得以恰当安排。部分日间手术中心配备了 23 h 通宵监护，但绝大部分患者还是希望能当天苏醒后出院回家。如果患者病情较重或者手术预计会有明显体液转移和血容量丢失，则不应该在这类日间手术室进行操作。一旦发现患者病情危急，医疗团队中的任何医生都有义务尽快申请急救车服务。

• 医生的私人诊所通常都是孤立的，一般情况下只适合进行简单操作，采取局麻或者轻度镇静。莫氏手术、活检、输精管切除术以及腰椎穿刺术都适合在局麻复合轻度镇静下进行操作。如果该手术是诊所中的常见手术类型并且配置充足，则绝大部分病例能完成手术。

选择标准

选择操作地点时应该考虑操作时间的长短。如果计划在独立于医疗中心的医疗单位中进行操作，则要求操作和复苏都能在工作日完成（部分单位可能有通宵监护）。术前应考虑患者能维持固定体位的时间以及局麻药、镇静药和（或）阿片类药的总用量。

安排操作地点时要求操作单位的配置能满足操作、镇静需要以及有足够的意外处理能力。此外，还要充分考虑患者病情是否适合在该地点进行操作。

如果操作中可能会出现大出血，则手术应该安排在输血方便的地方进行。

手术室外进行的操作必须能采用局麻复合轻、中度镇静，除非是在急诊科或重症监护室中，由具备深度镇静或麻醉实施资格与能力的医生进行镇静麻醉。即使操作地点和时间都能满足操作，如果手术要求更深度的镇静或麻醉，该操作地点就需要配备深度镇静或麻醉的监护。

如果患者（无论是否配合）保持体位不变对操作成功非常关键的话，则不应该选择轻度镇静。镇静后的患者可能已不记得自己需要配合。患者并不能保证自己完全不动，除非没有活动能力，而后者又不在镇静范围内。对于烦躁不安或配合较差的患者，增加镇静强度也往往于事无补。

如果只有部分患者适合镇静，而其他患者需要更大的强度，则应该安排在能同时实施镇静与麻醉的时间段进行操作。做好患者的术前评估并告知其镇静和麻醉的相关风险，可以在操作不被取消或改期的同时，给予医生更多的医疗选择。

总　结

本章内容包括可在镇静状态下接受手术的患者的术前筛查、病史询问、体格检查以及术前指导。操作医生必须在手术当天再次评估患者病情并签字确认，获得患者的知情同意并由护士确认。确保患者及操作适合镇静，具体筛选标准应讨论决定。

推荐阅读

American Society of Anesthesiologists Task Force on Preanesthesia Evaluation. Practice advisory for preanesthesia evaluation. *Anesthesiology* 2002; **96**: 485–96.

AORN position statement on allied health care providers and support personnel in the perioperative practice setting. AORN, 2011. www.aorn.org/PracticeResources/AORN PositionStatements (accessed June 2011).

AORN position statement on creating a practice environment of safety. AORN, 2011. www.aorn.org/PracticeResources/ AORNPositionStatements (accessed June 2011).

AORN position statement on one perioperative registered nurse circulator dedicated to every patient undergoing a surgical or other invasive procedure. AORN, 2007. www.aorn.org/PracticeResources/AORN PositionStatements (accessed June 2011).

Frank RL. Procedural sedation in adults.

UpToDate 2011. www.uptodate.com/ contents/procedural-sedation-in-adults (accessed June 2011).

Morrison DE, Harris AL. Preoperative and anesthetic management of the surgical patient. In Wilson SE, ed., *Educational Review Manual in General Surgery*, 8th edn. New York, NY: Castle Connolly, 2009.

Ogg M, Burlingame B. Clinical issues: recommended practices for moderate sedation/analgesia. *AORN J* 2008; **88**: 275–7.

University HealthSystem Consortium Consensus Group on Deep Sedation. *Deep Sedation Best Practice Recommendations*. Oak Brook, IL: UHC, 2006.

University HealthSystem Consortium Consensus Group on Moderate Sedation. *Moderate Sedation Best Practice Recommendations*. Oak Brook, IL: UHC, 2005.

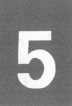

5 患者的监护、设备和静脉输液

Erika G Puente，Maria A. Antor，Sergio D. Bergese
赵伟成 译 张 斌 校

患者的监护和设备

标准监测

监测是镇静过程中最为重要的一个环节。一个经过严格培训和经验丰富的医护人员被认为是即时管理工作人员和监护患者唯一不可缺少的组成部分。事实上，在镇静和麻醉过程中，医护人员的素质关系着患者围术期的安全[1-4]。因此，实施镇静患者管理的医生或其他医护人员都必须熟练掌握心肺复苏术和各项监护技术，同时熟读相关的指南并掌握标准的操作步骤。

此外，医护人员必须熟悉所使用的监护设备并能够对获取的数据进行分析。机械和电子监护仪提供的参数信息可以更好地帮助医护人员监测患者重要器官血流灌注和氧供情况[1]。尽管监护仪不能防止所有不良事件和意外的发生，但是大量证据表明，监护仪能早期监测到患者异常的生命体征并发出警报，从而提高患者围术期的安全。

监护过程从根本上说是数据收集的过程，包括对患者症状、体征的细心观察和对监护仪提供的数据的认真分析。一旦出现参数异常，必须及早采取干预或治疗措施，这将对患者的病情转归大有裨益。

在过去，监护设备和技术仅限于听诊器和水银血压计等最简单的医疗设备。有经验的医生利用这些简单器材收集患者的相关信息并制订治疗措施。而现在，医生可选择人工收集或通过相关设备自动获取患者的体征信息。随着技术的发展，目前几乎任一级别的医疗机构在实施镇静和麻醉时，都可使用到自动化的监护设备。

自动化的生命体征监护系统，不仅可以连续提供患者多种生命体征参数，为医护人员做出临床决策省下时间，还可以设定内置的报警上、下限。但是，在"报警疲劳"或者机器出现故障时，即使患者参数异常，这些检测设备也可出现报警失灵或错误报警。因此，使用这些自动化的监测设备有一个大前提：监护仪永远不能取代一个有经验的医生和基础的手动监测器械。监护仪从基础监护到高级监护分为很多级别（表5.1），取决于患者的基础情况和所实施的手术。

需要强调的是，为患者实施麻醉的医疗机构必须配备齐全。基础的监护设备、药物和其他器材必须准备妥当，包括生命支持和心肺复苏设备[1]（表5.1）。

表 5.1　患者监护设备

基础监护
脉搏血氧仪
心电图（ECG）
自动无创血压监测设备
呼气末二氧化碳分压（在中、深度镇静中日益增加）测量术
呼吸功能监测装置
其他监护（必要时使用）
脑功能监测仪（比如脑电双频指数监测仪）
经食管超声心动图
有创血压监测（外周动脉、中心静脉、肺动脉）
体温检测
补充的设备（时刻准备）
听诊器

续表

手电筒
除颤仪和其他心肺复苏器材
药物和液体输注设备

对一些特殊的手术，应根据其手术方式、患者的风险、医疗条件及采用的镇静/麻醉方法制定相应的监护计划[5]（表 5.2）。

表 5.2　不同镇静和麻醉技术的监护要求

深度镇静和全身麻醉
血压（无创或有创血压，必要时监测 CVP，PAP）
脉搏血氧饱和度
心电图
体温监测
呼气末二氧化碳分压
吸入/呼出麻醉气体监测（气管插管的患者）
潮气量监测（气管插管的患者）
其他呼吸参数（气管插管的患者）
中度镇静
血压监测（无创或者有创）
脉搏血氧饱和度
心电图
呼气末二氧化碳分压（参考 ASA 或者其他专家指南）
其他针对插管患者的监测（见上）

CVP，中心静脉压；PAP，肺动脉压；ASA，美国麻醉医师协会

手术室外的监护变得越来越普遍，也越来越有必要。随着诊疗技术和手术技术的快速发展，越来越多的诊断性操作和小手术可以在手术室外开展，这类医疗行为也需要对患者进行必要的监测。虽然这些操作大多持续时间短或是针对门诊患者，但有些小手术也会出现复杂的情况或者可能遇到病情较重的患者。手术室外的监护与手术室内进行手术时或术后住院治疗时的监护同等重要，因此应给予相同的监护程度[6]。

每一次对患者实施麻醉和监护前，相关医护人员必须对仪器进行检查，条件允许的情况下应填写仪器检查单。医生须熟练掌握仪器的使用，并检查仪器的功能状态，包括：吸氧装置、吸收装置、监护仪、呼吸机、挥发罐（必要时）、输液设备和警报系统。

监护必须贯穿麻醉全程，既要包括对监护仪提供的患者生命体征参数的观察，也要包括对患者临床体征的观察，例如：嘴唇黏膜颜色、瞳孔大小、对疼痛刺激的反应、胸廓起伏等。麻醉诱导和维持期必须观察并定时记录以下参数：脉搏血氧饱和度、血压、心电图、吸入氧气量（或浓度）和二氧化碳呼出量等气体检测量，以及气道压和潮气量（插管时）[2]。

心血管和血流动力学监测

动脉血压监测

血压是间接监测器官灌注的一种方法。术中血压会出现一定的波动，而器官的灌注也会有相应的变化。准确的血压监测对指导治疗至关重要。正常的血压范围指收缩压低于 120 mmHg，舒张压低于 80 mmHg。高于上述数值被称为高血压，美国的高血压治疗指南对高血压作出了分级（表 5.3）。高血压可增加患者心律失常的风险，并可增加心肌耗氧量、术中出血量、外周循环阻力、心率等[3]。为预防上述并发症，必须在术前调控好血压。最终目标是通过控制麻醉深度、应用降压药和患者自身的血压调控系统，将血压维持在合适的范围内。适当的血流动力学调控不仅可以减少术后并发症，还可改善长期预后。监护仪对于医生预测血压波动趋势，及时灵活调控血压，最终根据患者的具体情况调整治疗措施起到非常重要的作用。

表 5.3　美国成年（>18 岁）高血压治疗指南[7]

分级	收缩压（mmHg）	舒张压（mmHg）
正常血压	<120	<80
高血压前期	120～139	80～89
一级高血压	140～159	90～99
二级高血压	≥160	≥100

同时，我们也必须关注低血压。后者没有像高血压那样被详细分级。一般来讲，低血压是指血压低到特定的程度，以至于影响器官灌注而出现相应的症状和体征。对于不同的个体，维持机体重要生命器官血流灌注的血压差别很大。因此，临床上将低血压定义为血压降低超过基础值 20%～30% 或者平均动脉压低于 60 mmHg。术中血压的控制目标是平均动脉压高于基础值的 75%。低血压可发生于以下情况：血容量不足、心输出量减少、心肌缺血、脓毒血症、药物或麻醉剂作用、迷走神经反射、酸中毒等[3,9]。低血压的处理应针对病因进行，如增加氧供、补充血容量、纠正代谢紊乱等。血压监测有多种方法，主要分为有创和无创两种，见表 5.4。

表 5.4　无创和有创血压监测技术

无创血压监测
听诊柯氏音法（水银血压计）
触摸脉搏
超声血流探针
示波血压计
自动血压计
有创血压监测
动脉置管
中心静脉穿刺
肺动脉穿刺

无创动脉血压监测

无创动脉血压监测包括将手动血压计的袖套套于上肢近心端或下肢来测量血压。上臂的动脉被认为是测量血压的最佳位置。将袖套套在上臂稍高于肘关节的位置，然后充气膨胀，短暂阻断动脉血流，直到远端的脉搏音消失。然后缓慢放气，直到远端肢体恢复脉搏。在临床中，金标准同时也是医生最常用的方法是听诊柯氏音，该方法需要用到水银血压计和听诊器。随着袖套的松开，肢体刚恢复血流时会出现湍流现象，发出声音。听诊器听到第一个声音时的血压被认作收缩压，声音消失时的血压为舒张压。尽管所有手动设备测量的结果都存在一定程度的误差，但是只要恰当操作，以上方法仍然是测量血压最准确的方法之一。必须牢记，袖套的尺寸要与患者的上臂直径相匹配才能准确测量血压。袖套太窄时测得的血压与实际值相比可偏高，袖套太宽时则相反。通常，袖套应覆盖上臂的 2/3，或者＞上臂直径的 20%（表 5.5）。另外，袖套放气过快时测得的血压也可偏高，推荐的放气速度是 3～5 mmHg/s[4,11,12]。测血压的位置和患者的体位对测出的结果也会有影响。离心脏越远的血管测出的收缩压越高，而舒张压越低[12]。收缩压在坐位时测量也会比仰卧位稍增高。

示波器法是一种通过观察袖套缓慢放气时血压计波幅的大小来确定血压值的方法。震幅最大处被认为是患者的平均动脉压。这种技术已经用于制作便携式血压计和家庭血压计。

表 5.5　水银血压计袖套尺寸

袖套类别	袖套尺寸 宽度×长度（cm）	手臂周长（cm）
较小的成年人/儿童	12×18	＜23
标准成年人	12×16	＜33
肥胖成年人	12×40	＜50
成人大腿袖套	20×42	＜53

经 Williams 等允许后重印[10]

当患者非常虚弱或者听不到柯氏音时，可以应用超声技术监测血压。将超声探头放在血压计袖套的下面，血流量增加时，超声探头可以监测到血流流动征象；同理，在舒张期可以监测到动脉血流减少的征象[11,12]。英国高血压协会给出的高血压管理指南描述了准确监测和解读血压数值的方法[10]（表 5.6）。

表 5.6　英国高血压协会推荐的血压测量方法（使用水银血压计或半自动血压计）

确定血压计完好并且已经校准
最好采取坐位测量
对于老年人或者糖尿病患者应获得初始血压值以用作对比
解除较紧的衣物使患者处于舒适状态
手臂置于心脏同一水平并嘱患者放松胳膊
嘱患者在测量过程中保持安静
确定袖套大小适合患者的手臂
缓慢释放袖套气体使水银血压计以 2 mm/s 的速度下降
按照最接近的刻度记录血压值
脉搏音消失时确定为舒张压
取两次测量的平均数值
单次血压测量并不足以作为启动治疗的证据

Reproduced with permission from Williams et al. [10]

血压测量设备

- **水银血压计**　是一种基于水银平面移动的血压计，被认为是临床测量血压的金标准。在过去的 50 年中，这种测量仪器几乎没有改变，在精确度和满意度上也没有被其他任何一种血压测量仪所超越。出于对重金属的毒性和安全性考虑，正如体温计的改良一样，目前的趋势是逐渐撤消水银在血压计中的使用。但目前尚未找到更加精准的血压测量仪来取代它。

- **无液血压计**　是一种可以检测液体和气体压力的仪器。由于其准确度不够高，目前并未普及使用。

- **自动化仪器和电子血压计**　由于可以定时测量血压而在临床中广为使用。使用者可以根据需要设定测量血压的时间间隔。美国麻醉医师协会建议，在不影响手术操作的情况下，术中血压监测必须设定为不超过 5 min 一次[14]。某些设备可以设置为每分钟报告一次读数，但在常规监测中应该避免如此频繁的报告[11]。

有创动脉血压监测

有创动脉血压监测是一种通过外周动脉穿刺，连接传感器，直接监测外周动脉血压的方法。实施体外循环或患者血流动力学不稳定时，必须直接监测动脉血压。此外，以下情况必须严格控制血压：脑动脉瘤手术、严重的颈动脉或冠脉疾病、控制性降压手术及需要多次动脉血气分析时。动脉穿刺最常用的位置是桡动脉。动脉置管的并发症包括血栓形成、肢体远端缺血（<0.1%）、感染、出血及瘘管和动脉瘤形成[4,11]。穿刺技术总结见表5.7。

表5.7 动脉置管术

（1）固定前臂和手
（2）使腕关节过度伸展
（3）触摸桡动脉，消毒皮肤
（4）局部注射1%利多卡因
（5）选择合适的穿刺针：成人18~20 G，婴幼儿22~24 G
（6）置管：直接穿刺法和穿透法
（7）将导管和T型连接器牢牢固定于皮肤
（8）将T型连接器与传感器连接
（9）使用约3 ml生理盐水冲管

心电图检测（ECG）

心电图是一种通过显示器间接监测心电活动的技术。对麻醉患者进行心电监护，可以监测心律失常、心肌缺血、电解质紊乱和起搏器的运行状态[3]。心电监护的重点是准确放置电极片（图5.1）。至少采用两个感应电极和一个接地电极，临床上也常常用到4个或5个电极监测。需特别留意电极的贴紧程度和位置，电极应用不当会产生电流干扰，从而导致心电图波形信号不良。Ⅰ、Ⅱ和Ⅲ导联在术中和苏醒期常常使用，其中Ⅱ导联应用最广泛，后者可以很好地展示p波，从而有助于监测心律失常。V_5导联可用于监测心肌缺血[3,15]（表5.8）。

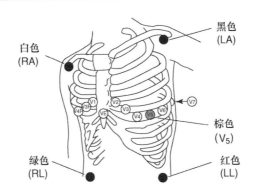

白色
(RA)

黑色
(LA)

棕色
(V₅)

绿色
(RL)

红色
(LL)

图 5.1 ECG 电极的正确位置

表 5.8 心电图监测

心电图分析	可能的异常
心率	整齐或不齐
P-P 间期	心动过速或心动过缓
心律	P 波存在——窦性心律
	P 波消失——房室传导阻滞
早搏	期外收缩
	房性
	室性
纤维性颤动	房颤
	室颤
异位心动过速	
心肌缺血	
ST 段升高或压低	
QRS 波群——Q 波的改变	
电解质紊乱	
高钾血症	T 波高耸（$\geqslant 6\,\text{mEq/L}$）
	P-R 间期延长（$\geqslant 7\,\text{mEq/L}$）
	P 波消失伴宽大的 QRS 波群（$\geqslant 8\,\text{mEq/L}$）
	室颤、正弦波、心脏停搏

续表

低钾血症	T 波压低
	U 波突显
起搏器功能	
P 波位置出现高尖的电流波	
其他心电图波形，取决于起搏器的类型	

基于 Webster 等提供的信息[15]

呼吸监测

对呼吸的监测可以通过二氧化碳描记术或听诊双肺呼吸音来实现。仅通过观察胸廓起伏来监测呼吸并不能保证气体交换充分。医生不在患者身边时，自动化的窒息监测和正确的报警显得尤为重要。由于通气功能和氧合作用是两个不同的生理过程，监护仪必须同时对二者进行监测。

氧合作用监测

脉搏血氧饱和度仪是 20 世纪 80 年代发展起来的技术，目前已经成为临床上主流的氧饱和度监测措施。脉搏血氧饱和度仪是一种无创、连续性间接监测动脉血氧饱和度的方法。相对于医生直接观察患者，它能够更早反映患者缺氧和氧饱和度下降。血氧饱和度通过一种测量透过氧合血红蛋白和脱氧合血红蛋白的光量的光吸收技术进行测定。正常范围的 SPO_2 能够反映肺和外周组织良好的换气功能。但是有时脉搏血氧饱和度仪的值并不一定准确反映血液里的实际氧含量，低血氧饱和度有可能是患者本身的问题，也有可能是仪器引起的。以下因素会干扰血氧饱和度的监测：造影剂（亚甲蓝、吲哚菁绿、靛胭脂），碳氧血红蛋白的增加，存在大量的高铁血红蛋白，电刀或手术室其他电气设备的干扰[3,11]。

体温监测

镇静的患者虽不像全身麻醉的患者那样吸入强效的麻醉气体，但是体温监测的重要性仍然不能忽视。实施小手术通常没有过多的铺单，患者身体暴露于周围环境，因此容易出现体温降低的情况。核心体温通过热量的重分配而降低，外周热量的丧失包括所有的物理热量传导过程（辐射、传导、对流、蒸发）。低体温会影响患者的复苏和预后。寒战会增加氧耗，引起高血压、心动过速。伤口的愈合和凝血功能也可受低体温的影响。

体温监测可以根据需要在身体的不同部位进行。最常用到的体温监测点是一些容易放置体温探头并且切实可行的部位，例如皮肤、腋窝、直肠、食管、鼻咽、鼓膜和膀胱。每个部位都有优点和缺点，见表5.9。

表 5.9　体温测量点

部位	特点
皮肤（低于核心体温 3~4℃）	皮温的改变不能反映核心体温的改变
腋窝（低于核心体温 1℃）	体温探头容易移位，增加误差
直肠	不能准确反映早期的体温变化
食管	能准确反映核心体温和血温，但不够实用
鼻咽	能准确反映脑温，禁用于凝血功能障碍、脑外伤、脑脊液鼻漏患者和孕妇
鼓膜	测量核心体温准确、实用，但有刺穿鼓膜的风险
膀胱	能测量核心体温，但操作麻烦，需要特殊探头

二氧化碳监测

身体组织释放二氧化碳，经由血液运送到肺组织，再通过肺的换气和通气功能排出体外，交换氧气。二氧化碳监测就是检测经呼吸排出的二氧化碳浓度。它可以间接反映肺血流量、肺泡通气功能和呼吸模式。指脉搏血氧饱和度仪可以很好地反映氧合作用，而二氧化碳监测则能够更灵敏地反映通气和换气功能。事实上，在呼吸停止的最初 30~$60\,s$，脉搏血氧饱和度仪是不能够反映出来的，而二氧化碳监测却可以即刻反映出通气不足或者呼吸停止。插管患者和未插管患者都可以用二氧化碳监测来反映呼吸功能。

在呼气末段检测出的二氧化碳浓度最大，称为呼气末二氧化碳分压（$ETCO_2$）。呼气末二氧化碳分压的正常值约为肺泡二氧化碳浓度的5%，也即35～37 mmHg。动脉二氧化碳分压和呼气末二氧化碳分压相差5～6 mmHg。对插管患者进行呼气末二氧化碳分压检测，可以帮助我们调整气管导管位置，评估通气功能，以及监测肺栓塞和气道梗阻等并发症。此外，它还有助于探查呼吸机和气管导管的故障是由分泌物阻塞引起，还是由呼吸回路漏气引起。

呼气末二氧化碳分压的检测有多种不同的方法和设备，且根据不同检测原理有不同的命名。二氧化碳分压图和二氧化碳测定是监测呼气末二氧化碳分压和浓度最常用的两种方法。使用到的技术包括：红外线、拉曼光谱分析法、分子关联法、光声光谱学技术。二氧化碳分压图包括二氧化碳分压的测定和二氧化碳波形图、曲线图、二氧化碳描记图的呈现，由二氧化碳分析仪来完成（图5.2）。二氧化碳测定是一种利用二氧化碳测定仪来监测二氧化碳浓度的方法，不提供二氧化碳波形。

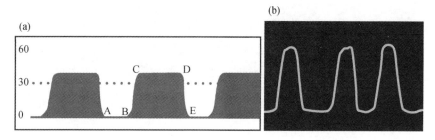

图5.2　气管插管患者与非气管插管患者典型的呼气末 CO_2 分压波形：（a）气管插管患者正常的 CO_2 波形；（b）自主呼吸患者典型的 CO_2 波形

标准的二氧化碳描记图由以下部分组成：

A—B　基线——呼气开始
B—C　突然快速上升——含有高浓度 CO_2 的远端肺泡气替换解剖无效腔气体
C—D　肺泡平台期——包含肺泡混合气体
D　呼气末期 CO_2 ——呼出高浓度的 CO_2
D—E　突然快速下降——吸气期，新鲜气体快速替换 CO_2

呼气末二氧化碳可通过主流法或支流法进行测定。这两种方法的主要区别在于采集二氧化碳的位置不同。主流法是将二氧化碳监测探头直接置于患者和呼吸机之间的回路管道上，靠近患者端（图5.3）。这种方法的优点在于，能够精确地做出二氧化碳描记图，较少受重复呼吸干扰，且发生管道堵塞的可能性较小；支流法是从患者和呼吸机组成的回路中分出一条较小的引流管道，将待测气体转移到离患者较远的二氧化碳监测仪上[11,16-17]。这种方法的优点是呼气末气体可以通过鼻导管获得，因此可以对非插管患者进行二氧化碳监测。缺点是呼气末气体要经过较长的支流延长管道，导致二氧化碳的测定出现延迟，而且支流管道有打折和断开的风险。因此，对非插管自主呼吸患者的二氧化碳监测波形图不像插管患者那样完美（图 5.2）。但是，对于非插管患者，我们可以根据二氧化碳波形和频率的改变来指导镇静，防止用药过量和通气不足。呼出二氧化碳的描记质量、所需特殊设备的花费以及使用该设备进行检查时患者的舒适度等均应列入考虑范围。表 5.10 总结了对未插管患者进行常规呼出二氧化碳监测的优缺点。

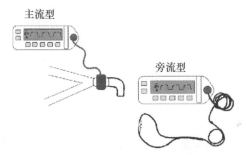

图 5.3　主流型（连接呼吸回路）和旁流型
（连接鼻导管）呼出 CO_2 监测装量

表 5.10　对未插管患者进行常规呼出二氧化碳监测的优缺点

优点	缺点
无创	增加费用
相对简单易懂	用到特殊的鼻口导管
可对自主呼吸功能的定性提供准确的评估	容易因为患者的体位变动、讲话、哭泣或者导管移位而出现干扰和假阳性结果
可以在患者出现明显的临床症状前发出呼吸抑制的警报	有一些警报可能是假阳性而没有临床意义
可在不能直接观察患者的镇静过程中应用	患者无法耐受鼻导管（尤其是小儿患者）

优点	缺点
在镇静过程中减少中度和重度低氧血症的发生	经过培训的专业人员才能很好地使用和分析数据
防止过度镇静	

Table adapted from Green SM and Pershad J. Should Capnographic Monitoring be Standard Practice During Emergency Department Procedural Sedation and Analgesia? Pro and Con. Annals of Emergency Medicine 2010；55：265-67

脑功能监测

大脑皮质的电生理活动与麻醉深度有关。双频谱指数（BIS）监测仪可监测患者麻醉时的脑皮质活动水平，测试手术或介入治疗过程中患者的镇静或麻醉深度。该设备已用于中度和深度镇静，而在手术室全身麻醉时则使用更为频繁，以避免患者用药过量和术中觉醒。部分研究表明，患者的脑电双频谱指数值与其清醒镇静评分值存在高度一致性。尽管这些脑功能监测仪器的使用尚未标准化，且麻醉或镇静监测指南也并未对其作出大力推荐，但是在监护过程中使用脑功能监测毕竟有利于对患者病情的评估。缺点是目前的脑功能监测仪器种类不一，且它们所测的数据虽然可能存在一致性，但是仍未标准化。一项研究通过患者同时使用 BIS VISTA 技术和 SNAP Ⅱ仪器得出的数据发现，尽管两组数据一致，但是不能互换，SNAPII 指数（SI）始终高于 BIS 指数，应该根据每个仪器的各自指数范围进行分析。对于 BIS 监测器，进行全身麻醉的患者镇静的 BIS 值应为 40～60。脑功能监测对于不同镇静深度的区分精确度较低，故在中度和深度镇静中使用仍较少（见第 12 章）。

静脉输液

体液的构成和静脉输液

水约占人体比重的 60%。也就是说，体重 75 kg 的成年人，全身体液大约为 45L。体液分为细胞内液和细胞外液。

- 细胞内液（ICF） 约占人体体液总量的 2/3。

- 细胞外液（ECF） 约占人体体液总量的1/3。

细胞外液和细胞内液被细胞膜分隔开。细胞外液又分为组织间液（ISF，指所有机体组织间隙内的液体）、血细胞（包括红细胞、白细胞和血小板）和血浆（血细胞悬浮其中）（图5.4）。跨细胞液主要由上皮细胞分泌，包括脑脊液、眼内液和消化液。

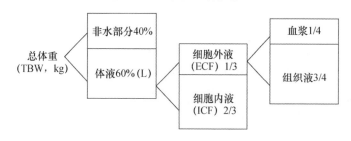

图5.4 人体体液分布

由于细胞的浆膜层对水分子有高度的通透性，液体可以自由快速地通过细胞膜和血管壁，分布到身体各个部位。阳离子和阴离子也可通过细胞膜，在细胞内液和细胞外液之间进行分配。Na^+和Cl^-是细胞外液中的主要离子，而K^+是细胞内液的主要离子。依赖能量的Na^+/K^+泵存在于细胞膜上，通过消耗ATP从细胞内排出Na^+和Cl^-，从而维持跨细胞膜的Na^+浓度梯度。在不同的细胞外液中，由于存在维持离子浓度稳态的机制，其离子组成是相近的。

离子浓度的改变会影响细胞功能和容积，所以，在离子浓度发生改变时，水分子会快速进行跨膜渗透以维持渗透压的稳定。只有在细胞外液渗透压发生改变时，才可发生体液转移。对血浆渗透压的测定可以反映细胞内液和细胞外液的渗透压。血浆渗透压的测定主要对血液中的钠离子、氯离子、钾离子、尿素、葡萄糖和其他离子浓度进行测定，并计算出每升血浆中的摩尔渗透压。血液渗透压在脱水状态下升高，在水中毒时降低。

血浆中的物质，除了一些蛋白质（如白蛋白和胶体）外，都可以自由穿过毛细血管膜。

患者在术中可出现各种情况，导致体液转移。高血压、脱水、术中体液丢失等因素和患者的血流动力学状态决定了体液复位的方式。

在某些情况下，为保证组织氧供充足和血流动力学稳定，我们有必要进行血管扩容，以增加心输出量。

在外科手术中，静脉通路的建立和补液有助于维持体液和电解质的稳定。静脉输注的液体一般分为晶体液和胶体液两种，通常采用晶体液作为镇静过程中主要的静脉输液。

晶体液

晶体液是一种无机离子和有机小分子溶液，主要包括葡萄糖溶液和氯化钠溶液，一般根据渗透压进行选择。细胞外液渗透压由血浆内的溶质浓度决定，血浆渗透压的正常范围为 $280\sim300$ mOsm/L。电解质的主要作用是维持机体生物电传导。阳离子（K^+ 和 Na^+）维持正电荷平稳，而阴离子（Cl^-）维持负电荷稳定。

在选择静脉输注液体时，晶体液的张力是考虑的重点。晶体液根据其渗透压的大小分为等渗液（渗透压与血浆相等）、低渗液（渗透压低于血浆）和高渗液（渗透压高于血浆）。晶体液具有安全、有效、无毒副作用、容易储存、不涉及宗教信仰和价格低廉等优点。低渗液和等渗液的主要缺点是容易渗出血管外，液体积聚于组织间隙，易使患者发生水肿。为了维持循环容量和患者血压的稳定而大量输注晶体液可常常导致水肿。

输注等渗晶体液时，如生理盐水，由于与血浆的离子组成相似而平均分布于细胞外液。低渗液体（通常是 4.5%氯化钠溶液）容易引起细胞肿胀。当低渗液体与细胞外液混合时，前者稀释细胞外液而使得渗透压下降，由于渗透压差的驱使，水分子就会从细胞外渗透到细胞内。同理，当输入高渗液体时，细胞外液的渗透压会升高，从而驱使水分子从胞内渗透到胞外，致使细胞脱水、缩小。

其他溶液，如葡萄糖溶液，也可分为等渗液和高渗液。等渗葡萄糖溶液只有少量的葡萄糖分子，很快被机体代谢，剩余的水分子可以自由进入身体组织。这种溶液可以用来治疗轻度脱水和水替代治疗。而高渗葡萄糖溶液常常被用作低血糖患者能量的补充，或是辅助胰岛素使用。不同晶体液的组成成分见表5.11。

表 5.11 常用输注溶液的成分与渗透压

溶液	渗透压 (mOsm/L)	Na^+ (mmol/L)	Cl^- (mmol/L)	K^+ (mmol/L)	Ca^{2+} (mmol/L)	葡萄糖 (mg/L)	HCO_3^- (mmol/L)	乳酸 (mmol/L)	能量 (kCal/L)
5%葡萄糖溶液	252	—	—	—	—	50	—	—	400
25%葡萄糖溶液	1260	—	—	—	—	250	—	—	2000
50%葡萄糖溶液	2520	—	—	—	—	500	—	—	4000
0.9%氯化钠溶液	308	154.0	154.0	—	—	—	—	—	—
氯化钠葡萄糖溶液	264	31.0	31.0	—	—	40	—	—	320
林格溶液	309	147.0	156.0	4.0	2.2	—	—	—	—
复方乳酸氯化钠溶液[a]	278	131.0	111.0	5.0	2.0	—	—	29.0	—
勃脉力 B	298.5	140	98	5	—	—	50	—	—
Normasol[b]	280	140	98	5	—	—	—	—	—

[a] Hartmann 溶液或乳酸林格液。
[b] Normasol 包含 27 mmol/L 乙酸盐和 23 mmol/L 葡萄糖酸盐。
经 Grocott 等允许引用

胶体液

胶体是指溶解于另一物质中的大分子微粒形成的均匀的非晶体物质。胶体液因可以较长时间停留在血管内而常被用来扩充血容量。胶体液的缺点是价格昂贵、可引起过敏反应，某些胶体液需要特殊的储藏条件，而且储藏时间短。

临床上用到的胶体液主要有以下几种：白蛋白、新鲜冰冻血浆、羟乙基淀粉和右旋糖酐。胶体液可以分为半合成的胶体液和天然的血浆衍生物。不同的半合成胶体液的差别体现在扩容能力和持续时间、对血流动力学和血液成分的影响、对凝血和炎症的影响、药物的不良反应和价格上。尽管人血衍生物在维持血浆渗透压方面展示出了与半合成胶体液类似的作用，但是其安全方面的差距一直被认为是最大的缺点。不同胶体液的组成成分见表 5.12。

静脉输液治疗

开放静脉通路的主要目的是安全、有效、迅速、直接地输注药物和补充液体。静脉通路是镇静给药和静脉补液治疗的主要途径，通过此途径，不仅可给予充足的镇静药物，还可在患者出现失代偿或急性并发症时，及时补充液体和输注药物。

静脉置管术

在开放静脉通道前，必须准备好大小适中的套管针（16～22 G），并将穿刺所需的器材放在患者旁边恰当的位置，最好是穿刺者不需要变动位置就能够拿到的地方。选好要穿刺的肢体（通常是上肢）后，绑上止血带，然后寻找适合穿刺的静脉。

静脉穿刺所必需的器材如下：

（1）一次性手套

（2）酒精和碘伏

（3）止血带

（4）静脉套管针

（5）利多卡因

表 5. 12　静脉输注的胶体液成分比较

溶液	胶体	MWw (Da)	MWn (Da)	饱和度	Na⁺ (mmol/L)	Cl⁻ (mmol/L)	K⁺ (mmol/L)	Ca²⁺ (mmol/L)	Mg²⁺ (mmol/L)	葡萄糖 (mg/L)
4%佳乐斯	琥珀酰明胶	30 000	22 600	—	154	125	—	—	—	—
3.5%海脉素	聚明胶肽	35 000	24 300	—	145	145	5. 1	6. 25	—	—
万汶	羟乙基淀粉	130 000	60 000	0. 4	154	154	—	—	—	—
长效五羟淀粉	喷他淀粉	264 000	63 000	0. 45	154	154	—	—	—	—
6%或 10%贺斯	喷他淀粉	200 000	60 000	0. 5	154	154	—	—	—	—
6%羟乙基淀粉	羟乙基淀粉	200 000	60 000	0. 6	154	154	—	—	—	—
6%羟乙基淀粉	羟乙基淀粉	450 000	70 000	0. 7	154	150	—	—	—	—
人造血浆溶液	羟乙基淀粉	670 000	70 000	0. 7	143	124	3	5	0. 9	99
葡聚糖 40	右旋糖酐 40	40 000	25 000	—	154	154	—	—	—	—
葡聚糖 70	右旋糖酐 70	70 000	39 000	—	154	154	—	—	—	—
低分子右旋糖酐 40	右旋糖酐 40	40 000	25 000	—	154	154	—	—	—	—
右旋糖酐 70	右旋糖酐 70	70 000	39 000	—	154	154	—	—	—	—

MWw, 平均分子量重量; MWn, 平均分子量数量。
Reproduced with permission from Grocott et al.[21]

（6）为儿童准备的局麻软膏

（7）纸胶布

（8）结核菌素注射器

（9）各种型号注射器

（10）输液管：10 或 15 滴/ml（大滴型），60 滴/ml（小滴型）

（11）静脉注射液

（12）固定带

（13）胶布或者透明敷贴

（14）导管保护装置

（15）托手板

（16）标签

（17）无菌敷料

寻找血管时需要考虑以下因素：手术部位、患者的体位、诊疗操作、术后患者的活动及预计需要保留静脉通路的时间长短等（图 5.5）。

静脉置管后，补液速度必须调整到与导管大小相适应，以保证输液通畅，然后就可以通过静脉输液装置补液了。

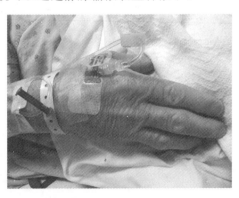

图 5.5　静脉导管

用塑料胶袋存放静脉输注液始于 1971 年。相对于玻璃器皿来说，其优点是在输液过程中不用排气，因为塑料会随着液体的减少而缩小（图 5.6）。其他的优点包括轻便、容易携带和不易破损。目前，有多种静脉输液装置可用。每一种都必须按照操作指南来使用，以便与静脉导管很好地衔接。

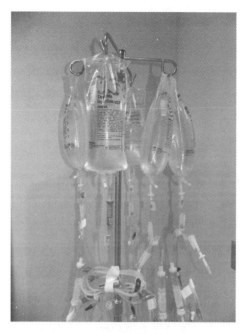

图 5.6　塑料胶袋装注射液

静脉通路的并发症

外周静脉通路较少发生并发症，但问题确实出现过。这也促使每个医疗机构都制定了外周静脉穿刺置管的操作指南。以下是外周静脉置管的可能并发症和治疗措施。

（1）**静脉炎**是一种急性血管炎症，常发生于静脉置管后。穿刺技术、经导管使用的药物、套管针的大小和长度都是影响静脉炎发生的因素。静脉炎的发生率从 2.5%～45% 或更高。主要症状是穿刺部位红、肿、热、痛。为减少静脉炎的发生，应做到每 48～72 h 更换一次穿刺位点。当输注有刺激性的液体时，应选择较粗大的静脉作为穿刺点，并且在穿刺过程中严格遵守无菌原则。

（2）**局部感染**常常发生在违反无菌操作原则时。症状是局部出现一个疼痛且触之温度较高的大肿块，或者穿刺部位出现脓性液体渗出。治疗措施包括拔除导管，导管前端取材培养，并根据培养结果应用抗生素。为防止局部感染的发生，输液器皿超过 24 h 必须更换，48～72 h 更换输液点并严格遵守无菌操作技术。

（3）**渗漏**是由于套管针意外穿透血管，刺入血管周围的组织中所致。通常出现局部水肿、输液速度减慢和烧灼痛。由于液体积聚，穿刺部位皮肤触之柔软冰凉。出现渗漏时，必须停止输液，拔除导管，局部加压包扎。

（4）**血肿**是由于穿刺失败或拔除导管后出血积聚在皮下形成。主要表现是皮下淤血和疼痛。治疗包括拔除导管，加压包扎和热敷。

（5）**渗液**在静脉破裂时发生，原因可以是放置静脉输液装置时血管破裂，或者装置放置不到位。渗液的症状和体征包括导管置入部位烧灼感、局部肿大和局部组织结构破坏。

总　结

充分的监护是进行安全有效镇静的基本要求。监护必须由专业医护人员实施，并且贯穿于整个手术过程。对镇静患者的监护主要包括血压、氧合功能、呼吸功能、心电图和呼气末二氧化碳浓度。在实施镇静之前，必须建立畅通的静脉通路，以便医生对患者实施安全有效的药物和液体治疗。术中可根据具体情况使用不同的晶体液或胶体液。

参考文献

1. Merchant R, Bosenberg C, Brown K, *et al.* Guidelines to the practice of anesthesia revised edition 2010. *Can J Anaesth* 2010; 57: 58–87.

2. Association of Anaesthestists of Great Britain and Ireland. *Recommendations for Standards of Monitoring During Anaesthesia and Recovery*, 4th edn. London: AAGBI, 2007. www.aagbi.org/sites/default/files/standardsofmonitoring07.pdf (accessed June 2011).

3. Kost M. Monitoring modalities. In *Manual of Conscious Sedation*. Philadelphia, PA: Saunders, 1998; 115–48.

4. De Silva A. Anesthetic monitoring. In Stoelting RK, Miller RD, eds., *Basics of Anesthesia*, 5th edn. Philadelphia, PA: Churchill Livingstone, 2007; 305–16.

5. Blitt CD. History and philosophy of monitoring. In Lake CL, Hines RL, Blitt CD, eds., *Clinical Monitoring: Practical Applications for Anesthesia and Critical Care*. Philadelphia, PA: Saunders, 2001; 3–6.

6. Bogetz MS. Outpatient surgery. In Stoelting RK, Miller RD, eds., *Basics of Anesthesia*, 5th edn. Philadelphia, PA: Churchill Livingstone, 2007; 538–49.

7. Chobanian AV, Bakris GL, Black HR, *et al.* Seventh report of the Joint National Committee on Prevention, Detection, Evaluation, and Treatment of High Blood Pressure. *Hypertension* 2003; **42**: 1206–52.

8. Bergese SD, Puente EG. Clevidipine butyrate: a promising new drug for the management of acute hypertension. *Expert Opin Pharmacother* 2010; **11**: 281–95.

9. Bryant H, Bromhead H. Intraoperative hypotension anaesthesia tutorial of the week 148 August 2009. totw. anaesthesiologists.org/wp-content/uploads/2009/08/148-Intraoperative-hypotension.pdf (accessed March 2011).

10. Williams B, Poulter NR, Brown MJ, *et al.* Guidelines for management of hypertension: report of the fourth working party of the British Hypertension Society, 2004-BHS IV. *J Hum Hypertens* 2004; **18**: 139–85.

11. Walsh JL, Small SD. Monitoring. In Hurford WE, Bailin MT, Davison KJ, Haspel KL, Rosow C, eds., *Clinical Anesthesia Procedures of the Massachusetts General Hospital*, 5th edn. Philadelphia, PA: Lippincott Williams & Wilkins, 1998.

12. Pickering TG. Principles and techniques of blood pressure measurement. *Cardiol Clin* 2002; **20**: 207–23.

13. Canzanello VJ, Jensen PL, Schwartz GL. Are aneroid sphygmomanometers accurate in hospital and clinic settings? *Arch Intern Med* 2001; **161**: 729–31.

14. American Society of Anesthesiologists Task Force on Sedation and Analgesia by Non-Anesthesiologists. Practice guidelines for sedation and analgesia by non-anesthesiologists. *Anesthesiology* 2002; **96**: 1004–17.

15. Webster A, Brady W, Morris F. Recognising signs of danger: ECG changes resulting from an abnormal serum potassium concentration. *Emerg Med J* 2002; **19**: 74–7.

16. St John RE. End-tidal carbon dioxide monitoring. *Crit Care Nurse* 2003; **23**: 83–8.

17. Galvagno SM, Kodali B. Patient monitoring. In Urman R, Gross W, Philip BK, eds., *Anesthesia Outside of the Operating Room*. Oxford: Oxford University Press, 2011; 20–7.

18. Bower AL, Ripepi A, Dilger J, *et al.* Bispectral index monitoring of sedation during endoscopy. *Gastrointest Endosc* 2000; **52**: 192–6.

19. Hrelec C, Puente E, Bergese S, Dzwonczyk R. SNAP II versus BIS VISTA monitor comparison during general anesthesia. *J Clin Monit Comput* 2010; **24**: 283–8.

20. Rosenthal MH. Intraoperative fluid management: what and how much? *Chest* 1999; **115**: 106S–112S.

21. Grocott MP, Mythe, MG, Gan TJ. Perioperative fluid management and clinical outcomes in adults. *Anesth Analg* 2005; **100**: 1093–106.

22. Kleespies A, Thiel M, Jauch KW, Hartl WH. Perioperative fluid retention and clinical outcome in elective, high-risk colorectal surgery. *Int J Colorectal Dis* 2009; **24**: 699–709.

23. Barron ME, Wilkes MM, Navickis RJ. A systematic review of the comparative safety of colloids. *Arch Surg* 2004; **139**: 552–63.

24. Kost M. Intravenous insertion techniques. In *Manual of Conscious Sedation*. Philadelphia, PA: Saunders, 1998; 162–75.

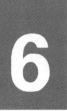

6 文凭认证、能力评估及后续教育

Ellen K. Bergeron

赵伟成 译　张 斌 校

简　介

　　为中度或深度镇静状态下的患者实施操作是一项艰巨而复杂的临床工作。鉴于患者在镇静过程中存在医疗安全问题,美国联合协会制定了一系列文凭认证、能力评估及后续教育的标准[1]。

文凭认证

　　联合协会标准 MS.06.01.01 要求美国医疗机构在赋予申请人执业资格之前收集、核实并审查每一位申请人的有效证书、目前在联邦药品管理局的编号、取得证书之前所接受的相关教育及培训[1]。如要求授予镇静实施资格,联合协会标准 PC.03.01 会进一步要求申请人具备及时救治不同镇静或麻醉深度下的患者的能力,甚至需要其提供有关处理镇静过程可能出现的并发症的专业教育及培训证书[1]。但目前的专业机构与管理机构对于镇静执业者应接受的教育及培训的要求并不一致。文凭认证的详细条款由各机构文凭认证部门根据当地执业安全需求进行评估后制定。

　　大多数机构的最低要求都包括中度镇静管理的培训经历。由老牌教育机构如美国心脏病协会和美国外科医师协会创伤委员会提供的资格证对于深度镇静实施者来说是较为权威的。某些机构对于深度镇静实施者的最低要求是具备麻醉学、重症监护或急诊医学专业颁发的证书。

文凭证书需每 2 年更新一次，通常与执照及资格证书的更新时间一致。执业机构负有制定及修订文凭认证条款的职责，而个人则需在当前基础之上继续保持其专业、合法的编制内文凭。

一般能力评估

能力评估是文凭认证时的基本要素。Epstein 与 Hundert 在强调个人的多方面能力时，着重对基础临床技能、理论知识及道德水平提出要求，并将它们作为执业能力的基础[2]。联合委员会[1]把美国医学教育认证委员会（Accreditation Council for Graduate Medical Education，ACGME）与医学专业委员会（American Board of Medical Specialties，ABMS)[3]制定的 6 类能力评估要点作为文凭认证及能力评估的框架（表 6.1）。

表 6.1　医疗实践的 6 类能力[3]

患者医疗护理
医学/临床知识
以实践为基础的学习与提高
交际沟通能力
专业技能
系统性实践

在复杂的医疗背景下，且由于患者反应难以预料，对专业知识、执业技能、操作行为与忠诚度的认定与评估是一项极具挑战性的工作，应对医疗机构的操作流程与执业背景进行初步了解，以明确总体及特殊能力评估的要求。岗前培训应明确安全执业的最低要求及标准。其次，随着新的医疗技术、药品及仪器的引入，执业机构应及时认识到当前能力评估体系的变化需求。每一年或每半年进行的能力评估程序不仅评估医师执业能力，同时也可以检验评估程序本身。质控报告与安全数据都能为目前的评估程序纳入机构内执业相关的能力评

估提供有力证据。

镇静实施相关能力的评估

实施操作时，镇静的主要目的是为接受有创或不适的医疗操作的患者提供疼痛与焦虑管理[4]。镇静药物能够诱导患者意识进入抑制状态，并使其得以维持稳定的心肺功能，以及降低对外界言语或触觉刺激的应答能力。患者对镇静药物的反应难以预测，镇静实施者需具有救治任何有意或无意医疗行为所致的镇静状态下的患者的能力[1]。美国麻醉医师协会（ASA）认为，镇静/镇痛相关死亡的首要原因是药源性呼吸抑制及气道阻塞[5]。因此，对于中度或深度镇静实施者的能力评估程序应重点关注能否防止此类并发症发生的专业知识、执业技能与操作行为。

镇静深度的管理

辨别各种镇静深度的能力，可让镇静实施者在目标镇静水平未达到或无意中超过时进行成功的干预。熟练应用有效及可靠的镇静分析工具能够让镇静实施者明确干预目标[6]。

药物管理能力

镇静实施者的基本能力应包括对操作时镇静过程中应用药物的全面认识以及针对特殊人群用药组合选择的准确性。各种药物的安全应用、对预期与非预期药效的观察及拮抗药物的合理应用，均可作为操作时镇静用药管理能力的行为评估依据。

血流动力学与心脏监测

掌握各种药物对血流动力学及心功能的影响，是实现安全镇静管理的必备条件。各种血流动力学与心功能监测的建立与管理，以及患者基础状态变化的解读，对于预测与防治并发症是必不可少的。对正常心律的认识，心电图的解读能力，发现与处理潜在严重心律失常的能力，都是操作时镇静实施者与监测者的必备能力。

气道管理

基础与高级的气道评估和管理能力贯穿着整个操作。评估能力必须包括对正常解剖结构及生理知识的掌握，以及进行熟练的口腔评估，以明确是否有请麻醉科医师会诊的必要。

维持气道通畅的技术包括最基本的体位摆放、下颌抬举手法，以及高级呼吸辅助工具如口咽通气道、气囊面罩装置的应用。

氧合与通气

对呼吸机制、氧合及通气生理过程的了解程度，对于预料、干预及预防更严重的镇静相关心肺并发症具有极大的意义。持续性血氧饱和度监测作为视诊与听诊的一项可靠的补充工具，可以及时发现氧合过程中的变化，其在临床实践中的意义已得到证实，并已成为 ASA 强烈推荐的监测手段之一[5]。

ASA 代表团在 2010 年 10 月提出的推荐基础麻醉监测标准中提到：在中度或深度镇静实施过程中，通气效率应通过持续性的量化临床指标观察与呼气末二氧化碳监测进行评估（因患者病情、操作过程及仪器原因而无法实施时除外）[7]。

一项近期的临床研究表明，在标准监护中加入二氧化碳描记图能够早期发现低氧事件。此研究支持 ASA 推荐的条款[8]。

因此，镇静实施者必须具有熟练应用及管理血氧监测与二氧化碳监测装置的能力。实施者还应具备解读各种波形及数值，并将其与患者的临床实际情况相结合的能力。

教　育

专业的医护人员是实行镇静培训教育的培训对象；他们作为成年的受教育者，学习动机明确并具有高度的责任感，也意识到学习和实践新知识、新技术的必要性[9]。

镇静培训教育的目的在于对医师进行专业知识教育，专业技术和操作能力培养，使他们可以胜任对镇静患者的管理，对需要药物治疗的患者可以给予合适的药物治疗。传统的教室学习和测试只能使受教育者的认识停留于理论层面，而不能切实提高其实践能力。为了更好地提高受教育者的理论水平和临床技能，我们必须增加教育的弹性，必须增加临床实践部分的培训。

过去几十年，科学技术迅速发展，使得医疗机构可以更加卓有成效地对医师进行能力培训和评估。随着计算机辅助学习软件和互联网技术的发展，医护人员可以获得认证需要的核心知识，包括基本和高级生命支持技术，基础心电图分析和气道管理知识。医护人员可以根据自己的学习时间、学习地点自由地获得这些相关知识，大大提高了学习的便利性。

Knowles 等学者强调了实践操作对成年人学习的重要性。受教育者必须在一个模拟临床环境的情景里，熟练地将理论知识转化为临床实践的技能[10]。目前高风险的医疗环境，已经迫使教育的目的从知识传授转变为培养不出事故的医生。

实施镇静是一个复杂的临床过程。医生不能停留于理论层面，而必须要有扎实的临床推理能力和处理实际问题的决策能力。对于病情复杂的患者，医生必须知道在何时采取正确的治疗措施，并且知道为什么要采取这种治疗措施。干预措施的制订必须靠团队合作。团队成员必须拥有人际交往和沟通的能力，能够准确地表达镇静和麻醉的目标，能够自信、准确地说出患者的临床关注点。

临床模拟教育是新出现的一种学习和测试模式，除了可以传授知识、培养能力，还能测试学员管理镇静患者的能力（详见第 13 章）。在模拟临床情况的学习过程中，所有的层面（认识水平、思考模式和实践操作能力）都被调动起来，同时，根据模拟患者的反馈，学员可以对已制订的治疗计划更改或者加强。表 6.2 列出了针对不同的教育内容的教学措施和结果检验。

美国围术期注册护士协会（AORN）刊登了一个专家推荐的管理中度镇静/镇痛患者的操作指南[11]。这个操作指南已经由 AORN 推荐的专业委员会修订并被 AORN 批准接受，从 2002 年 1 月 1 日开始生效。这个操作指南是为了达到最佳的临床实践而制定的确实、可行的指导。操作指南里的策略和实践因应实际的临床情况而存在多种选择。临床实际情况决定指南实施的程度。

2009 年，ASA 发布了一个"安全使用丙泊酚"的更新声明[12]。这个声明强调，镇静是一个持续的状态，而且中度镇静可以不经意地变为深度镇静或者麻醉状态。当给患者使用丙泊酚时，必须同时给予患者实施深度镇静所需的持续的监护措施。

2010 年，美国麻醉护士协会（AANA）发布了"策略进展的考量（considerations）第 4.2 条：从事镇静与镇痛管理的注册护士"[13]。这个考量的目的，是向注册护士提供镇静和镇痛的定义，提供推荐的资格并提出管理和监护镇静患者的建议。

美国麻醉医师协会（ASA）最近颁布了两个指南，分别对从事中度或深度镇静的医疗人员（包括内科医师、牙科医师和整形科医师）关于教育和能力标准给出了指引[14-15]。每个医疗单位都应以 ASA 颁布的镇静指南作为制定镇静政策的基础，并选择该指南内部分或所有的条款建立适合自己的镇静标准和指南。

第一个指南是关于授予非麻醉专业的医疗人员中度镇静资格的指南，它在 2005 年由 ASA 颁布[14]。该指南为授权给医疗人员获取从事中度镇静资格提供了框架性指引，也可作为一个机构内部或外部评价应用镇静和镇痛药来建立一个中度镇静水平的认证过程的指引。

第二个指南是关于授予非麻醉科医师的医疗人员深度镇静资格的指南，它在 2010 年由 ASA 颁布[15]。该指南为内科医师、外科医师、牙科医师和整形科医师获取深度镇静资格提供了一个框架性的指引，囊括了教育、培训、认证、能力的评估和提升等方面。

表 6.2　实施镇静的能力：学习和评估模式

学习内容	教育策略	结果和评估
基础知识		
1. 镇静分级 2. 镇静/镇痛的药理学 3. 气道评估 4. 基本的血流动力学和心电图分析 5. 氧合/通气	传统的教室学习 计算机辅助 网络交互性学习模块 案例学习 患者模型	1.（a）准确区分镇静分级 　（b）熟练使用镇静评估工具 2.（a）认识药物的药理作用和副作用 　（b）使用拮抗药 3.（a）用 Mallampati 分级进行术前评估 　（b）适当提出麻醉请求 4.（a）识别患者参数的变化 　（b）对患者的变化做出干预 5.（a）识别患者基础状态的改变 　（b）启动气道管理技术

续表

学习内容	教育策略	结果和评估
实践		

1. 镇静分级
2. 静脉输液和给药技术
3. 心电图和血流动力学分析技术
4. 气道管理
5. 氧合管理
6. 通气管理
	传统的教室学习
	计算机辅助学习
	模拟训练：
	• 简单模拟
	• 任务训练
	• 虚拟现实训练
	• 高真度模拟训练
		1. 对预期或意外的镇静深度作出治疗反应
		2. (a) 开放和维持静脉通道
		  (b) 对并发症作出应对
		  (c) 合理使用拮抗剂
		3. (a) 成功查找监护仪的故障
		  (b) 对患者生命体征的改变采取正确的应对措施
		4. (a) 维持患者气道通畅
		  (b) 必要时使用辅助通气设备
		5. (a) 辨认出正常的血氧波形
		  (b) 查找指脉血氧监测仪的故障
		  (c) 需要时辅助给氧
		6. (a) 辨别正确的 CO_2 波形
		  (b) 查找二氧化碳监测仪的故障
		  (c) 必要时应用面罩通气

影响		

1. 制订临床决策
2. 人际关系
3. 交流技巧
	病例学习/角色扮演
	集体讨论
	标准化患者
	模拟患者
	模拟技术
	• 中度准确
	• 高度准确
		1. 对患者的不同反应采取正确的对策
		2. (a) 区别团队中不同成员的作用
		  (b) 领会实践范围
		3. (a) 作为成员进行有效的沟通
		  (b) 及时准确地表达患者参数的变化
		  (c) 在团队中进行闭环交流

总　结

对镇静患者管理，需建立在遵循国家及国际相关法律的基础上。其目的旨在管理医疗实践与教育培训，实现接受操作的镇静患者的良性转归。确保文凭认证、能力评估及后续教育的持续达标是每个医疗机构与个人的义务。

参考文献

1. Joint Commission (2010) *Joint Commission E-dition*: Standards: HR 01.06.01, PC 03.01.01–07 and MS 06.01.01. e-dition. jcrinc.com (accessed June 2011).

2. Epstein RM, Hundert EM. Defining and assessing professional competence. *JAMA* 2002; **287**: 226–35.

3. Accreditation Council for Graduate Medical Education. Outcome Project. www.acgme.org/outcome (accessed June 2011).

4. American Association of Nurse Anesthetists (AANA). Position statement: qualified providers of sedation and analgesia; considerations for policy guidelines for registered nurses engaged in the administration of sedation and analgesia. Park Ridge, IL: AANA, 2003.

5. American Society of Anesthesiologists Task Force on Sedation and Analgesia by Non-Anesthesiologists. Practice guidelines for sedation and analgesia by non-anesthesiologists. *Anesthesiology* 2002; **96**: 1004–17.

6. Rassin M, Sruyah R, Kahakon A, *et al.* "Between the fixed and the changing": examining and comparing reliability and validity of 3 sedation–agitation measuring scales. *Dimens Crit Care Nurs* 2007; **26**(2): 76–82.

7. American Society of Anesthesiologists (ASA). Standards for basic anesthetic monitoring (effective July 1, 2011). Park Ridge, IL: ASA, 2010. www.asahq.org/For-Healthcare-Professionals/Standards-Guidelines-and-Statements (accessed August 2011).

8. Deitch K, Miner J, Chudnosfsky C, Dominici P, Latta D. Does end tidal CO_2 monitoring during emergency department procedural sedation and analgesia with proprofol decrease the incidence of hypoxic events? A randomized controlled trial. *Ann Emerg Med* 2010; **55**: 258–64.

9. Knowles M, Holton E, Swanson R. *The Adult Learner*, 5th edn. Woburn: Butterworth-Heinemann, 1998.

10. Michelson J, Manning L. Competency assessment in simulation-based procedural education. *Am J Surg* 2008; **196**: 609–15.

11. Association of periOperative Registered Nurses (AORN). Recommended practices for managing the patient receiving moderate sedation/analgesia. *AORN J* 2002; **75**: 642–6, 649–52.

12. American Society of Anesthesiologists (ASA). Statement on safe use of propofol. Park Ridge, IL: ASA, 2009. www.asahq.org/For-Healthcare-Professionals/Standards-Guidelines-and-Statements.aspx (accessed June 2011).

13. American Association of Nurse Anesthetists (AANA). Considerations for policy development number 4.2: registered nurses engaged in the administration of sedation and analgesia. Park Ridge, IL: AANA, 2010.

14. American Society of Anesthesiologists (ASA). Statement on granting privileges for administration of moderate sedation to practitioners who are not anesthesia professionals. Park Ridge, IL: ASA, 2006. www.asahq.org/For-Healthcare-Professionals/Standards-Guidelines-and-Statements.aspx (accessed June 2011).

15. American Society of Anesthesiologists (ASA). Statement on granting privileges for deep sedation to non-anesthesiologist sedation practitioners. Park Ridge, IL: ASA, 2010.

推荐阅读

American Association of Critical-Care Nurses. Position statement on the role of the RN in the management of patients receiving IV moderate sedation for short-term therapeutic, diagnostic, or surgical procedures. www.aacn.org/WD/Practice/Docs/Sedation.doc (accessed June 2011).

American Society of Anesthesiologists (ASA). Statement on granting privileges to nonanesthesiologist practitioners for personally administering deep sedation or supervising deep sedation by individuals who are not anesthesia professionals. Park Ridge, IL: ASA, 2006. www.asahq.org/For-Healthcare-Professionals/Standards-Guidelines-and-Statements.aspx (accessed June 2011).

Eichorn V, Henzler D, Murphy M. Standardizing care and monitoring for anesthesia or procedural sedation delivered outside the operating room. *Curr Opin Anaesthesiol* 2010; **23**: 494–9.

Godwin SA, Caro DA, Wolf SJ, *et al.* American College of Emergency Physicians. Clinical policy: procedural sedation and analgesia in the emergency department. *Ann Emerg Med* 2005; **45**: 177–96.

Levine A, Swartz M. Standardized patients: the "other" simulation. *J Crit Care* 2008; **23**: 179–84.

Tetzlaff J. Assessment of competence in anesthesiology. *Curr Opin Anaesthesiol* 2009; **22**: 809–13.

质控、法规和风险管理：确保程序的优越性

Mary T. Antonelli　David E. Seaver

梁　桦 译　杨承祥 校

政　策

一套程序镇静方案的总体目标是为了给患者提供最好的医疗标准，达到最好的预后。要实现这个目标，首先要制定一套综合性的、切实可行的政策。该政策能为镇静治疗的标准提供理论指导基础。随后，要制定临床和技术要求，为达到这个目标奠定良好的基础。总体而言，政策能保证程序的优越性和实践的持续性（图 7.1）。

尽管各个医疗机构的临床和技术要求可能相似，但直接照搬他人的政策并不可取。政策文书中罗列的治疗方法都是针对特定的病患人群、服务范围、专业群体以及教育要求，各个医疗机构的政策都有其特点。由于各个医疗机构的上述情况都不尽相同，这可能会导致实践过程中产生差异。政策是为实践而制定的框架，各医疗机构需要量身制定符合自身情况的政策。

制定政策

政策的制定首先要建立一个包含各种专业和技能的多学科团队，每个人在程序镇静的过程中各司其职（图 7.1）。这个团队应该包括（但不限于）麻醉、护理、外科、助理医师、急诊、质控、风险管理、药学以及来自其他领域由非麻醉医师实施中度或深度镇静的代表。团队领导人应具备卓越的领导才能和带领团队走向成功的能力。团队领导人需要向团队成员反馈信息、加强政策制定的标准，因此，其最好在镇静治疗领域的学会组织中任有职位。鉴于护士通常参与了大多数的麻醉镇静，因此建议团队领导人要有在麻醉和护理学协会中担任联合主席的成员。

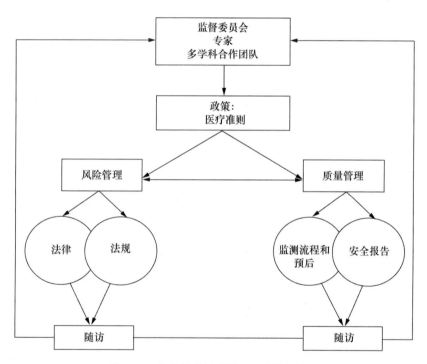

图 7.1　程序镇静的质量和风险管理构架

　　一旦建立起团队，就应该对目前国家认可的财务状况表、实践指南、研究、法规要求进行审核和评价，以便在政策范围内制定医疗行为的循证基础（表 7.1）。分析所有信息后，要确定制定最佳医疗标准所需的要素，然后把这些要素和具体概念写入政策的主体中。

　　政策的形式各种各样，各医疗机构应制定自己的政策。以下是政策形式的举例：

- **目的**——政策目标和医疗行为范围。
- **理念/目标**——实践过程发展的框架。

表 7.1　专业和法规组织关于程序镇静的代表性指南和标准

美国麻醉医师协会	非麻醉医师实施镇静和镇痛的实践指南
美国麻醉护士协会	职责声明
美国护士协会	注册护士管理镇静患者的职责声明
美国小儿用药委员会	监测和管理小儿诊疗镇静的指南
美国急诊医师学会	临床政策：急诊科实施的程序镇静和镇痛
医疗保险和医疗补助系统中心	参与条件 482.52
联合委员会	镇静和麻醉治疗标准，审核关键词汇的定义
州医学委员会	镇静政策/职责声明
州护理实践法案	执业范围
美国大学健康系统协会	推荐最佳的中度和深度镇静

- **定义**——列出一些关键的定义，为实施和解释政策提供基础。例如：程序镇静、镇静分级、补救措施。由于 ASA 应用的定义已被绝大多数管理机构认同，建议采用 ASA 的定义。
- **管理**——整个责任制的构架。
- **员工/教育/资格**——对从事中度/深度镇静和镇静后恢复的医疗专业人员的教育程度和资格的期望。
- **医疗因素**——所需的设施和器材、从实施镇静前到镇静后恢复的评估和监测要求、用药指南、离院标准、文书记录的要求。
- **质量评估**——以实践或医疗过程中确认的标准为基础，对医疗行为过程中的责任进行解释。
- **参考文献**——列出实施政策的依据和文献资料。
- **附录**——支持政策实施的所有附加信息。例如：镇静评分表、实施镇静前评估的要求；列出被许可用于中度/深度镇静药物的剂量、清除率、禁忌证，教育/资格课程，中度/深度镇静的应用范围，某新领域镇静的批准过程。

完成政策的初稿后，关键负责人要对其进行审核、反馈和提出意见，这有助于政策通过行政审批流程阶段。要确保政策得到所有关键负责人和委员的注意。列出制定政策详细的清单和时间表会有所帮助。同时，监督委员会应该开展与政策和实践有关的交流和计划。上述情况可以用很多方法做到，但这些方法应该是多元化的。同时，获取信息的方式应该方便、简单。在职培训也很有必要，要不断地更新信息，确保所有专业人员熟悉政策和医疗行为标准，以建立实践的可持续性及保证患者安全。

质控和风险管理

如上所述，政策是为实践制定的框架。一个有效的质量和风险管理体系可以确保政策规定范围内医疗行为的安全性和持续性（图 7.1）。该体系中既有致力于将患者不良预后风险最小化的风险管理，又有持续改进医疗质量的质控管理。风险管理和质控管理相辅相成，每个程序化镇静的流程体系必须包含这两个方面。多学科团队必须对风险管理、质控管理进行评价和审核，以确保流程体系的效力和效率。

尽管绝大多数镇静程序不会导致不良事件或违背医疗准则，但此类事件还是偶有发生。此时，该体系有助于分析不良事件原因、加强医疗质量和保证患者安全。

职业责任：医疗事故/过失

风险管理可以降低程序镇静潜在的法律风险，可以提高安全度以及将损伤的风险最小化。医疗事故是一种侵权，是医护人员对患者犯下的民事过错，可被诉诸法律。医疗事故有 4 个要素：首先，受害人具有某种权益，然后该权益被违背，随后违背行为是导致伤害事件的原因，最后伤害导致了损失[1]。

过失是"一种违背了法律规定准则的行为，即保护他人不受不合理伤害的风险"[1]。从法律意义而言，医疗过失是因为未按医疗行为准则行医。

职责

医疗机构一旦和患者建立起医疗关系，那么，同时也产生了医疗职责。医疗机构的职责是给患者提供符合医疗原则的治疗。然后，医疗机构给接受教育和培训的临床医生制定相应准则。

违反职责

违反医疗职责是指没有按照广泛认可的医疗准则行医。这是一种未按照医疗标准行医的特殊行为，或者是未能采取适当的行为。

因果

违反准则的医疗行为必然会造成伤害，但这最难证明。通常，很难区分一个常见的并发症是否是由于违反医疗原则造成的。这要求专业的证据来证实这种因果关系。

损失

患者必须因为受到某种行为伤害，并导致了某种形式的损伤，才能确立一个诉讼案件。损失可表现为经济形式的（如医疗费用、误工或其他经济损失导致的财产损失）和（或）非经济形式的（肉体损伤、精神上的痛苦、失去亲朋好友）。当确定临床医生有疏忽大意、恶意或隐瞒的行为时，有些州还规定了经济损失和非经济损失之外的损失形式。

医疗事故的每一个要素都需要确凿的证据来证明。确凿的证据是一种合理医疗的可能性（典型代表为 51% 的可能性），并且要素已经并被证明。因此，一个成功的案例，需要原告证明医务人员对患者实施了医疗行为（职责），医务人员没有按照医疗准则实施程序镇静（违背职责），由此直接导致了患者受到伤害（因果），并且这种伤害是造成患者经济和非经济损失的原因（损失）。

另外，法庭确定违反职责的要素时，可能会考虑到州的法律和法规。临床医师（被告）违反的相关法律或法规应该得到说明，法庭可能会发现原告主动提供的证据或者违反的法律或法规是违反医疗准则的重要证据。由于州委员会颁布了程序镇静方面的法规，因此，管理者、医护等人员要熟知所在州的法规，确保在实施程序镇静时，遵循了所有法规。法院会非常重视州委员会关于程序镇静所采取的政策。

综上所述，在医疗过失案例中，最难证明的要素是"因果"。绝大多数医疗过失案例都需要专家的意见来证实"因果"。这是因为案例的内容一般会超出评审员的知识范围。专家必须精通诉讼中某个方面涉及的亚专科。专家可以不在这个领域从业，但必须熟悉这个领域。至于程序镇静，临床专家不一定必须是麻醉学专家，但是必须熟悉程序镇静的操作、政策和流程。专家应该能指出，临床医师由于违反了医疗准则，而直接导致患者受到伤害。

降低医疗过失诉讼的风险：文书

从一个复杂的行为中区分出医疗并发症通常很困难，而详细记录了各项决议的医疗文书是防止医疗过失诉讼的最好办法。谚语道，"没有文字记录的事情，就是没有发生。"甚至未发现的相关事件也应有文书记录。

实施操作之前签署的正式同意书是很关键的医疗文书。由于实施程序镇静之前必须征得患者同意，临床医师需要向患者或被授权人（如果患者不能自己做决定）沟通交流，解释程序镇静的风险和益处。患者或被授权人必须签署一份记录了谈话内容的正式的知情同意书。记录详细谈话内容，以及患者或被授权人充分理解谈话内容也很重要。在签署同意书的过程中，临床医师能了解到患者的期望值，从而实施个体化的医疗。当患者对治疗结果有不合理的期望值时，一旦出现一些"正常"的并发症，就容易产生医疗纠纷。与患者进行诚挚、坦率的交谈，告知他们一切可能出现的并发症，可使患者放弃诉讼。有记录谈话内容的文书，表明患者理解了诊疗过程和可能的并发症。

文书其他的关键要求，还包括在操作前记录病史和体格检查。在操作过程中，必须记录患者的镇静相关情况，还必须记录操作完成后患者的情况：包括患者离院前或转出前，是否达到了出院标准。

管理机构

在美国，几个管理机构颁布了有关实施程序镇静的法规或指南，其中有州和联邦两个层次。主要的管理机构包括，国家医疗和护理委员会，医疗保险和医疗补助系统中心（联邦政府机构），以及联合委员会（医疗保健设备委派组织）。

州委员会

州专业委员会颁发执照和管理专业人员，包括医师、护士、药师、麻醉助理医师等。州立法机关通过了授权给州委员会颁布强制性的法规、法律。当缺乏法律或法规时，委员会也会采取一些政策，作为合理执业的证据。例如，麻省医学委员会有一项"对静脉清醒镇静患者的护理评估指南"的政策[2]，指南适用于麻醉和非麻醉从业者。指南指出，按照这个指南操作的医师无须再提供任何关于他们实施程序镇静的辩护。医学委员会与麻醉学科合作，提供制定政策的指南，引用用于制定镇静政策的证据，鉴定临床医师实施镇静与必要的认证要求，鉴定药物、病例选择以及仪器，制定评估患者和监测的要求[3]。委员会也会为程序镇静进行适当的资源分配和继续教育，以及制定手术室外实施麻醉的要求。

在手术室外进行的牙科镇静，一旦遇到需要急救的情况，可能会非常危险。这种情况下，医学委员会可能会要求相应部门制定特定的医疗标准。

医疗保险和医疗补助系统中心

医疗保险和医疗补助系统中心（CMS）负责颁布法规，并要求医院强制性实施。CMS 也要求医院遵循所有相应的州法规和法律[4]。"参与条件"（The Condition of Participation）482.52 中描述："涉及麻醉的诊疗活动必须在有资质的医生或骨科医师指导下、规范地实施"。麻醉诊疗活动包括由麻醉和非麻醉人员实施的所有程序镇静，其中非麻醉人员是指内科医生、牙科医生、注册麻醉护士、麻醉助理医师（如果州法律允许）。

CMS 也要求整个镇静过程有适当的麻醉监测[4]。麻醉前 48h 内要对患者进行评估。在手术过程中，负责镇静的医护人员必须监测患者，记录各种相关情况。CMS 并不要求在手术后对患者进行评估。但是它也指出，需要进行适当的手术后麻醉评估。因此，按照目前的要求，接受程序镇静的患者在麻醉前、麻醉期间和麻醉后都应得到训练有素的医护人员的监测和评估。

CMS 仅允许麻醉相关专业人员（麻醉医师、麻醉护士、麻醉助理医师）或其他具有资质的非麻醉医师（牙科医师、口腔外科医师、或州法律许可的、有资质实施麻醉的手足整形医师）实施深度镇静[3]。CMS 规定注册护士、高级执业注册护士和助理医师不得实施深度镇静。

2010 年 ASA 关于授予非麻醉医师实施深度镇静权利的声明中设立了"辅助医疗设施发展计划"，并描述了非麻醉医师使用或监督使用镇静和镇痛药物实施深度镇静的具体程序和权利[5]。该声明中概述了关于教育、培训、证书、业绩评价以及改进业绩的推荐措施。

受过专业培训的非麻醉专业人员（ASA 关于授予非麻醉医师实施中度镇静权利的声明中已说明），通常能够安全地实施轻度和中度镇静[6]。医护人员要最大可能、精确地达到目标镇静水平，必须熟悉镇静药物的药理学知识[7]。如果出现循环、呼吸抑制，非麻醉专业的医护人员应具备"抢救"被意外深度镇静患者的必须技能，使患者恢复到镇静的目标水平。因此，程序镇静过程中必须有对患者进行监测的人员，后者能及时发现镇静过程中的循环、呼吸并发症。同时，监测者还必须具备面罩通气和心肺复苏的技能。此外，还必须制定应急医疗措施和计划[7]。

联合委员会

联合委员会（TJC）是一个独立的、非营利性组织。在美国，TJC 认证和授权的医疗保健组织与项目超过了 18 000 家。TJC 是 CMS 的"审计员"，最近 TJC 的医疗标准与 CMS 的"参与条件"达成了一致，这使 TJC 的标准更易遵循。目前，在任何场所、任何目的和任何方式下使用镇静和镇痛药物实施镇静时，TJC 的镇静和麻醉标准都能适用[8]。镇静和麻醉的 4 个水平解释如下：

（1）轻度镇静（抗焦虑）时患者对言语指令能做出正常反应。尽管患者的认知和协调能力可能下降，但是呼吸和循环功能不受影响。

（2）中度镇静/麻醉（"清醒镇静"）是药物导致的一种意识抑制状态，伴或不伴轻度的触觉刺激时，患者对言语指令可做出有目的的反应。此时，患者对疼痛刺激的逃避反射并不是有目的的反应。患者可自主维持气道通畅，自主通气和循环功能可维持正常。

（3）深度镇静时，患者不能被轻易唤醒，但反复刺激或疼痛刺激后，可做出有目的的反应。患者自主维持通气功能的能力可能降低，有可能需要辅助才能维持气道通畅，自主通气可能不足。循环功能可维持正常。

（4）麻醉包括全麻、脊髓麻醉或区域麻醉，但不包括局麻。全麻

时，患者意识消失，即使是疼痛刺激，患者也不能被唤醒。此时，自
主通气功能通常受损，需要辅助才能维持气道通畅。由于自主呼吸抑
制或药物导致的神经肌肉抑制，有时需要使用正压通气。循环功能也
可能受损。

　　以上的定义来源于 ASA 有关非麻醉医师实施镇静与镇痛的实践
指南，总体来说被绝大多数机构所认可。

　　这些定义是 TJC 关于制定程序镇静标准的基础，包括实施程序镇
静前、镇静期间、镇静之后有关临床医师的资质、对患者的评估、监
测以及治疗（表 7.2）。考虑到镇静与镇痛的风险，TJC 授权各医疗单
位的麻醉科负责监测和评估镇静工作。

表 7.2　TJC 程序镇静标准总结

标准号	标准	要求	遵循
PC.03.01.01	程序镇静必须由具有资质的医务人员实施	制订程序镇静所要求的计划	员工证书，人手充足，监督围术期监护的护士，有合适的可供给药或输血使用的设备，有复苏设备
PC.03.01.03	程序镇静前，必须先评估患者 镇静/操作前，医务人员必须与患者/家属讨论风险 即将实施镇静前，医务人员必须再次评估患者	实施镇静前，对患者进行监护	操作前进行评估，即将实施镇静前再次评估，有术后患者需求计划的证据，完成术前教育的证据，基于医疗计划的证据，临床医师要对患者是否与镇静计划一致负责
PC.03.01.05	镇静期间，必须监测氧合、通气、循环状态	实施程序镇静期间要监测患者	有操作期间持续监测患者（氧合、通气、循环）的文书记录证据

续表

标准号	标准	要求	遵循
PC.03.01.07	患者离院前，必须在苏醒区进行镇静后评估 具有资质的医务人员必须对患者能否转出苏醒区进行评估，或依据已确立的标准离院	实施程序镇静后，进行监护	术后即刻评估患者的生理状态、精神状态和疼痛，之后间断进行评估；由具备资质的从业者根据确立的标准，对患者出院进行评估，门诊患者离院有监护人陪同
RC.02.01.03	记录所使用的程序镇静	记录所使用的程序镇静	文书记录包括初步诊断，现病史和体格检查，根据患者反应实施的镇静，操作记录，具备资质的从业者根据确立的标准对患者出院进行评估；任何意外事件/并发症以及如何处理

联合委员会的镇静与镇痛标准

TJC关于程序镇静标准中，制定了防止弄错手术部位、手术方式、手术或操作人员事件的一些标准，其在"总体方案"（UP.01.01.01-UP.01.03.01）中也有描述[8]。这个方案适用于所有外科和非外科有创操作，并且是工作团队一起协作来确保患者安全所必需的。该方案详细说明了3个标准：①术前核对；②标记手术部位；③操作即将开始前有一个安全暂停。

- 首先，术前核对是一个获得和确认信息的过程，要确认所有相关医疗文书、设备以及之前的、现有的信息。医疗单位应该在政策范围内规定术前核对的次数和场所。在操作开始前，可能需要核对数次，最好患者也能参与。

- 标记手术部位是"总体方案"的第二个组成部分，是防止弄错手术部位所必需的。当标记手术部位成为了一种常规时，该标准就是最成功的。当手术操作部位是在人体某一侧、某个肢体，或是某个脊柱节段、器官平面时，术前就应该做标记。当实施操作的医师与患者一直在一起时，可在即将实施手术操作时才标记手术部位。
- 手术操作即将开始前要有一个安全暂停或间歇，以保证患者身份、手术部位、手术方式得到确认。实施镇静前执行安全暂停较为理想，因为这样患者也可以参与术前安全核对。安全暂停由操作团队中的某个成员发起，期间团队中的各个成员进行积极的沟通交流。待所有成员确认了安全信息后，才进行手术操作。医疗单位要制定一个标准化的安全流程。

　　还有一些其他的 TJC 标准，适用于一系列与程序镇静有关的医疗事件。这些标准（MS.06.01.03，MM.03.01.03，RC.02.01.01，PI.01.01.01）在镇静与镇痛标准的文件内已经说明，应该遵循。实施程序镇静的标准一直在发展完善，ASA 也修订了麻醉基本监测的标准（标准 3.2.4），于 2011 年 7 月 1 日生效，其中最新的标准要求实施持续的呼气末二氧化碳监测。如此一来，接受中度和深度镇静的患者必须要有监测呼气末二氧化碳的二氧化碳图。

　　上述法律、法规和医疗标准为医务人员和执业点构建了一个框架，并有很强的公益性。医学委员会规定医务人员在执业点的执业行为。CMS 和 TJC 规定医疗单位的程序镇静准则。CMS 和 TJC 都有规章和标准来管理临床医师、执业点以及程序镇静的质量。由于 CMS 是 TJC "参与条件"的实施者，CMS 对 TJC 的行为进行监督。因此，如果某个医疗单位得到了 TJC 的充分认可，这个医疗单位就被认为是一个被批准的 CMS 组织，就能参与医疗保险和医疗救助程序。

改善质量与实践

　　质量和实践改进方案的目的是为保证最好的医疗（在委员会的监督下，审核和评价医疗行为、患者预后），为安全、可持续的医疗提供一个系统性方法。通过不断改进，医疗标准和任务才能得以实现，才能保证医疗行为的持续性。

工作监测

医疗单位管理者和医护人员都要参与收集工作监测数据。监督委员会负责该过程，并定期审核结果，以保证政策得到遵循，患者预后能得到评估。由于各机构可获得的资源不同，监测系统的结构可能不尽相同。但是，所有实施程序镇静的医疗单位首先要考虑的是，每月或者定期完成一定量随机图表的审核。根据执业单位实施程序镇静的数量，TJC 会审核一定比例的文书。例如，如果每年实施程序镇静的数量在 1～30 次，则需要全部审核。如果数量在 31～100 次，需要审核 30%。如果数量为 101～500 次，则每月需要执行 70 次审核。跟踪、审查和分析这些资料的最好办法是通过医院数据库的记录资料。如有必要，调查结果要提交给监督委员会，以供讨论和制订计划。这个信息环路是一种提供反馈给监督委员会的重要方法。这样，任何潜在的风险能被发现，或者能制订改进措施。

临床终点监测

监测工具收集镇静流程和患者预后的情况。监测工具每年都应被审核，并根据需要由监督委员会进行修改。

美国大学健康系统协会（UHC），是一个医学院医疗中心和附属医院的联盟。该协会专注于改善质量、保障安全和提高成本效率，它推荐以下流程措施和临床终点[9-10]。

- 流程措施：
  - 正式的手术操作同意书
  - 禁食状况（NPO）
  - 病史
  - 完成体格检查和气道评估
  - 麻醉科会诊
  - 有资质的操作者
  - 对患者必要的监护的实施
- 患者预后
  - 死亡

程序镇静的审核

MRN：
患者姓名
审核员姓名
地点日期

镇静类型　□ 深度镇静
　　　　　□ 中度镇静

PS 是否在门诊区域实施？		□是	□否
如果是，患者是否有指定的成人陪同出院？		□是	□否
LIP 证书	□验证　　□无证书	□不能定位	
是否完成了所有镇静前评估		□是	□否
是否签署了镇静同意书		□是	□否
是否确定是 NPO 状态		□是	□否
是否有麻醉会诊		□是	□否
是否完成了安全暂停（间歇）		□是	□否

镇静前

○是	○否	生命体征
○是	○否	镇静水平
○是	○否	疼痛水平

镇静期间（至少每 5 min 评定 1 次）

○是	○否	生命体征
○是	○否	镇静水平
○是	○否	疼痛水平

镇静后（前 30 min 每 10 min 评定 1 次；之后每 15 min 评定 1 次直至镇静后评分≥8）

○是	○否	生命体征
○是	○否	镇静水平
○是	○否	疼痛水平

并发症

□急性冠状动脉综合征
□药物不良反应
□误吸
□循环、呼吸骤停
□死亡
□面罩/呼吸囊通气时间超过 5 min
□不能按计划完成操作
□需要气管插管
□使用了批准之外的药物
□计划外的住院
□计划外的转入 ICU
□使用了拮抗剂

图 7.2　程序镇静审核报告表
引自：Vineeta Vaidya，Brigham 妇女医院中心

- 误吸
- 使用拮抗剂
- 意外转运到更高级别的护理
- 循环/呼吸停止
- 使用批准之外的药物
- 不能按计划完成操作
- 急诊手术时，没有具备资质的独立执业者在场

TJC 有些措施与 UHC 列举的措施一致，但仍有区别，需要熟悉。
"Provision of care" 章节中，TJC 要求收集的 3 个措施[8]：

- 基于护理计划的操作前患者教育（PC.03.01.03）
- 根据镇静可能导致的效应，监测患者的生理状况、精神状态、疼痛水平（PC.03.01.07）
- 门诊患者离院时，需要有对该患者负责的成人陪同（PC.03.01.07）

安全/事故报告

安全报告系统（纸质或电子版）是增强安全意识所必需的工具，它还可以提供一个关于从业者在医疗点实践的直接反馈源。负责风险管理和质控的人员分析这些报告，指出实践中存在的问题或医疗过程中的不足，以待解决。建立一个成功的安全报告系统，重要的是理解安全/事故报告并不是惩罚，报告中的信息是用来纠正导致事件的原因或修改系统，以防止再发生类似事件[11]。系统应该有一个关于事件随访和结局的反馈环给书写报告的人。一旦建立了这些组成部分，必须严格遵循。

发生在程序镇静操作开始至患者恢复期间的并发症、镇静流程中违反政策的有关问题都要记录在安全报告系统中。根据医院的结构，地方的领导阶层、风险管理和质控部门必须密切监测这些报告。这样，医疗事件或程序问题的发展趋势能得到引导，一旦发生负性事件，就能迅速应对。

应对风险或潜在风险事件

应对潜在风险或风险事件需要领导阶层、风险和质量管理者的共

同努力，以及监督委员会对推荐措施做出最终审核。通过积极监测，早期确定这些事件，（一旦需要）可建立迅速反应的能力（表 7.3）。尽管对事件做出的反应不同（取决于事件的严重性），但审核的流程是相同的，即报告所有可能的原因，不得忽略[11]。

表 7.3　降低风险的因素

麻醉部门的主任要确定，在所有场合、所有实施麻醉包括程序镇静的临床医师，都要以安全和服从的态度工作
每个实施程序镇静的临床医师有能力胜任工作，所有文书记录要更新
每个程序镇静的地点要求备有即刻可获得的安全给予镇静剂的设施，以及过度镇静和（或）呼吸抑制时，立刻能获得复苏设备
确定一个签署正式同意书的流程
操作前的评估要完善和详尽，尤其是气道，以辨别风险以及是否需要麻醉会诊
从操作前到患者恢复期间都需要监测患者
有明确的、书面的出院标准
建立一个流程授权实施程序镇静的地点
在部门和医师层次制定一个系统资料收集流程，以评估政策的依从性和评价实践

　　风险管理和质控涉及的应对措施程度各有不同，这与地方领导阶层和其他专科从业者的工作有密切联系。审核、分析和评价工作是制定和保证一个优良的、安全的临床镇静程序的基石。这使所有政策和程序步骤能保证得到遵循，最终使实践行为和医疗过程得到重新评价。这些工作绝不应该是朝令夕改的，应该是监督委员会议程中的常规项目。

　　一个事件的初步沟通方式不尽相同，这取决于事态的严重性或医院的组织结构。对于严重事件，地方领导阶层要立即报告。要启动调查，收集另外的事实和信息，包括和涉事人员进行讨论。对于其他状况，风险、质控部门或从业者要鉴定医疗行为中的事件性质或趋势。此时，领导互通意见，报告情况，去支持进一步调查。调查阶段非常重要，因为要确定"是什么事件，怎么发生的，为什么会发生"，以便清晰地阐明问题[11]。应该采取一个标准化的分析方式去审核事件，以查明所有可能的原因，辨明需要改善的地方。Vincent 与他的同事们提议了一个工作框架[12]（表 7.4）。所有与该事件有关的人员以及有关管理者都应该参加医院讨论会，分析、评价风险事件。例如，病死率和致病率讨论会、护理部门实践委员会讨论会、质控讨论会。

表 7.4　事件随访框架

主要因素	次要因素
机构	经济压力，制度规定，医院任务/重点
组织	财政重点，结构，政策，医疗标准，安全文化
工作环境	工作人员，技能水平，工作量，换班模式，设计，可用的设备及维护，支持
团队因素	交流，监督，团队文化
个人因素	知识，技能，能力，健康状况
任务因素	任务设计，可获得的方案及应用，测试结果，患者陈述的准确性及可用性
患者因素	疾病的复杂性与严重性，语言，交流，个性，特定因素

经 Vincent et al. 允许后修改[12]

　　还须通知监督委员会主席，随后召开委员会会议评审该风险事件。所有管理者要出席会议，审核调查所发现的结果，分析、解决问题或制订下一步计划。随后，执行行动计划、记录最终发现的结果，并通过医院委员会组织结构上报。监督委员会负责闭环（closing loop），确定行动计划完成，并得到持续监测。

上报事件

　　一些特定事件必须上报到管理部门。这些事件（"哨兵"事件或必须上报的事件）是管理机构——CMS、州、公共卫生部（DPH）或 TJC 强制要求的。这些机构还要求对事件进行根源分析，以确定事件起因、制订改正的行动计划。TJC 要求医疗单位自己审核"哨兵（sentinel）"事件，让每个单位自己决定是否上报到 TJC。一些"哨兵"事件涉及到了程序镇静的实施，包括[8]：

- 意外死亡或与患者疾病、潜在状况自然过程无关的重要功能永久性丧失
- 与医疗差错相关的死亡或重要功能永久性丧失
- 与输注血型不合的血液或血制品有关的溶血反应

- 弄错患者或弄错手术部位
- 医源性感染导致的死亡
- 手术操作后异物意外残留于患者体内

州管理机构如专业委员会或公共卫生部可能也要求一些特定事件的上报。例如，麻省公共卫生部要求上报所有严重的值得上报的事件。严重的、可报告的事件（SREs），以前称之为"绝不该发生的事件（never events）"，是指那些由国家质量讨论会（NQF）编撰列出的事件[13-14]。一些州要求机构把 SRE 上报给 DPH、第三方保险公司和患者。接下来，机构要对每个事件做预防性分析。事件如果是可预防性的，机构就不能对该事件导致的医疗费用买单。DPH 也可以要求上报其他一些 SRE 上报要求中未提到的事件。所有提交给 DPH 的报告都可以被公开评审。

州专业委员会可以有特别的上报要求。例如，除以下可能与镇静程序有关的事件之外，麻省医学委员会要求上报所有 SREs：

- 与择期日间手术操作相关的死亡
- 任何弄错了器官、肢体或身体部位的有创性诊断操作或外科手术
- 所有死亡或重大的、永久性的机体功能损伤（非患者的自然结局）

州委员报告可能要保护同行的评审。因此，评审不能公开。每个州有不同的评审和上报要求。上报负性事件的趋势是朝着更公开化的方向发展。必须熟悉州法规，以了解上报的要求。

通过使用"双管齐下的评价方法"对患者预后和医疗流程做出评价，制订相应的改进措施，进而对医疗准则、流程做出相应的修改。实施这些修改后，必须重新评价，以保证创造了一个更安全的医疗环境。

总　结

由专家组成的合作性团队是一个成功的程序镇静流程的基础。正是因为医疗单位制定的政策，才使团队成员熟知医疗目标和医疗标准。政策是以国家、州认可的实践要求和指南为基础的，是患者安全和优质医疗的基石。建立一个高效率的风险和质控机构，可以确保实施最佳的医疗。通过这个框架，就能保证程序镇静流程的优越性。

参考文献

1. Restatement (Second) of Torts, §282. 1965.

2. Massachusetts Board of Registration in Medicine. Policy 94–04. *Patient Care Assessment Guidelines for Intravenous Conscious Sedation.*

3. Massachusetts Board of Registration in Medicine regulation 243 CMR 3.00.

4. Centers for Medicare and Medicaid Services (CMS). Conditions of participation: regulations at 42 CFR 482.

5. American Society of Anesthesiologists (ASA). Statement on granting privileges for deep sedation to non-anesthesiologist sedation practitioners. Park Ridge, IL: ASA, 2010.

6. American Society of Anesthesiologists (ASA). Statement on granting privileges for administration of moderate sedation to practitioners who are not anesthesia professionals. Park Ridge, IL: ASA, 2006. www.asahq.org/For-Healthcare-Professionals/Standards-Guidelines-and-Statements.aspx (accessed June 2011).

7. Metzner J, Domino KB. Procedural sedation by nonanesthesia providers. In Urman R, Gross W, Philip BK, eds., *Anesthesia Outside of the Operating Room.* Oxford: Oxford University Press, 2011; 49–61.

8. Joint Commission. Provision of care, treatment and services standards, record of care, and improving organizational performance. In *Comprehensive Accreditation Manual for Hospitals.* Oakbrook Terrace, IL: Joint Commission, 2011.

9. University HealthSystem Consortium Consensus Group on Moderate Sedation. *Moderate Sedation Best Practice Recommendations.* Oak Brook, IL: UHC, 2005.

10. University HealthSystem Consortium Consensus Group on Deep Sedation. *Deep Sedation Best Practice Recommendations.* Oak Brook, IL: UHC, 2006.

11. Mahajan RP. Critical incident reporting and learning. *Br J Anaesth* 2010; **105**: 69–75.

12. Vincent C, Taylor-Adams S, Stanhope N. Framework for analysing risk and safety in clinical medicine. *BMJ* 1998; **316**: 1154–7.

13. Massachusetts Department of Public Health regulation 105 CMR 130.332, Serious reportable events.

14. Massachusetts Department of Public Health regulation 105 CMR 130.331, Serious incident and accident reports.

8 镇静护理的注意事项

Louise Caperelli-White

梁 桦 译 杨承祥 校

简 介

　　本书之前的章节已介绍了中度和深度镇静的概念，并列举了它们可能适用的临床情况和病患人群。以往，程序镇静主要由麻醉医师管理和实施，而今天，护士大量地参与了各种级别的镇静管理。由于大量镇静方案的出台和患者要求的提高，许多机构已经制定了与中度和深度程序镇静相关的一套严格的政策，以确保安全管理和监测患者。无论镇静实施的地点或类型，这个政策都是实施镇静的指南。本章将着重讨论护士在程序镇静中所起的关键作用。

培 训

　　无论程序镇静在什么地方实施，所有的患者都应该由合格的医务人员提供专业水平的护理。联合委员会的标准 03.01.01 陈述道："除了个人实施的程序之外，应当有充足的有资质的人员评估患者，实施镇静和（或）麻醉，并帮助实施这个程序，监测患者和使患者苏醒"[1]。大多数医疗机构的标准是至少有两个合格的专业人员即操作者和监护者来监护患者，护士担任着监护者的角色。这个监护者可以定义为获得批准和得到信任的卫生保健专业人员（内科医师、牙科医师、助理医师、执业护士或注册护士），他们负责监测患者的生理指标，以及患者对药物和程序镇静的反应。根据美国麻醉医师协会关于授予非麻醉专业人员实施中度镇静的执业权利的声明，从业者必须达到一定程度的教育和培训要求[2]。在正式的培训计划中必须包含以下内容：

（1）非麻醉医师实施镇静、镇痛操作的指南。

（2）全身麻醉、镇静或镇痛的级别，以及持续深度镇静的定义。

（3）实施中度镇静的镇静药和镇痛药的药理学及使用方法，拮抗剂的药理学和使用方法。

（4）面罩通气以及简易呼吸囊装置的气道管理。

（5）经口腔和鼻腔设备输送氧气的装置。

（6）镇静期间，每隔一段时间监测和记录患者的生理参数。这些参数包括（但不限于）：血压、呼吸频率、脉搏血氧饱和度、心电图、镇静深度。如不能被直接评估通气功能，则需要监测二氧化碳图。必须要适当设置所有生理参数的自动报警。

（7）能识别和处理可能出现的常见并发症。

所有的被指定为监护者的医务人员必须掌握心肺复苏术。

这些教育培训要求是整个机构正常运行的一部分，应该始终坚持。除了这些初始教育，对于所有的监护者必须建立一个正式的重新认证程序。依据每个机构的指南，定期评估和记录他们的工作能力。

护理职责

在程序实施之前，护士肩负很多重要职责。在程序镇静期间，护士首要的职责是对患者负责。美国麻醉护士协会（AANA）建议：在患者镇静和麻醉期间，注册护士除了管理和监护患者，应当没有其他的职责[3]。

术前程序

设备

准备好所有必需的设备，且处于备用状态。这些设备包括：

- 氧气：提供辅助供氧的来源和手段
- 气道和能提供纯氧的自动充气供氧系统
- 带有杨克型吸引管的吸引器
- 有自动报警功能的脉搏血氧饱和度仪
- 有自动报警功能的心电监测仪

- 血压计和听诊器
- 二氧化碳图（如果必要）
- 急救车和除颤仪
- 用于该程序的药物及其拮抗药
- 生理盐水或乳酸钠林格液

记录

通常是由实施该程序的个人负责程序镇静的记录。但是，审核这些记录是监护者/护士的责任，以保证其不被遗失和完整性（图 8.1）。在程序镇静实施之前，必须完成以下内容：

- 签署同意书：包括风险、益处以及可备选择的方案。这必须在给予任何一种程序镇静药物之前完成。
- 体格检查和回顾病史：以评估风险和并存疾病。这个检查须包括对气道的充分评估，以期发现可能存在的困难气道。全身状态的 ASA 分级和 Mallampati 分级已在此书的其他章节描述（参阅第 3 章和第 4 章）。
- 记录体重和身高对计算给药剂量和体重指数很重要。
- 回顾术前实验室检查。

团队成员的职责是通过以上记录的信息去识别那些有较高风险出现并发症的患者，以及是否需要麻醉医师会诊。

患者教育

患者教育是护士的一项主要职责。因为在程序镇静监护期间，护士是不断与患者交流的。程序镇静实施人员实施镇静，而护士通过持续的监测保证患者的安全。在给患者使用任何药物之前，必须详细地解释该过程。在实施该程序之前，护士应该给患者描述其可能会出现的任何感觉，例如，烧灼感、牵拉感、压迫感等。当这些感觉出现的时候，有助于缓解患者的焦虑。护士必须告知患者，在程序镇静实施过程中他的体位如何。还要告知患者，医务人员会尽可能免除他的疼痛。必须在交流方式上与患者达成共识，让患者知道，在有需求时，或是通过举起一个手指又或是一个眼神，医务人员就会心领神会。尽管患者对镇静药物的反应个体差异很大，患者也不会记得很多事情，但要让患者了解，使用药物后会感觉到睡意。医务人员必须解释，患者在整个过程中将会一直得到严密的监护。要让患者有时间提出任何疑问。

中度/深度程序镇静
镇静前评估

计划实施程序：		诊断：	
体重 _____ kg	身高 _____		

意识状态：□警觉　□有定向力　□无定向力　□放松　□焦虑　□易怒
　　　　　□插管　□仅对疼痛有反应　　　□药物治疗　　　□无药物治疗

□需要翻译服务	实验室检查：	LMP ___
相关的 诊断性研究	WBC ⟨ Hgb / Hct ⟩ Plt ⟩ Glu ⟨ Bun | Cl | Na / Cr | CO$_2$ | K ⟩	PT ___ PTT ___ INR ___

目前用药：　　　　　　　　　　　　□与患者核对目前用药

过敏或者药物不良反应：	对照：

相关的既往病史，目前体格检查		**考虑麻醉科会诊：**
头/颈	□WNL	• 近期患者有术后镇痛服务
口腔：□自然气道□口腔穿刺或异物□气管造口□义齿□部分假牙		• 姑息治疗或慢性疼痛患者的服务 • 长期使用阿片类药物
呼吸系统	□WNL	• 文件记录有程序镇静不良反应史
心血管系统	□WNL	• 患者或团队成员要求麻醉医师实施镇静
肝/胃肠道	□WNL	• 镇静期间患者无法平卧或不能做到镇静所要求的特定体位
滥用药物：酒精□是□否/软性毒品□是□否		• 有困难气道病史
神经/骨骼肌系统	□WNL	

附加描述：

评估/镇静计划：
□禁食≥6 h
□程序实施前 2 h 禁清亮液体　　　　　预防：□MRSA　□VRE　□TB
□仅限于少量清亮液体服药　　　　　　　　□中性粒细胞减少症　　□其他
□程序实施紧急程度大于误吸风险　其他：_____
获得知情同意：□患者　□家属　□BWH

计划用药：　　　　　　　　　　　镇静级别：□中度　□深度
□地西泮　□咪达唑仑　□芬太尼　□吗啡　□氢吗啡酮　□其他
只用于深度镇静：□氯胺酮　□丙泊酚　□依托咪酯

日期_____时间_____	MD/NP/PA	CID□□□□□
评估距离程序实施前是否大于等于48 h	□是	□否
如果是，这段时间患者的状态有没有变化：	□是	□否
日期_____时间_____	MD/NP/PA	CID□□□□□

图 8.1　程序镇静实施前回顾表格样本

　　患者必须清楚知道术后以及出院后的一些情况。他们也必须清楚，在程序完成和苏醒后，应该有一个有责任心的成人陪同他们回家。这点与联合委员会标准 03.01.03 是一致的，标准中声明"接受镇静或麻醉的门诊患者必须有能对其负责的成年人陪同离院[1]。"

　　在实施镇静程序和管理之前，护士和监测者应该：

- 按照每一个机构标准核查患者的身份信息。双人核查，达到联合委员会患者安全目标　1。
- 获得生命体征的基本数据：心率、心律、血压、呼吸频率、血氧饱和度、体温、意识水平，可靠和有效的镇静水平以及疼痛范围（表 8.1）。包括二氧化碳图曲线，如果有使用二氧化碳图监测的话。
- 回顾过敏史。

表 8.1　Richmond 躁动-镇静评分（RASS）

评分	术语	描述
+4	伤人倾向	过度激惹或暴力；工作人员有即刻危险
+3	非常烦躁	拽或拔除导管或导尿管或对工作人员有攻击性行为
+2	烦躁	频繁的无意识体动或人机对抗
+1	焦虑不安	焦虑或者不安的，但是行为不具有攻击性或不是强有力的
0		警觉的，平静的
−1	昏睡	不完全警觉，但对声音用眼神交流能保持超过 10 s 的觉醒
−2	轻度镇静	对声音能用眼神交流保持小于 10 s 短暂的觉醒
−3	中度镇静	对声音有体动，但是无眼神交流
−4	深度镇静	对声音无反应，但对身体刺激有体动
−5	不能唤醒	对声音和身体刺激无反应

程序

1. 观察患者。患者是警觉的还是平静的（0 分）？
   患者的行为是否焦虑或烦躁不安（根据上面描述列出的标准加 1~4 分）
2. 如果患者没有警觉性，可以大声叫患者的名字，提示患者睁开眼睛注视说话者。如果有需要可以重复一次。可提示患者持续注视着说话者。
   患者能睁眼和进行眼神交流，可以维持超过 10 s（减 1 分）
   患者能睁眼和进行眼神交流，但是不能维持超过 10 s（减 2 分）
   患者对声音除了有眼神交流还有任何体动反应（减 3 分）
3. 如患者对声音无反应，则通过拍肩膀对其进行躯体刺激，如果还无反应，则摩擦其胸骨。
   如果患者对身体刺激有任何体动（减 4 分）
   如果患者对声音或者身体刺激没反应（减 5 分）

经 Sessler 等允许后修改[4]

- 检查禁食状态（表 8.2）
- 检查患者身上的所有监测设备，且带有自动报警。
- 回顾苯二氮䓬类、阿片类药物和其他计划用于镇静镇痛的药物顺序。
- 备好各种药物和拮抗药。
- 如有需要，确保有给药和静脉输液的静脉通路。
- 核实患者能耐受操作要求的体位。
- 最后再对患者的理解及疑问进行评估。

在开始实施操作之前，整个医疗团队应当稍作休息或者执行安全间歇，以确保在正确的患者身上实施正确的操作。

以上内容符合联合委员会通用协议规定[1]。

表 8.2 美国麻醉医师协会（ASA）术前禁食指南[5]

摄入的食物	至少禁食时间[a]（h）
清亮液体[b]	2
母乳	4
婴儿配方奶	6
非人奶[c]	6
易消化食物[d]	6

这些建议适用于行择期手术的健康患者，不适用于产妇。遵守这些指南并不能保证完全的胃排空。

[a]禁食时间适用于所有年龄。
[b]清亮液体包括水、果汁、碳酸饮料、清茶、黑咖啡。
[c]因为非人奶和固态食物的胃排空时间相似，所以当确定一个合适的禁食时间时要考虑摄入量。
[d]易消化食物通常包括吐司和清亮液体。油炸或脂肪的食物或肉食可能延长胃排空时间。当确定一个合适的禁食时间时，必须同时考虑到摄入食物的量和类型

术中程序

在这一时间段，护士主要的职责是给予中度镇静药物以及评估和监测患者对治疗的预期或非预期反应。最常见的并发症是呼吸抑制和气道阻塞。其他可能发生的常见并发症是心律失常和血流动力学紊乱。根据 ASA 临床指南，要定期测量某些指标，以减少不良后果发生的可能。大多数权威人士认为，要对以下信息至少每 5 min 进行评估和记录一次（图 8.2）。

中度-深度程序镇静

日期___ /___ /___   时间：_____

使用圆珠笔双面复写（用力写）

患者身份识别： □手镯　□言语	患者状态：□住院　□急诊 　　　　　□门诊　□成人陪同验证		
程序：	程序状态： □预先安排　□急诊　□紧急		
镇静水平： □中度　□深度	实施程序位置： 大楼__楼层__房间__	恢复位置： 大楼__楼层__房间__	
签同意书 　□是	禁食从_____ 　　　_____AM 　　　_____PM	身高	体重　　kg
过敏/不良反应：			
诊断：	□术前评估回顾		
□设备安全核查　□报警可用　□急救设备可用　□拮抗药可用			
□由程序实施小组执行的安全间歇： 安全间歇包括：通过名字和出生日期核查正确的患者，核查实施的程序，部位和体位，基于患者病史或用药史所做的安全预防。同时，如果可用的话，准备好正确的植入物和设备，诊断检查已贴标签和演示，讨论使用抗生素或液体管理的必要性。			
镇静前评估：时间_____AM/PM 体温____脉搏____心率____血压____/____mmHg, Loc____ 呼吸频率____氧饱和度____%　□房间空气或者____氧气 L/min 通过____ 镇静水平：_____疼痛水平：_____ 静脉用药：类型：_____剂量：_____部位：_____			
程序时间　开始____ 　　　　　结束____	镇静时间　开始____ 　　　　　结束____	恢复时间　开始____ 　　　　　结束____	

时间	观察	血压	脉搏	呼吸频率	O₂ SAT	CO₂	镇静水平	疼痛水平	药物,剂量,方式	给药时间	给药途径	下医嘱

图 8.2　程序镇静流程图样本

- 生命体征：血压，心率和心律，呼吸频率，血氧饱和度
- 使用的药物：药物名称，剂量，方式和时间
- 氧气的输送：输送的量和方式
- 气道评估：检查患者的头位和气道的通畅
- 呼气末二氧化碳波形图（如果能应用）
- 在允许范围内的镇静水平
- 在允许范围内的疼痛水平
- 在操作过程中观察到的任何事件（例如，抱怨疼痛，静脉降压药治疗和打鼾等）

预防不良事件的最重要措施之一是避免过量用药。经静脉给予镇静和镇痛的药物时，应仔细滴定，小剂量增加，以达到镇静和镇痛的预期目的。在给予不同剂量的药物之间必须有足够的时间等待药物起效。必须充分了解每种药物的常用剂量、作用机制以及起效和持续的时间。呼吸道并发症的处理常可采用以下的方法解除：刺激患者，供氧，仰头提颏法开放气道，负压吸引上呼吸道分泌物。解决了上述问题后方可进一步用药。如有必要，可暂时用人工面罩辅助通气。如果有长时间的呼吸抑制，必须考虑给予拮抗药。

血流动力学的问题可以通过静脉输液、抬高患者下肢、停止给药来解决。当然，操作者应当明白，如果治疗并发症的所有措施都无效，可以随时终止操作。一般情况下，使用拮抗药物可以纠正此情况。

用药

中度镇静的目标是无痛、镇静和遗忘。这些通常由复合阿片类和苯二氮䓬类药物实现。ASA 把中度镇静定义为"一种药物诱导的意识抑制状态，患者对言语指令和（或）轻微的触觉刺激可作出有意识的反应。无须干预就可保持呼吸道通畅，自主呼吸良好。心血管功能通常较稳定"[6]。必须记住的是，虽然这是预期的反应，但每个人的反应可能会不同。护士必须严格遵守机构的监测指南。

程序镇静通常由静脉用药实现，但在某些情况下，口服药物可能会更适宜。最常见的联合用药是咪达唑仑和芬太尼。但是，没有一个给药方案是万能的。某些医疗单位可能会应用其他的联合药物，用于非典型的患者群体或者是深度镇静。读者可参考第 2 章中有关药物和

拮抗药的描述。必须牢记，如果不是十分熟悉此类药物的药理学，则不能使用这些药物实施程序镇静。另外，还必须熟悉一些特定的机构和护理委员会关于程序镇静的用药指南。

术后：恢复和出院

程序镇静中使用的很多药物不能被立即代谢，因此，建立一个程序后监测常规就很重要。联合委员会指出，接受镇静或者麻醉的患者出院前必须在恢复室得到评估。此外，患者转出恢复室或出院时，必须得到有合格资质的独立从业者的允许。如无上述从业人员，必须依照临床主管批准的标准让患者出院。ASA 认为，持续的观察和监测、制定出院标准能降低中度和深度镇静不良事件的发生。他们推荐，患者应该在配备了合适的工作人员和装备的区域接受观察，直到他们恢复到原有的意识状态，不再有心肺功能抑制的风险。假如患者必须从接受操作的地方转移，恢复的场所必须有相同的监测和复苏设备。操作者和监测者都要陪护患者，直到他们的气道保护反射恢复和生命体征平稳。在程序结束的时候，必须在一段特定的时间内监测患者。监测持续的时间和频率应按照每个机构和实践的标准来进行。最后一次给药后，要每隔 5～10 min 监测一次患者的生命体征，且至少持续30 min。按这个频率监测，直到患者恢复到基础状态。观察的参数应该与操作过程中的观察参数相同。如果患者在程序镇静中给予了拮抗药，监测的时限通常至少要延长到给予拮抗药物后的 2 h。这是因为拮抗药物的作用一旦消失，可重新出现呼吸抑制。

当达到了这个标准时限以及患者恢复到原有的意识状态，患者必须满足客观的出院标准。这对于患者出院返家和院内转移到下一级护理监测水平的场所都是适用的。最早使用的离院标准是 1970 年首次公开发表的 Aldrete 评分系统[7]。这个系统通过 5 个参数给患者评分：肢体活动、呼吸、氧合、循环、意识（参阅第 4 章，表 4.2）。此后，很多机构都根据镇静后的进展修改其范围。例如，图 8.3 描述了镇静后的离院标准。这里列出的 6 个标准中的任何一个，根据其有或无，可获得 0～2 分。总分必须达到 8 分才能离院。对于 7 分或者更少分的患者，在出院前必须由医师重新评估。如果是住院患者，一旦达到出院标准，患者可以转回原来的病房。恢复室的护士将为接收患者的护士提供详细报告。这些床边交班必须包括，但不仅限于以下：

中度-深度程序镇静
使用圆珠笔双面复写（用力写）

	时间			总数		是	否	镇静后评估
摄入	///	///	///		圈出正确答案	2	0	生命体征在基础值20%内
						2	0	氧饱和度在基础值±2%
						1	0	吞咽、咳嗽、呕吐反射
排出						2	0	较基线警觉或适当反应
						2	0	能走/坐，适宜的基础值
						1	0	轻微恶心或头晕

程序实施地点	□N/A		总分	根据既定标准总分8～10分可出院或转送 总分7分或以下在出院或转送前必须由医师评估
敷料：		管道：		
引流：		其他：		

	N/A	是	否	程序术后评估
Printed/Operator Initials _____ MD/PA/NP Signature/Operator Clinical ID#				适当补水
Printed/Operator Initials _____ MD/PA/NP Signature/Operator Clinical ID#				如果可以的话，检查敷料或程序实施部位
				给予患者或家属书面出院说明
Printed/Monitor _____ RN Signature/Monitor Initials				回答患者或家属的问题
Printed/Monitor _____ RN Signature/Monitor Initials				患者和（或）家属表示理解了出院指导
				出院医嘱

处置：□出院回家　　　□允许　　　□转运至_____

时间：_____日期_____签名_____

图8.3　出院标准样本

- 患者姓名
- 诊断
- 实施的操作
- 回顾生命体征、氧饱和度、疼痛和镇静水平
- 给予的镇静药物、总量，以及拮抗药物（如果曾使用）

- 液体治疗情况
- 并发症以及治疗

可以出院回家的患者必须收到口头和书面的出院指导（图 8.4）。由于患者可能仍然处于某种程度的遗忘状态而忘记被告知的事情，患者及其陪同家属听从这一指导就非常重要。很多出院指导包括与已完成的操作相关的特定的限制或要求。例如，肠镜检查，患者会被告知他们可能会有腹胀、胃肠道胀气，必须告知患者如何活动或饮食。程序镇静后的出院说明应该包括以下的声明，适用于接下来的 12 h：

- 禁止驾驶机动车；
- 禁止饮用任何含有酒精的饮料；
- 禁止做任何重要的决定；
- 禁止做任何需要精神高度集中的事情。

结肠镜检查/乙状结肠镜检查出院指导

---

1. 如果你接受了药物治疗，为了你自己的安全和健康，在程序结束后的最初 12 小时你必须
   A. 禁止驾驶机动车；
   B. 禁止喝任何含有酒精的饮料；
   C. 禁止做任何重要的决定；
   D. 禁止做任何需要精神高度集中的事情。
2. 如果曾经取活检做检查，你可能会发现卫生纸上有少量的血迹，这是正常的。但如果在马桶里有大量的血则是不正常的。你必须打表格下面列出的你的医生电话或去急诊科。
3. 你可能会觉得有些腹胀，因为在检查过程中医生把肠镜置入肠道，这是正常的，你将会把气排出来。任何持续的疼痛或持续的腹胀都是不正常的，打表格下面列出的医生电话。
4. 你可以恢复你正常的饮食以及恢复服用处方药物。
5. 任何问题/难题：
   在上午 8 点—下午 5 点，可以呼叫＿＿＿＿＿＿，下午 5 点后，致电 617 732 660 60 呼叫值班医生，叫接线生呼叫消化科值班医生，总是可以找到一个接诊医生。
   如果你是 HPHC 的会员，下午 5 点前可以呼叫＿＿＿＿＿＿，下午 5 点后呼叫中心总机。
6. 其他说明：

我已经看过以上材料，我的问题已经被解答，我明白以上内容。

日期：＿＿＿＿＿＿

＿＿＿＿＿＿
患者

＿＿＿＿＿＿
见证人

图 8.4　出院指导样本

应该告知患者，如果他们遇有困难或疑问时，可以与表格中列出的健康顾问联系，健康顾问的名字和电话应该清楚地列在表格中。讨论完以及回答完所有问题后，患者和见证人都要签字。此外，还需设置一个复本，并放入病历。在极少数的情况下，尽管每个人都尽了最大的努力，患者仍然可能决定回家但没有成人陪同。这并不是推荐的做法，医务人员应该对患者进行劝阻。如果患者仍然坚持，则必须在拒绝医疗建议表格上签名。

总 结

护士在程序镇静的实施和监测患者中发挥了重要的作用。接受专业的训练和遵守严格的制度标准将能确保患者的安全。

参考文献

1. Joint Commission. *Comprehensive Accreditation Manual for Hospitals.* Oakbrook Terrace, IL: Joint Commission, 2011. e-dition.jcrinc.com/frame.aspx (accessed December 2010).

2. American Society of Anesthesiologists (ASA). Statement on granting privileges for administration of moderate sedation to practitioners who are not anesthesia professionals. Park Ridge, IL: ASA, 2006. www.asahq.org/For-Healthcare-Professionals/Standards-Guidelines-and-Statements.aspx (accessed June 2011).

3. American Association of Nurse Anesthetists (AANA). Considerations for policy development number 4.2: registered nurses engaged in the administration of sedation and analgesia. Park Ridge, IL: AANA, 2010.

4. Sessler CN, Gosnell MS, Grap MJ, *et al.* The Richmond Agitation–Sedation Scale: validity and reliability in adult intensive

care patients. *Am J Respir Crit Care Med* 2002; **166**: 1338–44.

5. American Society of Anesthesiologists Committee. Practice guidelines for preoperative fasting and the use of pharmacologic agents to reduce the risk of pulmonary aspiration: appfication to healthy patients undergoing elective procedures: an updated report by the American Society of Anesthesiologists Committee on Standards and Practice Parameters. *Anesthesiology* 2011; **114**: 495–511.

6. American Society of Anesthesiologists Task Force on Sedation and Analgesia by Non-Anesthesiologists. Practice guidelines for sedation and analgesia by non-anesthesiologists. *Anesthesiology* 2002; **96**: 1004–17.

7. Aldrete JA, Kroulik D. A postanesthetic recovery score. *Anesth Analg* 1970; **49**: 924–34.

推荐阅读

O'Donnell J, Bragg K, Sell S. Procedural sedation: safely navigating the twilight zone. *Nursing* 2003; **33** (4): 36–44.

Voynarovska M, Cohen LB. The role of the endoscopy nurse or assistant in endoscopic sedation. *Gastrointest Endosc Clin N Am*, 2008; **18**: 695–705.

Wiener-Kronish JP, Gropper MA. *Conscious Sedation*. Philadelphia, PA: Hanley & Belfus, 2001.

9 助理医师和执业护师

Heather Trafton

梁 桦 译　杨承祥 校

简 介

执业护师（NPs）和助理医师（PAs）是卫生保健专业人员，他们为患者提供优质的医疗服务，并尽可能地满足患者需求。在美国，大约有执业护师 125 000 人，助理医师 88 771 人。

执业护师是得到批准的独立从业人员，可以作为初级卫生保健专业人员从事流动的、短期或长期的护理工作[1]。执业护师被国际认证，其执业的范围称为"扩展的角色"，由教育和培训部门、国际证书、州法律和制度政策所规定。根据执业服务的人群，执业护师可以为个人、家庭以及某个人群提供医疗护理服务。执业护师教育包括了成为执业护师所需的理论、循证医学知识和实践技能[2]。执业护师的培训项目强调了综合性基础监护和专业监护必需的临床和专业实践能力。

助理医师是卫生保健专业人员，作为执业医师指导小组中的成员从事医疗活动。助理医师为城乡居民提供广泛的医疗服务。助理医师承担的工作较多，包括体格检查，诊断和治疗疾病，开列和解释化验单，提供预防保健的咨询，协助手术，开列处方药物[3]。助理医师的执业范围由州法律、制度政策、教育和经验、执业医师授权 4 个因素所决定。助理医师的教育培训与执业医师相同：学习大量的医学课程后，在上级医师指导下，在各种卫生医疗机构进行超过 2000 h 的临床实践。助理医师可以在内、外科及其亚专业执业。

　　执业护师和助理医师的数量一直在稳定增长。按照美国劳动统计局计划，在 2006 年至 2016 年间，助理医师的工作岗位数将增加 27%。2010 年的患者保护及民众保健法案包括以下几个方面：将继续鼓励聘用执业护师和助理医师从事医疗保健，对助理医师培训和执业护师从业的诊所提供财政支持。医学院的医疗中心将聘请执业护师和助理医师来改善患者就医，加快患者周转，增强医疗的持续性，缩短住院时间，填补由于对住院医生工作时间的限制所导致的劳动力不足。

法　规

　　有一些机构或法规对执业护师和助理医师的执业进行管理，包括（但不仅限于）：医疗保险和医疗补助系统中心（CMS），医疗保险的参与条件（COP），联合委员会（TJC），州法律，私人支付政策，已认同的机构政策，医务人员规章制度，执业护师和助理医师的执业范围。由于各个法规政策中的语言词汇有可能会相互矛盾，不同机构对同一个"定义"也可能有不同的解释，因此必须熟悉上述法规和政策。以下部分将对每个机构涉及到执业护师和助理医师提供中度镇静的政策进行详细解读。

医疗保险和医疗补助系统中心（CMS）和联合委员会（TJC）

　　CMS 和 TJC 没有禁止执业护师和助理医师实施中度镇静，但其中有政策明确禁止执业护师和助理医师实施深度镇静。这是因为深度镇静被归类为麻醉学专业范畴，需要专业的医学培训，而执业护师和助理医师并不具备。

　　CMS 手册中关于实施麻醉参与条件的指南（42 节，CFR482.52）中概述了提供麻醉服务的机构必须达到的要求[4]。这些指南定义了哪些类型的医疗行为被称为麻醉，以及实施这些医疗活动的从业者应该是谁。因为轻度和中度镇静不属于麻醉，所以规定实施这两种类型镇静从业者的指南与实施麻醉的指南不同。总体而言，执业护师和助理医师可以实施轻度和中度镇静，但不能实施深度镇静。

这些指南对执业护师和助理医师有一定影响，因为指南要求麻醉部门对制定有关麻醉的政策和程序负责，包括阐明每一个类别实施者的最低资格，即这些实施者能提供麻醉服务。但这类麻醉不隶属于42CFR482.52（a）中的麻醉实施要求，后者包括了轻度和中度镇静。

TJC的麻醉标准并未明确说明谁可以实施镇静，但它要求每一个允许实施镇静的医务人员，无论镇静或者麻醉达到何种级别，一旦患者出现意外的时候，都有抢救患者的能力[5]。每个医疗机构要确定操作者是否有能力实施所要求类型的抢救。实施程序镇静时，医务人员并不总是能够预测到患者的反应。另外，镇静的级别有可能变得比最初预想的要高。CMS阐述了对较深程度镇静的"抢救"：纠正比预期更深程度的镇静带来的不良后果，使患者恢复到之前预期的镇静水平。抢救要求实施镇静的从业者有能力履行这一职责，要求从业者接受高级培训，包括高级生命支持、气道管理以及由医疗机构开设的此类特定课程教育。对于中度镇静，抢救意味着有能力处理气道问题或通气不足。执业护师和助理医师可以成功完成高级培训，这些通常是他们所要求的护理培训内容。

TJC政策条款中有一个词汇——"持证的独立执业者"（LIP）。这个词汇造成了一定混淆，因为作为专业人员的助理医师并未被定义为LIP。为了回应这一困惑，TJC增加了以下的文字描述来阐释LIP："当标准涉及LIP这一词语时，并不是禁止LIP委托任务给其他有资格的护理人员（助理医师以及高级专科护士），在某种程度上，助理医师从事镇静诊疗由州法律或"州"制度，或联邦指南和组织政策授权"[6]。

州法律和制度

每一个州都能管理麻醉实践行为，州法律比联邦法律和CMS、TJC的政策更具约束性。过去10年来，实施麻醉的专业人员数量一直在增长，例如持证注册麻醉护士（CRNAs）和麻醉助理医师（AAs）。这就要求每个州严格审核法律、法规，决定哪些类型的专业人员可以执业、执业的范围以及是否要求专业注册或批准。在许多案例中，这些决定可以预先约束法规和制度的文字描述变化，包括对"麻醉"的定义。

根据各个州如何定义麻醉，决定了不同级别的镇静是否包含在麻醉法规之内或之外。某些州对麻醉的定义，不经意地禁止了执业护师和助理医师实施任何类型的镇静。这样就产生了一系列问题，因为占很大比例的执业护师和助理医师在程序镇静区域的工作和（或）在疼痛管理和舒适医疗中从事的医疗活动都是镇静方面的工作。

助理医师法规定，执业医师可以委派任何合法的工作给受过适当培训的助理医师。但是当医师委派的工作与州法律的其他条款相悖时，又会产生新的问题。州法律声明，麻醉和镇静是特殊的工作，但医师和助理医师执业法却并未对其阐明。当两个法规的解释有歧义时，必须决定哪个法规有优先权。遇到类似矛盾时，可以求助州监管医疗和助理医师执业的机构作出决定。

机构政策和权利

TJC 和 CMS 的政策驱使管理者要制定非麻醉医师和非麻醉护士实施中度和深度镇静的机构政策。这些政策可能包括在医务人员的章程内或是独立的政策。为了与 CMS 的规定达成一致，这些政策必须包括"授予独立从业者'麻醉服务'权利的标准"，以及从业者申请该权利的标准程序。尽管 CMS 的政策没有明确地把"中度镇静"归类为"麻醉"，但其认为"麻醉"包括了"中度镇静"。医疗机构的政策应允许执业护师和助理医师实施中度镇静。此外，医疗机构的指南需要说明，执业护士和助理医师能达到安全实施中度镇静的培训要求并审查过程。如果机构允许执业护师和助理医师实施中度镇静，机构可以要求执业护师和助理医师接受与非麻醉医师相同的培训，或其他额外培训。

助理医师在执业医师指导下从业，执业护师与执业医师合作。州法律规定了医师与助理医师、执业护师与其合作医师的关系如何。州法律规定助理医师的执业，通常是其指导医师委派他们认为助理医师能胜任的工作给他们。助理医师执业的范围是由其指导医师的执业范围所决定的。因此，如果一个助理医师得到授权实施中度镇静，其指导医师也应有相应的权利。在某些州，执业护师的执业是非独立的，因此不能要求等同的权利。

证书、权利和教育

TJC 政策中规定了执业者（包括助理医师和执业护师）应具备的

证书和权利。这些政策要求权利与工作能力相一致，并且有明确的相关标准。助理医师和执业护师可以不需要接受高级生命支持和高级气道管理的培训，但医疗机构能够提供这样的培训是很重要的。在培训助理医师和执业护师的过程中，要让他们熟悉禁止他们实施中度镇静的州法律。

基于能力的权利要求医疗机构对某个程序有明确的定义，并评估从业者的工作能力以及能否得到该权利。在评估从业者实施中度镇静的能力时，应该包括审核病例和并发症的情况。此外，机构可以决定助理医师或执业护师能不能获得某项权利，除非他们的合作者或指导医师有相应的权利。

有关助理医师和执业护师能实施中度镇静的教育要求，应该达到非麻醉专业医师的最低水平，以及第 6 章概述的所有内容。

临床实践

实施中度镇静的助理医师和执业护师负责患者的术前评估，包括询问病史、体格检查和气道评估，以及回顾既往接受镇静后的任何不良反应（见第 4 章）。此外，应该设立一个方案，允许助理医师和执业护师在任何时间都可以向麻醉医师进行咨询（如果他们觉得有需要）。

总的来说，助理医师和执业护师积累了丰富的程序镇静经验。在很多情况下，助理医师和执业护师是实施程序镇静和评估患者更合格的人选。所有的从业人员都应该具备处理中度镇静并发症的能力，以及调动本区域内急救反应小组的能力。

总　结

社区和医学院医疗中心聘请执业护师和助理医师能改善患者就医，加快患者周转，提高社区护理质量，缩短住院时间以及填补由于受住院医生工作时间限制所导致的劳动力短缺。总的来说，执业护师和助理医师在实施程序镇静中积累了多年的经验。在很多情况下，执业护士和助理医师具有资格实施和管理程序镇静，以及评估患者。有

一些机构或法规对执业护师和助理医师的执业进行管理，包括（但不
仅限于）：CMS，CoP，TJC，州法律，私人支付政策，已认同的机构
政策，医务人员规章制度，执业护师和助理医师的执业范围。在本章
中，我们试图提供每一个机构所涉及到执业护士和助理医师实施中度
镇静的政策说明，以及强调这些文字描述之间的细微差别。所有从业
人员都应该有能力处理中度镇静期间的并发症，以及有能力调动执业
所在地的急救反应小组的能力。

参考文献

1. American Academy of Nurse Practitioners. *Quality of Nurse Practitioner Practice*. Fact sheet. Austin, TX: AANP, 2007.

2. American Academy of Nurse Practitioners. Position statement on nurse practitioner curriculum. Austin, TX: AANP, 2010.

3. American Academy of Physician Assistants. *2008 AAPA Physician Assistant Census Report*. Alexandria, VA: AAPA, 2008. www.aapa.org/images/stories/2008aapacensusnationalreport.pdf (accessed June 2011).

4. Centers for Medicare and Medicaid Systems. CMS Manual System: interpretive guidelines for the anesthesia services condition of participation, May 2010. www.cms.gov/transmittals/downloads/R59SOMA.pdf (accessed June 2011).

5. The Joint Commission. Introduction to Standards PC.03.01.01 through PC.03.01.07, July 2010. e-dition.jcrinc.com/Standard.aspx (accessed June 2011).

6. The Joint Commission. CAMH *Refreshed Core*, January 2010, GL-16.

推荐阅读

American Society of Anesthesiologists Task Force on Sedation and Analgesia by Non-Anesthesiologists. Practice guidelines for sedation and analgesia by non-anesthesiologists. *Anesthesiology* 2002; **96**: 1004–17.

Watson DS, Odom-Forren J. *Practical Guide to Moderate Sedation/Analgesia*, 2nd edn. New York, NY: Mosby, 2005.

10 高风险患者：并存病的镇静考量

Charles Fox，Henry Liu，Michael Yarborough，Mary Elise Fox，Alan D. Kaye

文先杰 译　杨承祥 校

简 介

　　某些患者在治疗过程中要求镇静，对这些患者的护理和管理给临床医生的决策带来了挑战。一些合并基础疾病、气道异常或高龄的患者需要仔细评估并制订镇静方案，才能将发病率和病死率降到最低。值得注意的是，一些高风险患者只能由经过训练的麻醉医师来实施镇静。常见的高风险并发症高发生率的因素如下：高龄、肥胖、慢性阻塞性肺疾病、冠状动脉疾病和慢性肾衰竭。本章将讨论这些高风险患者的重要特征与镇静管理。

老年人

　　老年人（65岁以上）是当今社会人口迅速增长的一部分。人口普查局预测，到2030年，有1/5的美国人（7100万）将超过65岁。目前，有3600万美国人超过65岁。尽管年龄是这些人发生并发症的高风险因素，但患者的生理年龄是一个更准确的因素。例如，一位65

岁乘坐轮椅的患者其风险要大于一位 85 岁的马拉松运动员。仔细地评估并存疾病及诊疗过程，详细的体格检查，是这些患者风险分级的第一步。掌握老年人的生理变化对制订镇静计划非常重要（表 10.1）。

表 10.1　老年人生理差异及镇静考量

系统	生理差异	镇静考量
心血管	动静脉组织弹性降低 心室肥厚 心输出量降低 动脉血氧合降低 心传导系统退化	氧耗增加 对血流动力学变化适应差 心律失常风险高 心血管对高碳酸血症和低氧血症反应迟钝
机体组成	脂肪比例增加 细胞内液减少	药物分布容积增加 水溶性药物过度镇静风险更高 脂溶性药物复苏延迟
肺	呼吸驱动力减少 对低氧和高碳酸血症 反应减弱 胸壁弹性降低，增加 呼吸作功	机体补偿镇静药物所致的呼吸抑制能力降低 短暂呼吸抑制的发生率更高
神经系统	神经元密度降低 神经递质水平减少	中枢抑制性药物的敏感性增加 精神错乱、谵妄的发生率高
肾	肾血流减少 肾小球滤过率降低	肾衰竭风险增加 一些麻醉药物或辅助药物作用时间延长
肝	肝血流减少 肝酶活性降低	脂溶性药物作用时间延长 药物的代谢改变
气道	咽反射消失 慢性误吸可能 牙齿脱落和假牙 关节炎	误吸风险增加 面罩通气困难 头后仰、提下颌困难

引自：www. sedationfacts. arg

心血管系统

很大一部分老年人参与了一些常见的体育运动，因此，患者日常活动及锻炼耐力的自我报告清单是评估心脏功能最好的原始依据。代谢当量水平（Mets）能准确反映心脏功能。4 个 Mets 及以上的患者并发症风险的发生率显著降低。如果患者运动耐力受限，应在进行镇静前考虑行心脏化学（药物）负荷试验、负荷超声心动图检查或心导管检查来寻找病因及评价心血管疾病的程度。

老年患者运动耐量（最大心输出量、心率、每搏输出量）降低，血管弹性进行性下降，并常有左心室代偿性肥厚及高血压。慢性高血压可致压力感受器敏感性降低。长期的高血压可发展为充血性心力衰竭。此外，应该意识到老年患者发生冠状动脉疾病和瓣膜性心脏病的风险增加。

大多数镇静均可产生血管扩张效应，同时，很小一部分镇静措施可抑制心脏功能，通常慢性高血压患者动脉系统过度抑制，血容量减少。长期高血压、瓣膜病，或冠状动脉疾病可致左室功能不全。随着镇静程度及给药方式剂量的不同，此类患者通常有血流动力学的剧烈变化，包括血压骤降，如丙泊酚可致各类患者血压显著降低。

呼吸系统

随着年龄的增长，呼吸系统发生很大变化。老年患者神经末梢刺激性受体的减少，可致上呼吸道的保护性反射（如咳嗽和吞咽反射）减退。患者持续的微呼吸可能导致慢性肺炎或肺泡表面面积减少。老年患者通常在无镇静或镇静水平较低的情况下呼吸。临床上应不断评估患者的意识水平并消除患者呼吸方面的风险。

老年人胸廓弹性及呼吸肌群功能降低。气道变窄时，气流紊乱，可导致老年患者用力肺活量及第一秒用力呼气量减少，滞留气量、闭合容量和残气量增加。这些改变可致呼吸作功增加，动脉氧合降低。老年患者日常活动后出现气喘的概率明显增加与这些改变有关。80 岁患者平均动脉氧分压为 70 mmHg，显著低于 20 岁患者平均动脉氧分压 95 mmHg。此外，老年患者对高碳酸血症及低氧血症的反应性降低，因此，接受镇静治疗时呼吸抑制的风险增加。随着世界范围内吸烟人口的增加，老年患者更易发生肺损伤，这将在本章的后面讨论。

肝、肾系统

老年患者心输出量降低，肝、肾血流减少，对肝、肾的代谢能力有显著影响。同时，肝蛋白合成减少，药物在肝代谢减少，所需镇静药物剂量降低。肾血流降低使肾小球滤过率减少，药物经肾的消除半衰期延长。此外，老年患者肾实质萎缩，至 80 岁时肾小球滤过率减少 50%，肾储水及尿浓缩能力降低。

中枢神经系统

年龄引起中枢神经系统多种变化。至 80 岁时脑组织萎缩 30%，且 5-羟色胺、多巴胺和乙酰胆碱受体减少。帕金森病及阿尔茨海默病的发生率随着年龄的增长明显增加。如：66 岁老年患者发生帕金森病的概率为 3%，但 80 岁老年人则增加到 50%。住院老年患者有 10%～15% 存在意识错乱、谵妄。有认知功能障碍病史的老年患者术后发生认知功能障碍的概率增加。因此，实施镇静治疗前应先评价患者的基础认知功能。

体温调节

老年患者体温调节能力降低。除非体温显著降低，一般不发生寒战；血管收缩功能和储热功能受损，同时，产热功能降低（代谢率降低）。这些生理特点使低温复苏时间延长，镇静药物代谢和清除时间显著延长。患者的保暖、静脉输液的加温及手术室室温的提高均有助于预防这类患者发生低体温。

肥　胖

在过去十年里，美国的肥胖率急剧增加。1990 年，成人肥胖率不足 15%；到 2000 年肥胖率达到 27%。也有人估计成年人中有 67% 的人要么超重，要么肥胖。每年与肥胖相关的死亡超过 300 000 人，相关医疗花费高达 1 000 亿美元。目前，有 17% 的 2～19 岁孩童受到肥胖影响，是过去 20 年的 3 倍。

计算超重、肥胖或病态肥胖是以患者的体重指数（BMI）为基础，BMI 的计算公式如下：BMI＝体重（kg）/身高（m）^{2} 或 BMI＝体重（lb）/身高（英寸）^{2}×703。BMI＞25 考虑超重，BMI＞30 则考虑肥胖，BMI＞40 则为病态肥胖。

这些患者在临床上面临多种挑战（表 10.2）。必须为他们准备专门的服装、手术台、监测设备、担架和轮椅。同时，这些患者也存在解剖学、组织学和药代动力学变化，增加了处理的复杂性。这类患者解剖和生理的进行性变化导致了阻塞性睡眠呼吸暂停综合征、冠状动脉疾病、肺动脉高压等疾病的发生，需要经过培训的麻醉医生提供镇静治疗。

表 10.2 重度肥胖患者健康状况

高血压
糖尿病
心脏病
骨关节问题
睡眠呼吸暂停
自尊心下降
日常活动及运动功能降低
寿命缩短
镇静下神经损害概率更高

肺和气道

肺和气道在肥胖患者中有许多重要的变化（表 10.3）。

肥胖患者限制了胸壁及膈肌运动，在限制性肺疾病患者尤为明显，早期引起功能残气量（FRC）及补呼气量减少。FRC 被当作是氧的"储气罐"，它随着 BMI 的增加呈指数性减少。当 BMI 持续增加，FRC 等于闭合容积时，气道关闭。病态肥胖导致肺活量及肺总量减少，胸壁顺应性降低，气道阻力增加。肥胖患者在仰卧位镇静时可能加重上述变化，导致呼吸抑制。同时，肥胖患者氧耗增加（可能是瘦小患者氧耗的 2~3 倍）和 CO_2 的产量增加。因此，氧的去饱和率在肥胖患者中变得非常快（图 10.2）。

表 10.3 肥胖患者呼吸及肺部变化

脂肪代谢增加氧耗
胸腹壁增厚增加呼吸时的能量消耗
肥胖患者去饱和迅速
气道变化发生通气困难

5%的肥胖患者有阻塞性呼吸睡眠暂停综合征（OSA）。OSA 增

加术后并发症的发生率，增加入住 ICU 的概率，延长住院时间。OSA 与严重疾病相关，如卒中和许多心血管疾病（高血压、冠心病和心房颤动等）。

睡眠呼吸暂停，其呼吸停止和启动均在睡眠中完成。那些肥胖患者多余的脂肪和松弛的组织使气道变狭窄。阻止气道塌陷的咽部开放依赖于咽部的肌肉张力。在睡眠或镇静时，咽部的肌张力降低，引起气道梗阻。随着疾病的进展，一些患者发生肥胖性低通气综合征，进一步演变为匹克威克综合征，表现为过度肥胖、困倦、潮式呼吸、高碳酸血症、低氧血症、红细胞增多及肺动脉高压。OSA 患者在镇静治疗中被认为是高风险患者，临床中应予以重视。由于那些患者通常由麻醉医师或麻醉护士实施镇静，在实施镇静前应常规筛查以避免潜在的危险发生。镇静后并发症的一个主要原因是镇静前未能诊断的 OSA。

目前，对于 OSA 患者普遍采用的三种筛查工具是：Berlin 问卷调查表（表 10.4），美国麻醉医师协会筛查表（表 10.5）和 STOP-BANG 问卷调查表（表 10.6）。STOP-BANG 问卷调查表是由 Dr. Frances Chung 及其同事在多伦多大学建立，是目前唯一可有效用于外科患者的方法。

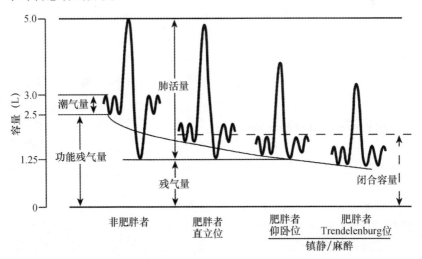

图 10.1　体重与体位的肺部机制（引自：Bake and Yangicla[1]）

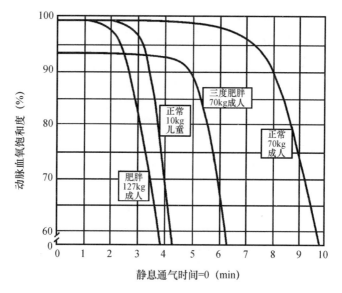

图 10.2 体重相关的呼吸停止氧去饱和时间（引自：Benumof et al[2]）

心血管系统

肥胖患者心血管系统有许多变化（表 10.7）。高血压、缺血性心脏病和心功能不全是肥胖患者最常见的心血管问题。约 50％～60％ 的肥胖患者有轻到中度高血压。肥胖性高血压通常与高血容量（额外增加的血容量）和高心排血量有关。心排血量大约每千克脂肪组织增加 0.1L/min。随着时间的推移，高血压和心排血量的增加导致心脏肥大。

肥胖是心脏疾病的一项独立危险因素。在脂肪组织呈中央型分布的患者中普遍发现有心脏缺血性疾病存在。最后，这些患者也是糖尿病和高胆固醇血症的高风险人群，而这两者也是缺血性心脏病的高风险因素。

高血压患者随着时间的推移可发展为向心性左心室肥厚，左心室扩张。肥胖患者由于存在高血容量，左心室扩张增加心力衰竭及肥厚型心肌病的风险。

表 10.4　阻塞性睡眠呼吸暂停的 Berlin 问卷调查表

身高（m）： 体重（kg）： 年龄： 男/女：
请选择对每个问题的回答

第一类

1. 你打鼾吗?
   - □（a）是
   - □（b）不是
   - □（c）不知道

如果你打鼾:

2. 你的鼾声有多响亮:
   - □（a）比呼吸声稍响
   - □（b）和说话声音一样大
   - □（c）比说话声音大
   - □（d）非常响，隔壁房间能听到

3. 你鼾声的频率?
   - □（a）基本上每天
   - □（b）一周 3~4 次
   - □（c）一周 1~2 次
   - □（d）一月 1~2 次
   - □（e）从没有或几乎没有

4. 你的鼾声是否打扰了其他人?
   - □（a）是
   - □（b）不是
   - □（c）不知道

5. 是否有人注意到你睡眠时呼吸停止?
   - □（a）几乎每天
   - □（b）一周 3~4 次
   - □（c）一周 1~2 次
   - □（d）一月 1~2 次
   - □（e）从没有或几乎没有

第二类

6. 你睡醒后感到劳累或疲劳的频率是多少?
   - □（a）几乎每天
   - □（b）一周 3~4 次
   - □（c）一周 1~2 次
   - □（d）一月 1~2 次
   - □（e）从没有或几乎没有

身高（m）：	体重（kg）：	年龄：	男/女：

请选择对每个问题的回答

7. 你醒来的时候，是否感到劳累、疲劳或精力不够？
   □（a）几乎每天
   □（b）一周 3~4 次
   □（c）一周 1~2 次
   □（d）一月 1~2 次
   □（e）从没有或几乎没有

8. 你是否曾经开车时打瞌睡或睡着了？
   □（a）是
   □（b）不是

如果是：

9. 发生的频率是多少？
   □（a）几乎每天
   □（b）一周 3~4 次
   □（c）一周 1~2 次
   □（d）一月 1~2 次
   □（e）从没有或几乎没有

第三类

10. 你是否有高血压？
    □（a）是
    □（b）不是
    □（c）不知道

分类及记分

第一类　问题 1、2、3、4、5
问题 1：如果选"是"，记 1 分
问题 2：如果选 c 或 d，记 1 分
问题 3：如果选 a 或 b，记 1 分
问题 4：如果选 a，记 1 分
问题 5：如果选 a 或 b，记 2 分

如果第一类总分≥2 则为阳性

第二类　问题 6、7、8（问题 9 应单独）
问题 6：如果选 a 或 b，记 1 分
问题 7：如果选 a 或 b，记 1 分
问题 8：如果选 a，记 1 分

续表

身高（m）:　　　体重（kg）:　　　年龄:　　　　　男/女:
请选择对每个问题的回答
如果第二类总分≥2 则为阳性
如果问题 10 回答"是"或 BMI 超过 30 kg/m² 则第三类阳性
［BMI 计算公式为体重（kg）除以身高（m）的平方，单位 kg/m²］
高风险：2 类或 2 类以上积分阳性
低风险：只有 1 类或没有积分阳性
附加问题：问题 9 单独列出

引自：Chung 等[3]

表 10.5　美国麻醉医师协会关于阻塞性睡眠呼吸暂停的检查表

第 1 类：生理特征因素
（a）BMI：35 kg/m²
（b）颈围：43 cm/17 英寸（男）或 40 cm/16 英寸（女）
（c）颌面畸形影响气道
（d）鼻部解剖异常所致的阻塞
（e）扁桃体达到或接近中线
第 2 类：有睡眠时明显的气道梗阻史
以下两项或两项以上出现（如果患者单独生活或不能观察到睡眠情况，则有下列一项即可）
（a）打鼾（房门关闭时也能听见）
（b）经常打鼾
（c）睡眠期间观察到呼吸暂停
（d）从憋气中醒来
（e）经常从睡眠中醒来
第 3 类：嗜睡
以下一项或多项
（a）即使有足够的"睡眠"，仍经常感到困乏和疲惫
（b）在无刺激的环境（如看电视、阅读或骑车、驾车时）很容易入睡
（c）父母或老师反映孩子白天容易瞌睡、注意力不集中、好斗，很难集中精力（儿科患者）
（d）孩子在日常起床时间难以唤醒（儿科患者）
分类：
第 1 类分类中有 2 项或 2 项以上为阳性，则第 1 类为阳性
第 2 类分类中有 2 项或 2 项以上为阳性，则第 2 类为阳性
第 3 类分类中有 1 项或 1 项以上为阳性，则第 3 类为阳性
OSA 高风险因素：2 类或 2 类以上阳性
OSA 低风险因素：1 类以下阳性

引自：Gross 等[4]

表 10.6 阻塞性睡眠呼吸暂停患者 STOP-BANG 问卷调查表

STOP		
S（打鼾）	你是否被告知打鼾？	是/否
T（疲劳）	你是否经常白天感到很疲劳？	是/否
O（阻塞）	你是否知道或有人证实你睡眠时呼吸暂停？	是/否
P（血压）	你是否有高血压或未经控制的高血压？	是/否
如果上述 STOP 中有两项或以上回答"是"，则有 OSA 高风险		
为了确认你是否有 OSA 中度或高度风险，需完成以下 BANG 问卷		
BANG		
B（BMI）	你 BMI 是否超过 28？	是/否
A（年龄）	你是否超过 50 岁？	是/否
N（颈部）	你是否颈围超过 17 英寸（男）或 16 英寸（女）	是/否
G（性别）	你是男性吗？	是/否
回答以上 BANG 里面问题为"是"越多，则发生 OSA 的风险越高		
≥3 个问题回答"是"，OSA 高风险		
<3 个问题回答"是"，OSA 低风险		

引自 Chung 等[3]

表 10.7 肥胖患者的心血管改变

此类患者常伴有高血压、充血性心力衰竭、肺动脉高压，给麻醉安全实施提出了挑战

Framingham 研究表明，血压与体重之间有直接关系
  血容量随肥胖增加
  每搏心输出量随肥胖增加
  心输出量随肥胖增加

肺动脉楔压升高
  肺性高血压
  尤其是在术中肺部缺氧性血管收缩时加重

中度高血压见于 50% 的患者
肥胖患者发生缺血性心脏病的风险增加 2 倍

消化系统

肥胖可使消化系统发生改变。虽然有人认为肥胖患者腹腔内压力升高，增加了食管裂孔疝和胃食管反流的发生率，增加了吸入性肺炎的发生率，但这并非真实情况。肥胖患者，如无胃食管反流特征，其胃食管的压力梯度与非肥胖患者一致。肥胖患者糖尿病发病率高，这将影响如何实施镇静治疗。考虑到所有糖尿病患者均有一定程度的胃轻瘫，因此有误吸的风险。实施镇静时应详细评估 NPO 状态。临床上，通常静脉给予 H_2 受体阻断剂如法莫替丁，或增加胃排空的药物如甲氧氯普胺。

　　肥胖患者消化系统的变化影响到肝、胆功能。在肥胖患者中，最常见的是肝脂肪浸润和胆道系统疾病。这可能影响镇静药物的药代动力学（分布、结合、消除）。高血容量和心排血量增加了药物的分布容积。如果存在肝疾病，蛋白结合率可能降低，但整体效应不一。药物的消除可能减慢，尤其在肥胖伴心功能不全患者。所以，这些患者镇静治疗时发病率和死亡率增高不足为奇（表 10.8）。

表 10.8　超重患者的镇静问题

并发症风险增加
气道的维持和恢复困难
体位损伤风险增加
疾病（如糖尿病、冠心病、阻塞性睡眠呼吸暂停综合征）

慢性阻塞性肺疾病

　　慢性阻塞性肺疾病（COPD）是一种常见的肺功能失调，在全球范围内有数以百万人受此影响，常发生于慢性支气管炎和肺气肿患者。其特征是进行性炎症反应和（或）小气道结构受损，导致呼气阻力增加，病肺呼气时间延长。这些变化是不可逆或可逆（治疗后可能逆转），有些患者同时有不可逆和可逆的病理过程。

　　由于气道阻力增加和（或）小气道结构受损，COPD 患者气体交换效率低。呼吸肌必须产生一个明显低的负压来克服气道阻力的增加，久而久之，会导致呼吸功能失调，最终产生低氧血症和高碳酸血症。慢性高碳酸血症使中枢受体重塑，对二氧化碳的通气反应变得迟钝。绝大多数镇静治疗存在这种反应，对于 COPD 患者，如果镇静过度可能产生明显的呼吸抑制和严重并发症。最后，绝大多数镇静都是在仰卧位下进行的，这将损害胸壁肌肉的功能，进一步减少功能残气量和氧供。

COPD 患者镇静前应有一个系统的评估，以保证一些可逆性疾病（如支气管痉挛和感染等）通过合理的药物（支气管扩张剂、抗生素、皮质激素等）达到最大限度的治疗。镇静开始前应该给予支气管扩张剂，充分给氧，同时准备好气道管理设备。镇静药物应该以小剂量缓慢滴定的方式给予。如果可能，局麻药可以与镇静药合用以减少后者的用量。

这类患者镇静治疗的常见并发症主要包括低通气量（低氧血症和高碳酸血症）和支气管痉挛。支气管痉挛表现为喘鸣，通常是由于 COPD 急性发作，但镇静治疗时应排除过敏反应。

冠状动脉疾病

冠状动脉疾病（CAD）给临床医生提出了多重挑战。CAD 有不同的体征或临床表现，不管是否有征象（如胸痛、运动耐量、高血压、充血性心力衰竭或心脏瓣膜疾病），任何患者表现为上述任何一项或多项时，均应在镇静治疗前详细检查。这类患者实施镇静前有几个问题需要明确。

通常，有心绞痛病史的患者行镇静前评估时，临床医生需要鉴别心绞痛属于稳定型还是不稳定型。不稳定型心绞痛表现为疼痛频率、强度和持续时间与稳定型心绞痛不同，休息或心血管扩张药物不能缓解。所有归类为不稳定型心绞痛患者实施镇静治疗前，均应有心脏科医生评估。

运动耐量是镇静前评估的一个重要项目。应常规评估患者左室射血分数和应激时心脏功能。由于冠心病患者既不能镇静过度，也不适合浅镇静，运动耐量则可以作为指导镇静深度的一项预测指标。麻醉医师一般都会询问患者爬 2 层楼梯是否有胸痛和气促，这接近 4 个 Mets，也是患者接受手术麻醉所必需的心脏储备。

在充分的镇静和最好的心脏功能之间寻找平衡可能是一件困难的事情。已知 CAD 患者过度镇静则有发生心脏不良事件的可能，如低血压和低氧血症。另一方面，浅镇静的患者则可能增加焦虑和疼痛，并刺激儿茶酚胺的释放，增加心脏负担。正因为如此，所有的心脏药物，尤其是 β 受体阻滞剂和他汀类药物，应在镇静治疗当天继续服用。建议这类患者应常规给氧，同时应用 MONA 方案（吗啡、氧、硝酸甘油和阿司匹林）作为心肌缺血的早期治疗。

慢性肾衰竭

慢性肾衰竭是一种进行性的肾功能损伤，可由多种疾病发展而来，其中高血压和糖尿病是两个主要因素。患者肾功能最终丧失，需要透析或移植手术。慢性肾衰竭临床表现见表 10.9。

表 10.9　慢性肾衰竭的临床表现

电解质紊乱	高钾血症、高镁血症、低钙血症
代谢性酸中毒	
不可预测的血管内液体状况	
贫血	心输出量增加，氧解离曲线右移
尿毒症性凝血功能障碍	血小板功能失调
神经系统改变	脑病
心血管改变	高血压、充血性心力衰竭、抗高血压药所致的交感神经活性降低

对这些患者进行镇静前评估时，应详细了解用药情况、实验室检查和检查其他并存疾病。所有的抗高血压药物和措施应持续到镇静治疗当天。由于这类患者常伴有糖尿病，因此，需要有血糖管理机制。这类患者最好能在血液透析治疗的 24 h 内进行镇静治疗。透析前、后体重之差可帮助临床医生更好地了解机体的液体状态。最后，透析后钾离子水平不应超过 5.5 mEq/L。

应用镇静药物的速度应该放缓并仔细观察患者血流动力学对镇静药物的反应。这类患者通常有高血压，血容量不足，一旦抗高血压的中枢神经抑制效应和镇静药物联合作用，可能引起血容量严重不足，使机体发生明显的反应。因此，一旦出现血容量不足，应及时处理。

这类患者药代动力学也会发生明显的变化。低蛋白血症和酸中毒可使蛋白结合率高的药物增加游离部分。苯二氮䓬类药物在这类患者中的剂量应减少。绝大多数患者透析后分布容积降低，因此，应相应减少这些药物的剂量。

对于慢性肾衰竭患者，一些镇静药物应避免或谨慎使用。哌替啶应避免在肾衰竭患者中使用，因其代谢产物可能蓄积，具有毒性，并增加发生惊厥的风险。芬太尼是一个不错的选择，其代谢产物无活性，但给药应该缓慢，以避免发生并发症。

总　结

一些患者在镇静治疗中面临挑战。冠心病患者、慢性阻塞性肺病患者、慢性肾衰竭患者、肥胖患者及老年患者均是镇静治疗的高风险因素，具有更高的不良反应发生率。为使发病率及死亡率降到最低值，在镇静治疗前应进行系统的评估并制订具体的镇静计划。

参考文献

1. Baker S, Yagiela JA. Obesity: a complicating factor for sedation in children. *Pediatr Dent* 2006; **26**: 487–93.

2. Benumof JL, Dagg R, Benumof R. Critical hemoglobin desaturation will occur before return to an unparalyzed state following 1 mg/kg intravenous succinylcholine. *Anesthesiology* 1997; **87**: 979–82.

3. Chung F, Yegneswaran B, Liao P, *et al.* STOP questionnaire: a tool to screen patients for obstructive sleep apnea. *Anesthesiology* 2008; **108**: 812–21.

4. Gross JB, Bachenberg KL, Benumof JL, *et al.* Practice guidelines for the perioperative management of patients with obstructive sleep apnea: a report by the American Society of Anesthesiologists Task Force on Perioperative Management of Patients with Obstructive Sleep Apnea. *Anesthesiology* 2006; **104**: 1081–93.

推荐阅读

Adams JP, Murphy PG. Obesity in anaesthesia and intensive care. *Br J Anaesth* 2000; **85**: 91–108.

Chambers EJ, Germain M, Brown E, eds. *Supportive Care for the Renal Patient.* New York, NY: Oxford University Press, 2004.

Hevesi Z. Geriatric disorders. In Hines R, Marschall K, eds., *Anesthesia and Co-Existing Diseases*, 5th edn. Philadelphia, PA: Churchill Livingstone, 2008; 639–49.

Kalarickal P, Fox C, Tsai J, Kaye AD. Perioperative statin use: an update. *Anesthesiol Clin* 2010; **28**: 739–51.

Kost M. Administration of conscious sedation/ analgesia. *Nursing Spectrum* 2003. nsweb. nursingspectrum.com/ce/ce159.htm (accessed December 2010).

Maddali MM. Chronic obstructive pulmonary disease: perioperative management. *Middle East J Anesthesiol* 2008; **19**: 1219–40.

Martin ML, Lennox PH. Sedation and analgesia in the interventional radiology department. *J Vasc Interv Radiol* 2003; **14**: 1119–28.

Murphy EJ. Acute pain management

pharmacology for the patient with concurrent renal or hepatic disease. *Anaesth Intensive Care* 2005; **33**: 311–22.

National Institutes of Health (NIH). Monitoring of patients undergoing conscious sedation. Critical care medicine department: critical care therapy and respiratory section. Bethesda, MD: NIH, 2000. www.cc.nih.gov/ccmd/cctrcs/pdf_docs/Clinical%20Monitoring/09-conscious%20Sedation.pdf (accessed December 2010).

Older P, Hall A, Hader R. Cardiopulmonary exercise testing as a screening test for perioprative management of major surgery in the elderly. *Chest* 1999; **116**: 355–62.

Vaughan S, McConachie I, Imasogie N. The elderly patient. In McConachie I, ed., *Anesthesia for the High Risk Patient*, 2nd edn. Cambridge: Cambridge University Press, 2009.

中度和深度镇静并发症的管理

Henry Liu，Charles Fox，Philip Kalarickal，
Theodore Strickland，Alan D. Kaye
文先杰 译 杨承祥 校

简 介

　　静脉镇静药被麻醉医生或其他经过训练的专业人员广泛应用于各种外科和非外科诊疗操作中。大体上讲，应用静脉镇静药可以让患者在诊疗过程中有一种愉快的经历，减少或消除害怕、焦虑、疼痛和与操作过程相关的不适。它也可以减轻心血管系统压力负荷。镇静是一个连续的过程，常常根据患者的意识水平分为轻度、中度和深度镇静（图 11.1）。这种分类方法非常主观，各水平之间没有客观的分界线，它不考虑镇静或者说催眠所用的药物剂量。在镇静深度分类之间有一个重叠区域，临床实践中，深度镇静和全身麻醉之间存在一个灰色地带，许多人认为所谓的深度镇静实际上就是全身麻醉。

　　静脉镇静有许多潜在并发症，因此，临床医生应该全面掌握这些可能出现的并发症及其处理方法。在很多方面，中度和深度镇静可能比气管插管全身麻醉具有更大的挑战性。原因有：①镇静麻醉常常在手术室外实施，因此，可利用的麻醉设备和气道管理设备非常有限；②在实施镇静的房间里堆满了其他机器，所以导致麻醉机离患者很远，麻醉医生被迫克服与患者之间的距离；③全身麻醉中患者的气道可以得到很好的管理，在临床医生实施镇静的过程中，也必须认真管理和保护气道。Boynes 等报道，在牙科操作过程中采用镇静，尽管没有发生严重的并发症，但在 286 例患者中有 18 例发生气道梗阻，有 12 例发生恶心、呕吐[1]。

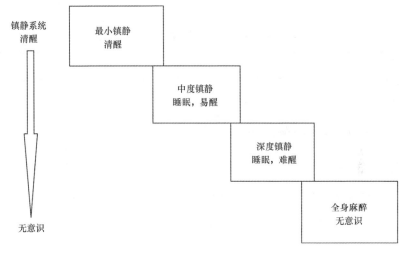

图 11.1　镇静系统

镇静评分标尺

表 11.1　Inova 健康系统镇静评分（ISS）

分级	描述
1	警觉
2	偶尔昏睡
3	间断瞌睡
4	睡眠，但容易唤醒
5	很难唤醒
6	无反应

引自：Nisber 等[3]

一些评分系统被用来评估患者的精神状态和镇静深度，例如 RASS[2]（表 4.1 和 8.1）和 ISS[3]（表 11.1）。ISS 评分系统的 1 级和 2 级相当于轻度镇静，3 级和 4 级相当于中度镇静，5 级可能达到深度镇静，6 级即全身麻醉。

RASS 是一种符合逻辑，容易掌握和记忆的评分系统。对于进行治疗和手术的患者，机械通气或自主呼吸的患者，镇静和未镇静的 ICU 成年患者，它都具有高度的稳定性和有效性[2]。然而，RASS 对于镇静前评价却不是一种常用的评估系统。

术前风险评估

并发症的预防应从术前对患者的全面评估开始。对于患者潜在疾病的认识，可以让临床医生注意到可能的药物处理或可能的仪器来缓解潜在的并发症，或当并发症发生时可以成功处理。下面讨论的患者相关危险因素中的一些具体细节还可以在第 10 章看到。

患者相关因素

年龄

对于进行静脉镇静的患者，年龄是并发症发生的一个因素。66 岁时，闭合容积和功能残气量是等同的。没有牙齿的老年人有可能存在口咽部组织疏松，当患者处于仰卧位时，有气道狭窄或气道阻塞的潜在可能性。老年患者镇静药物的生物利用度和生化代谢方面发生变化，对老年患者进行镇静、催眠和镇痛的预处理时，可能存在并发症。老年人也趋于有更多的潜在药物风险，这可能使麻醉管理更复杂。当遇到这种患者时，我们应该减少初始剂量和追加量。另外，由于药物之间潜在的协同作用，临床医生应该尝试减少镇静药物的叠加作用。

在最近一项丙泊酚镇静下 ERCP 术的研究中，450 个患者（其中 126 人≥65 岁，324 人<65 岁）中≥65 岁的患者共存疾病有较高的发生率（P <0.001），6％的患者出现麻醉并发症，但是在 ASA 分级（$P=0.7$）和年龄（$P=0.1$）之间比较无统计学意义，无相关死亡率记载。研究者推断：老年患者用丙泊酚进行静脉镇静是安全的，麻醉并发症的发生率也很低[4]。另一项关于急诊科老年患者镇静操作的研究表明，尽管随着年龄的增加和 ASA 分级的升高，镇静药的剂量显著减少，但对于 65 岁或以上的患者在并发症的发生率方面无统计学意义[5]。

对于儿科患者，气道梗阻和呼吸抑制是最常见的并发症，特别是 1～5 岁的小孩风险最高[6]。对于气道高反应性（哮喘），支气管扩张药治疗的患者，治疗应该持续到镇静操作前，并尽可能地避免气道刺激物和引起组胺释放的因素。在镇静前应该评估患者的神经功能状态，如果患者的颅内压已经升高了，要避免任何增加颅内压的因素。总之，在临床实例中，大多数儿科患者都不是进行镇静的合适人选，其大部分操作都是在全身麻醉下进行（第 19 章）。

体重

病态肥胖增加了中度和深度镇静的风险，包括通气和循环方面的风险。然而，有些看起来不肥胖的患者可能存在没有被意识到的危险因素，导致未预料到的术中通气问题。肥胖患者常常颈部粗短，舌头大，在镇静过程中有气道梗阻的风险[7]。

禁食状况

全身麻醉要求患者禁食。饱胃在中度和深度镇静中比在全身麻醉中有更大的危险，因为全身麻醉气道有了保障，在操作过程中可以不太担心误吸的发生。如果患者饱胃，发生误吸的风险高，要避免进行镇静，应在全身麻醉下，待气道有了保障后再进行计划实施的诊疗操作。

气道的解剖

以下解剖特点可能使镇静患者存在困难气道和通气障碍的危险：
- 小颌畸形（或颌后缩）如：特-柯综合征，戈氏综合征，小儿颅面骨综合征，克鲁宗综合征
- 凸上颌
- 气管偏移
- 巨舌畸形和舌下垂
- 脖子粗短、僵硬
- 暴牙
- 上腭拱出

妊娠

妊娠可引起气道水肿，会增加气道并发症的危险。气道水肿可能与妊娠期间孕酮水平的升高有关。妊娠期间腹压增加，迫使膈肌上移，明显减少了功能残气量，显著影响了患者对低通气的耐受力。妊娠的患者由于持续处于饱胃状态容易发生误吸，因此，在麻醉或镇静催眠之前有必要进行预防性治疗。如果妊娠患者需要全身麻醉，必须

用快速、持续诱导方法插管。实施麻醉的医生需要知道哪种药物在妊娠和哺乳期间安全。

药物成瘾

在诊疗过程中为药物成瘾者实施镇静具有挑战性。关键是要估算出对他们使用的镇静或催眠药物的剂量。这些患者常常耐受镇静药，但对疼痛和不舒适又有较低的忍耐力。他们可能需要大量的麻醉药和镇静药。在恢复期，对他们的术后疼痛管理也具有极大的挑战性。

合并肺部疾病

当患者进行静脉镇静时，任何影响氧气运输和氧合功能的肺部疾病都会增加气道并发症的危险。增加的危险性和肺部病变的严重性平行相关。慢性阻塞性肺疾病患者对二氧化碳的敏感性降低，应用镇静药物以后，常常进一步降低对二氧化碳的通气敏感性。当进行静脉镇静的患者患有慢性阻塞性肺疾病时，为了减少肺部并发症，在镇静开始时就要考虑应用支气管扩张药，并减少镇静药的总量。吸烟的患者尤其是合并 COPD 及肺功能下降的患者，镇静操作中出现低通气和低氧血症的危险增加。吸烟的人气道分泌物常常增加，容易发生咳嗽、支气管痉挛和喉痉挛。

合并心血管疾病

不管是过浅还是过度镇静，冠心病患者在镇静期间都存在风险[8]。过度镇静时，由于低氧血症和低血压会导致心血管并发症；镇静过浅时，会引起血浆儿茶酚胺水平升高、疼痛、恐惧、潜在高血压和心动过速等，都会增加心脏负荷和需氧量。因此，实施麻醉或镇静的医生要通过提供适当的镇静程度来达到平衡状态，以便患者的儿茶酚胺水平不会过高，同时也避免患者过度镇静及由此引起的低通气和低血压，以及与此相关的问题。

合并肝疾病

肝功能低下可能会导致镇静和催眠药物的代谢、清除、排泄减少。而且，肝疾病可以改变许多镇静和催眠药物的分布容积，对于肝功能低下的患者，大部分镇静和催眠药物剂量的调整是必要的。

其他合并存在的疾病

纵隔肿物、头颈部放疗后的癌症患者、甲状腺疾病和由此引起的气管软化患者，在镇静或催眠过程中处于仰卧位时，可能出现严重的气道问题。如果患者在仰卧位时保持气道通畅有很大问题，那么使患者保持自主呼吸至关重要，保持半坐位常常会有很大帮助。

与操作相关的因素

体位

仰卧位比直立位减少了近30%的功能残气量。对于40岁左右的成年男女，当其处于仰卧位时，肺部的闭合容积和功能残气量相等。侧卧位常常用于胃肠道的内镜检查，可导致肺部 V/Q 比例失调、肺部分流现象，这意味着未氧合的血液绕过了肺部氧合单位。如果患者处于镇静状态下，所有这些体位相关的因素（通气功能降低、肺部 V/Q 比例失调、肺部分流）合并其他一些不利条件时，都会引起术中问题。

特殊操作

当患者进行 ERCP 或胃镜检查时，胃肠镜医生通过患者的口和食管插入胃镜，麻醉医生远离患者头部。如果操作要在中度或深度镇静下进行，气道的管理是一项很有挑战性的任务。术前发现术中高风险因素（如病态肥胖、饱胃、困难气道、困难麻醉病史、术中呕吐等）是至关重要的。对于那些高风险的患者，进行气管内插管全身麻醉更安全，在各项操作开始之前应首先确保气道通畅。

潜在并发症及处理

呼吸系统并发症

在静脉镇静引起的并发症当中，呼吸系统的并发症是最常见的。呼吸系统并发症表现为呼吸衰竭、低通气、低氧血症、高碳酸血症、喉痉挛、支气管痉挛和完全性气道梗阻[8]。这些通常是由过度镇静、镇静药物或气道操作不当引起的不良反应。不能有效清理气道分泌物或需要同时进行气道操作的患者常常会发生喉痉挛和支气管痉挛。

低通气和低氧血症

对于镇静状态下特别是过度镇静的患者，低通气和低氧血症是最常见的并发症。低通气原因很多，如松弛的喉部组织阻塞了气道、阿片类和其他镇静药引起呼吸动力不足等。镇静药的药代动力学和药效学在危重患者可能发生了改变，因此在正常情况下不会引起低氧血症和低血压的镇静药甚至在剂量减少后可能也会引起心肺并发症。苯二氮䓬类药物和阿片类药物联合应用时，在呼吸抑制方面有协同作用，这种呼吸抑制作用是剂量依赖性的，并且可以通过抑制低通气、低氧血症对呼吸动力的反馈作用和抑制机体对高碳酸血症的反应而影响肺功能。苯二氮䓬类药物和阿片类药物也可以降低肌张力，引起通气效应下降，进而导致 V/Q 比例失调[8]。

以下方法可以有效防止过度镇静：

（1）镇静药物从小剂量开始应用，经过一段时间达到镇静的最终剂量。

（2）避免同时给予多种镇静药。如果给予几种镇静药或催眠药，需要间隔一段时间。

（3）根据患者的身体状况调节用药剂量。老年患者、脱水、危重患者，剂量应适当减少。

对于一些操作，比如食管-胃-十二指肠镜（EGD）检查，如果患者用口呼吸，很难提供合适的吸入氧浓度。由于患者用口呼吸，所以鼻导管吸氧不是最佳选择。又因内镜必须经过口，所以常规面罩不能应用。有一个方法是把常规面罩或不重复吸入面罩下面部分剪一个洞，既提高了患者的吸入氧浓度，同时也不影响术者的操作（图 11.2）。

气道阻塞

舌松弛和口咽部、会厌密闭、喉痉挛、支气管痉挛、气道分泌物、气道异物、气道受压等可引起气道阻塞。舌和口咽部是气道梗阻最常见的两个部位。下颌肌肌肉张力可保持上呼吸道开放和直接支撑会厌部[9]。肥胖、老年、睡眠呼吸暂停史是气道梗阻的危险因素。

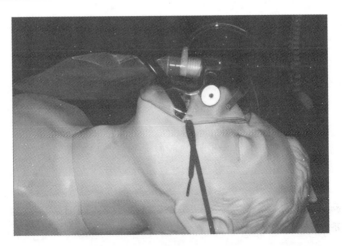

图 11.2 一种改进型 100%非循环呼吸的面罩，可用于胃镜、食管-胃-十二指肠镜、经食管超声心动图等检查。在面罩下缘有个洞供镜或探头出入，图片由 Henry Liu，MD 提供

　　喉痉挛是声门肌肉的收缩，包括协调和不协调的声带运动，所引起的气道梗阻。这种梗阻可为部分或是完全梗阻。完全性气道梗阻，声带紧闭，尽管可能有胸廓的运动但没有气体交换。部分喉痉挛时，喉部开放狭窄，但可有一部分气体交换。突然的喉痉挛通常是因为在口或鼻部气道位置的操作引起的。例如，过多的分泌物、呕吐、已经存在的上呼吸道感染，或者频繁的吸引引起的医疗刺激。喉痉挛在全麻患者较易发生。喉痉挛很容易被识别，应给予正压通气处理。喉痉挛可增加围术期发病率和死亡率的危险，特别是处理不当时。幸运的是，喉痉挛在镇静时要比全身麻醉少见。

　　支气管痉挛是由于支气管平滑肌张力增加引起的一种低位气道梗阻。尽管它比喉痉挛发生率低，但是如果没有及时诊断和处理，可致死亡。出现的症状和喉痉挛的程度直接相关。轻度支气管痉挛时，一些细支气管会出现轻微的哮鸣音，可以通过听诊器观察到。胸壁僵硬、可听见的哮鸣音、胸部回缩和辅助呼吸肌运动常常提示气道梗阻，需要立即处理。导致支气管痉挛的危险因素包括：已经存在的支气管痉挛性疾病、组胺释放、上呼吸道或肺部感染、气道分泌物过多、误吸及吸引对支气管的刺激。也曾有报道说丙泊酚可引起支气管痉挛[10]。

负压性肺部水肿（NPPE）是一种罕见的肺部并发症，它是当患者试图用力呼吸对抗上呼吸道梗阻时发生的。患者用力呼吸时引起显著的胸内负压，推动液体从肺部毛细血管床流向肺泡，导致通气和灌注功能障碍。有睡眠呼吸暂停、喉痉挛、应用阿片类药物，或肥胖的年轻健康男性，都有出现负压性肺部水肿的危险。

完全性气道梗阻在临床工作中，如患者已经存在气道梗阻、合并颈部肿物或纵隔肿物、颈部肿物放疗后、有急性咽炎或严重高敏气道、过度镇静以至完全失去呼吸动力，可能出现完全性气道梗阻而需临床急救。有呼吸暂停史、已行头颈部肿物的多次放疗、慢性巨大甲状腺肿物以及可能导致气管软化的患者，施行镇静时应该高度警惕气道梗阻的危险。如果患者有气道梗阻或困难气道，加上过度镇静造成的呼吸动力减弱和肌肉松弛，患者有气道完全梗阻的危险。这些患者更适合采用全身麻醉而非中度或深度镇静，并且可能需要先进的气道管理技术（如纤维支气管镜气管插管）来确保气道通畅。

在完全性气道梗阻的临床急救中，实施镇静者或麻醉医生需要立即识别患者是否可以应用面罩进行通气。如果患者不能通过面罩通气，可通过气管插管或喉罩立即建立开放的气道。如麻醉者因各种原因不能为患者气管插管或用喉罩进行通气，则需要立即进行环状软骨切开术或气管切开。

一些操作可以用来帮助患者用面罩通气：

（1）插入口咽通气道。

（2）托下颌：从患者的直立面垂直地托起下颌角，用拇指把嘴巴推开，向前用力，如图 11.3 所示。通过向上或向前的推动力打开气道；它比向上或向后用力打开气道更好（图 11.4）；向后的力可能不利于保持气道开放。

（3）将患者置于半坐位或沙滩椅的体位可以帮助患者打开气道，特别是合并颈部肿物、纵隔肿物、甲状腺肿物和颈部放疗后等的患者。

在静脉镇静期间，通气不足和低氧血症是由于呼吸动力减弱、呼吸肌肌力减弱和部分气道梗阻等因素共同引起的。

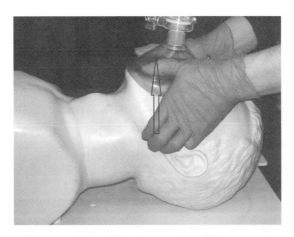

图 11.3　垂直向上提下颌关节，两个大拇指推下颌体开放患者嘴巴。注意向上提的力量，如箭头所示。图片由 Henry Liu，MD 提供

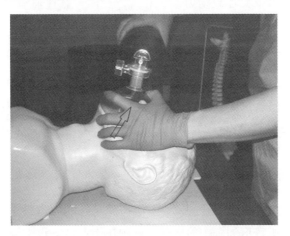

图 11.4　提下颌的途径，注意上提的方向，如箭头所示。图片由 Henry Liu，MD 提供

胃内容物的误吸

误吸是指胃内容物进入肺和气管。误吸可以引起一系列严重的后遗症，这取决于吸入物的性质。吸入物可能包括大块食物残渣、小的颗粒、胃酸、血液和消化酶[11]。误吸的症状和体征有干湿啰音、哮鸣音、呼吸困难、呼吸急促、心动过速和氧饱和度下降。预

防措施包括抬高头部、环状软骨压迫、在操作前吸引胃内容物，并且给予下列药物：非特异性抗酸药、H_2 受体拮抗剂和胃动力药。腹内压增高、胃排空差或胃食管反流的患者容易出现误吸。孕妇、腹水及腹部肿物的患者常常腹内压力增高。胃排空欠佳则多与机械性梗阻或胃部肌肉收缩不良有关。镇静剂可能通过多种作用方式导致患者容易出现误吸。阿片类药物常常引起恶心、呕吐。镇静药物常常抑制保护性反射。如果患者饱胃、有幽门梗阻或其他的胃部梗阻，通过胃部吸引可以有效地减少胃内容量，这类患者随后应该选择快速诱导气管插管的全身麻醉。

低通气和低氧血症

在中度或深度镇静下处理低氧血症的原则概括如下：

（1）如果患者呼吸动力减弱和气道受阻，脉搏血氧饱和度下降，让操作者立即停止操作，你或操作者抬下颌尝试开放气道。如果这些措施不起作用或不能有效地起作用，插入口咽或鼻咽通气道。

（2）如果患者保留自主呼吸，给予正压通气辅助呼吸。如果患者没有自主呼吸，立即以纯氧进行面罩加压通气。

（3）暂停操作或改为插管是一个很难的决定。如果患者不要求立即恢复自主呼吸，可改行气管插管全麻或喉罩全麻。如果通气确保了，可于镇静下继续操作。

心血管系统并发症

大体上讲，最小限度的镇静对心血管系统的影响最小。中度和深度镇静对心血管系统有不同程度的抑制作用，这取决于患者的生理状况和所给镇静药的剂量。过多的镇静药加上大剂量引起血管舒张的麻醉药，以及操作的影响，可能引起显著的心血管方面的变化，如高血压、低血压、心动过速、心动过缓和节律异常。

低血压

在镇静期间有许多引起低血压的潜在因素。静脉镇静特别是给患者使用过量镇静药时，可使患者血压下降[6]。其机制是交感神经张力下降，导致血管舒张，静脉回流减少和镇静药的直接心肌抑制作用。

脱水、血管迷走神经反射、出血、炎症和过敏反应等可引起低血压[8]。已经患有心血管疾病的患者，有些心血管处方药可以和镇静药协同作用，导致最低剂量的镇静药引起极大的不良反应。镇静药如咪达唑仑、阿片类和静脉诱导药物同时给药，它们会有协同作用，可能会引起低血压。低血压在镇静期间是很常见的，可通过静脉输液或小剂量拟交感药物来防治。

高血压

血压升高在镇静期间很常见。常见于不合适的镇静深度、操作刺激或局部麻醉药里添加了肾上腺素。应激和疼痛直接导致自主反应增强，儿茶酚胺释放增加，从而出现心动过速和高血压。在牙科操作中，如果局麻药内加有大量肾上腺素，会成为一个附加的危险因素。本来就有高血压的患者，可能发展为恶性高血压，这种情况需要立即控制血压。尼卡地平、硝普钠、硝酸甘油、β 受体阻滞剂常用来治疗围术期高血压。

心动过速

正如高血压一样，心动过速常常由镇静过浅或操作刺激引起。镇静过浅的患者仍然对操作感到紧张，如果患者感受到操作的刺激，很可能出现心动过速或高血压。心动过速也可以是对组织缺氧或低血压的反射性反应。这些因素应该在治疗开始前评估患者时考虑到。一旦出现此类情况，持续心动过速可能会使患者感觉心悸。如果患者心率加快以维持心输出量，则应静脉输注液体以维持血压。如仍未缓解，可静脉滴定适合剂量的 β_1 受体拮抗剂如艾司洛尔，以减少交感神经对心脏的刺激。艾司洛尔作用持续时间短，如果心率急剧降低，可在数分钟内恢复。

晕厥

晕厥是镇静期间最常见的一种心脏并发症[12]。晕厥的发病机制常常在于心脏本身，与低氧血症、低血压或心律失常有关。当晕厥发生时需立即处理，以避免或减少病死率。

其他心律失常

其他心律失常包括期前收缩、二联律和房性期前收缩。这些并发症大部分可能与低血压和低氧血症有关。应及时发现这些心律失常并通过恰当的方法积极处理。

胃肠道并发症

恶心和呕吐

术后恶心和呕吐（PONV）是非常常见的"小问题"。在急诊手术中，其发生率为 35%，高危患者发生率则高达 70%[13]。接受静脉镇静的 PONV 的发生率尚不清楚，但应比全麻后患者的发病率低。用于静脉镇静的阿片类药物可能引起术中和术后的恶心、呕吐。术中和术后发生恶心、呕吐的风险高低与患者自身特点有关，如年轻人、女性、体积较大者、有术后恶心、呕吐病史、运动性头晕和焦虑。东莨菪碱类药物和静脉注射 5-羟色胺受体拮抗剂可以成功地用于高风险患者进行预防性治疗。

便秘

尽管阿片类药物用于操作过程中患者的镇静很少引起便秘，但是阿片类药物用于对 ICU 患者的镇静可以引起患者便秘。

其他并发症

尿潴留

用于操作中镇静的阿片类药物可以引起尿潴留，尤其是吗啡。可留置尿管以排空膀胱。

谵妄

谵妄是患者处于一种意识、定向、记忆、感知和行为发生变化的状态。患者对于低氧血症、高碳酸血症和气道梗阻的反应有时类似于谵妄。因此，对患者进行全面检查以查找出威胁生命的事件至关重

要。谵妄的危险因素包括术前（小儿、脑血管疾病、停用酒精或镇静药、内分泌紊乱）、术中（应用复合镇静药、低血压/低灌注、眼科操作、抗胆碱能药物、巴比妥类药物和苯二氮䓬类药物）和术后的（组织缺氧、炎症）。谵妄可以通过治疗病因得到处理。氟哌啶醇常用来治疗谵妄，可以口服、肌注和静脉注射。氟哌利多和氯丙嗪也常用来治疗谵妄，但毒扁豆碱用于谵妄的治疗尚有争议[14]。

丙泊酚输注综合征

"丙泊酚输注综合征"是 1998 年第一次被 Bray 用来描述儿童的一个与丙泊酚输注相关的临床状况[15]。丙泊酚输注综合征被美国食品和药物监督管理局的调查员定义为代谢性酸中毒伴有或不伴有横纹肌溶解的心肌功能紊乱[16]。丙泊酚输注综合征表现为无法解释的乳酸酸中毒、脂血症、心脏功能紊乱、Brugada 样心电图变化、心力衰竭、快速心律失常或传导阻滞、室颤或室速、横纹肌溶解、高钾血症、肾衰竭、肝脂肪样变性[17]。危险因素包括：严重的头部创伤、气道感染、年龄较小、较高的累计剂量、较高的儿茶酚胺水平和糖皮质激素水平、摄入较低的碳水化合物、摄入较多的脂肪、病情危重。其发生特别重要的危险因素是输注的速率和输注的持续时间。死亡率高达 83%。推荐剂量 0.4 mg/(kg·h)，不超过 48 h 可以避免这种并发症发生。然而，早期的丙泊酚输注综合征被发现是由于短期内输注大剂量的丙泊酚。较可能出现丙泊酚输注综合征的患者应该特别受到关注（例如线粒体疾病或脂肪酸氧化功能缺失、年龄较小、中枢神经系统的危重疾病、外源性的儿茶酚胺或糖皮质激素的服用或不恰当地摄入糖类）。在长时间、高剂量输注丙泊酚时，推荐检测 pH、乳酸和肌酸激酶。如果必须延长或输入较高剂量的丙泊酚达到所需要的镇静深度，可通过增加其他镇静药物以减少丙泊酚的用量[17]。据报道，乳酸转化成丙酮酸的速率是丙泊酚输注综合征诊断的一个标志[18]。有文献报道，曾用体外膜肺氧合成功治疗了丙泊酚输注综合征患者[19]。

高铁血红蛋白血症

在鼻内镜或超声心动图的操作中，当使用苯佐卡因[20]或普鲁卡因[21]局麻时，可发生高铁血红蛋白血症。临床表现包括发绀、低脉搏血氧饱和度和正常的动脉血氧饱和度。凯恩报道 28 478 例经食管超声心动图检查的患者,以苯佐卡因作为局麻药,有 19 例患者(0.07%)出现了高铁血红蛋白血症,其中有 18 例用亚甲蓝进行治疗[20]。美国消化内镜协会在做胃肠道镜期间的清醒镇静和监测的指南中,不推荐常规应用咽喉部麻醉[22]。然而,内镜检查或经食管超声心动图检查前进行咽喉部麻醉可以提高这些操作的舒适度,提高患者的耐受力。因此,应用局麻药在一些情况下是可以接受的,特别是没有镇静或轻度镇静的情况下。高铁血红蛋白血症可以用亚甲蓝或维生素 C 治疗,但是亚甲蓝不能用于 G6PDH 缺乏的患者。

与镇静相矛盾的兴奋

使用苯二氮䓬类或丙泊酚镇静时,某些患者表现为兴奋,这会影响到操作,有时不得不暂停操作,以便实施镇静的医生可以处理患者。这些相矛盾的反应可能是不合作、多语、暴力行为、情绪失控。某些因素可能与其发生相关,如:年幼者、成瘾者、嗜酒者或心理紊乱者。这些反应不常见,发生率不到 1%[23]。有报道应用毒扁豆碱治疗这些反应。其治疗机制有以下两个:毒扁豆碱通过扩大类胆碱能的作用途径,重新确立中枢神经系统的生理平衡,类胆碱能药物增加大脑的血流,加快了镇静药的重新分配速率[24]。

总 结

对于那些有误吸风险的患者,气管插管全身麻醉可能是一个更安全的选择。对于肥胖或可能存在困难气道的患者,为了保证气道优先选择全身麻醉。有误吸危险的患者和困难气道的患者,会让镇静医生处于进退两难的境况。静脉内镇静和完成操作是一种理想的临床状况。但是这些边缘状况有出现术中气道丢失和误吸的危险。一些人建议,对这些处于临界状态的患者应该咨询麻醉医生,在可能的情况下进行气管插管全身麻醉,以确保气道通畅和避免误吸。

参考文献

1. Boynes SG, Lewis CL, Moore PA, Zovko J, Close J. Complications associated with anesthesia administered for dental treatment. *Gen Dent* 2010; **58**: e20–5.

2. Sessler CN, Gosnell MS, Grap MJ, *et al.* The Richmond Agitation–Sedation Scale: validity and reliability in adult intensive care unit patients. *Am J Respir Crit Care Med* 2002; **166**: 1338–44.

3. Nisbet AT, Mooney-Cotter F. Comparison of selected sedation scales for reporting opioid-induced sedation assessment. *Pain Manag Nurs* 2009; **10**: 154–64.

4. Güitrón-Cantú A, Adalid-Martínez R, Gutiérrez-Bermúdez J, Segura-López F, García-Vázquez A. [Endoscopic retrograde cholangiopancreatography in the elderly: a prospective and comparative study in Northern Mexico.] *Rev Gastroenterol Mex* 2010; **75**: 267–72.

5. Weaver CS, Terrell KM, Bassett R, *et al.* ED procedural sedation of elderly patients: is it safe? *Am J Emerg Med* 2011; **29**: 541–4.

6. Martin MI, Lennox PH. Sedation and analgesia in the interventional radiology department. *J Vasc Interv Radiol* 2003; **14**: 1119–28.

7. Norton ML, Kyff J. Key medical considerations in the difficult airway: sleep apnea, obesity, and burns. In Norton ML, Brown ACD, eds., *Atlas of the Difficult Airway.* St Louis, MO: Mosby Yearbook, 1991; 118–28.

8. Watson DS, Odom-Forren J. Management of complications. In *Practical Guide to Moderate Sedation/Analgesia*, 2nd edn. New York, NY: Mosby, 2005; 71–96.

9. Hotchkiss MA, Drain CB. Assessment and management of the airway. In Drain CB, ed., *Perianesthesia Nursing: a Critical Care Approach.* St Louis, MO: Saunders, 2003; 409–21.

10. Takahashi S, Uemura A, Nakayama S, Miyabe M, Toyooka H. Bronchospasms and wheezing after induction of anesthesia with propofol in patients with a history of asthma. *J Anesth* 2002; **16**: 360–1.

11. Tasch MD. Pulmonary aspiration. In Atlee JL, ed., *Complications in Anesthesia*, 2nd edn. Philadelphia, PA: Saunders/Elsevier, 2007; 186–8

12. D'Eramo EM, Bookless SJ, Howard JB. Adverse events with outpatient anesthesia in Massachusetts. *J Oral Maxillofac Surg* 2003; **61**: 793–800.

13. Post-operative nausea and vomiting (PONV): an overview. *Anesthesiology Info.* anesthesiologyinfo.com/articles/04252004.php (accessed June 2011).

14. Levin P. Postoperative delirium. In Atlee JL, ed., *Complications in Anesthesia*, 2nd edn. Philadelphia, PA: Saunders/Elsevier, 2007; 888–9.

15. Bray RJ. Propofol infusion syndrome in children. *Paediatr Anaesth* 1998; **8**: 491–9.

16. Wysowski D, Pollock M. Reports of death with use of propofol (Diprivan) for nonprocedural (long-term) sedation and literature review. *Anesthesiology* 2006; **105**: 1047–51.

17. Wong JM. Propofol infusion syndrome. *Am J Ther* 2010; **17**: 487–91.

18. Pisapia JM, Wendell LC, Kumar MA, Zager EL, Levine JM. Lactate-to-pyruvate ratio as a marker of propofol infusion syndrome after subarachnoid hemorrhage. *Neurocrit Care* 2010 Nov 10 [Epub ahead of print].

19. Guitton C, Gabillet L, Latour P, *et al.* Propofol infusion syndrome during refractory status epilepticus in a young adult: successful ECMO resuscitation. *Neurocrit Care* 2010 May 25 [Epub ahead of print].

20. Kane GC, Hoehn SM, Behrenbeck TR, Mulvagh SL. Benzocaine-induced methemoglobinemia based on the Mayo Clinic experience from 28 478 transesophageal echocardiograms: incidence, outcomes, and predisposing factors. *Arch Intern Med* 2007; **167**: 1977–82.

21. Adams V, Marley J, McCarroll C. Prilocaine induced methaemoglobinaemia

in a medically compromised patient: was this an inevitable consequence of the dose administered? *Br Dent J* 2007; **203**: 585–7.

22. Waring JP, Baron TH, Hirota WK, *et al.* American Society for Gastrointestinal Endoscopy, Standards of Practice Committee. Guidelines for conscious sedation and monitoring during gastrointestinal endoscopy. *Gastrointest Endosc* 2003; **58**: 317–22.

23. Mancuso CE, Tanzi MG, Gabay M. Paradoxical reactions to benzodiazepines: literature review and treatment options. *Pharmacotherapy* 2004; **24**: 1177–85.

24. Milam SB, Bennett CR. Physostigmine reversal of drug-induced paradoxical excitement. *Int J Oral Maxillofac Surg* 1987; **16**: 190–3.

12 结局、争论和未来的趋势

Julia Metzner and Karen B. Domino

文先杰 译　杨承祥 校

操作中镇静的结局

镇静的并发症

操作中与镇静相关的并发症的发生缺乏权威性的报道，但有两类信息阐明了在手术间外实施镇静的风险。

儿科镇静研究联盟是一个综合性的研究组织，它拥有超过 4 000 个案例的数据库，收集了与儿科相关的镇静不良事件。它收集了各种诊断和操作过程中与镇静相关的不良事件，资料由麻醉医生、急诊科医生、内科医生、儿科医生和经过培训的护士提供[1]。无论应用哪种药物的镇静方案，最常见的并发症是呼吸方面，包括喘息、喉痉挛、气道梗阻和呼吸暂停。每 200 例中就有一个患者需要气道和通气介入，从面罩通气到口咽通气道到气管插管，但无一例死亡表 12.1[1-2]。

尽管由专业人员实施镇静相对安全，但是一些严重的不良事件仍会发生，包括脑部受损或死亡。美国麻醉医师协会封闭式索赔项目收集并分析了麻醉医疗事故索赔事件，并对罕见的不良反应事件详细研究以提高患者的安全。近来，回顾了麻醉医生在手术室外进行镇静[3]和麻醉监测相关的不良事件（表 12.2）[4-5]。由镇静药物引起的呼吸抑

制在镇静期间患者严重并发症中排在首位。丙泊酚常常与阿片类和苯
二氮䓬类联合给药，这增加了呼吸抑制和过度镇静的发生率。老年人
及儿童并发症的发生率更高。在这些索赔中的麻醉监护被认为是不符
合标准的。在2/3的案例中，可以通过更好的呼吸监测，特别是二氧
化碳波形图避免失误。由于这些发现，美国医师协会改变了在中度或
深度镇静期间通气监测标准，除非妨碍患者本身的呼吸或操作，所有
病例均要求应用二氧化碳波形图监测患者呼气末二氧化碳分压[6]。

皮诺回顾了手术室外实施的 63 000 例镇静的结果[7]。由不恰当的
监测、药物过量和缺乏警惕性引起的呼吸方面的不良事件的发生率与
其他报道类似。尽管不常见，但是由镇静引起的呼吸衰竭可能会引起
脑部受损和（或）死亡。

表 12.1 并发症

	发生率（每 10 000 例）	n	95%CI
不良事件	0.0	0	0.0～0.0
死亡	0.3	1	0.0～1.9
心脏停搏	0.3	1	0.0～1.9
误吸	1.3	4	0.4～3.4
低体温	2.7	8	1.1～5.2
镇静时惊厥	4.3	11	1.8～6.6
喘鸣	4.3	13	2.3～7.4
喉痉挛	4.7	14	2.5～7.8
镇静时新发的喘息	5.7	17	3.3～9.1
过敏反应	11.0	33	7.6～15.4
静脉相关性并发症	13.6	41	9.8～18.5
延长镇静	22.3	67	17.3～28.3
呼吸停止	24.3	73	19.1～30.5
分泌物（需吸引）	41.6	125	34.7～49.6
镇静期间呕吐	47.2	142	39.8～55.7
氧饱和度<90%	156.5	470	142.7～171.2
不良事件合计	339.6（每 29 例一例）	1 020	308.1～371.5
未预计事件处理			
拮抗剂（未预计的）	1.7	5	0.6～3.9

续表

	发生率（每 10000 例）	n	95%CI
紧急气道麻醉管理	2.0	6	0.7～4.3
留院（未预计的，镇静相关的）	7.0	21	4.3～10.7
气管插管（未预计的）	9.7	29	6.5～13.9
气道（口腔，未预计的）	27.6	83	22.0～34.2
呼吸囊面罩通气（未预计）	63.9	192	55.2～73.6
未预计事件处理合计	111.9（每 89 例 1 例）	336	85.3～130.2
操作中的情况			
镇静不足，无法完成	88.9（每 338 例 1 例）	267	78.6～100.2

摘自 Cravero 等[2]。版权属于 2006 年美国儿科学会。表格中包括儿科镇静研究联盟报告的不良事件和其他并发症数据

表 12.2　手术室内外不良事件及其机制比较

	非手术室 n＝87；n（%）	手术室 n＝3 287；n（%）
不良事件		
死亡	47（54）*	949（29）*
永久脑损害	12（14）	321（10）
气道损伤	10（11）	309（9）
吸入性肺炎	6（7）	117（4）
烧灼伤	5（6）	141（4）
卒中	3（3）	118（4）
眼损伤	2（2）	183（6）
心肌梗死	1（1）	123（4）
损伤机制		
呼吸事件	38（44）*	671（20）*
氧合不足（通气不足）	18（21）*	94（3）*
心血管事件	9（10）	526（16）
设备故障	12（14）	438（13）
医学相关	5（6）	256（8）
其他[a]	21（24）	1 113（34）

摘自 Metzner 等。* P＜0.001 为手术室内、外比较（Z 检验）。[a] 其他是指外科情况、患者情况、患者感受、手术差错、位置、无法诊断、其他已知和未知的损伤和非损伤事件

监测形式对于结局的影响

二氧化碳波形图

呼吸抑制是镇静剂的最主要副作用，为了避免严重的并发症，最重要的是早期识别和快速实施干预。在镇静和麻醉期间，脉氧饱和度是低氧血症和不饱和状态的监测指标。但它不适合监测通气的危机状况，如通气不足、气道梗阻或呼吸暂停。尽管氧饱和度正常，也可以出现呼吸问题，特别是有增加的氧供给时。临床观察通气状况可以提供一些信息，但是监测呼气末二氧化碳可在患者有明显的临床表现之前发现潜在的低通气状况。

尽管二氧化碳波形图是麻醉医生在中度或深度镇静中监测通气状况的一个标准[6]，但是它在没有麻醉医生的情况下常常不能被监测。然而，它在监测与镇静相关的不良呼吸事件中已经成为麻醉[8]和非麻醉[9-12]文献中的焦点。一项研究表明，1/4 的患者在没有临床征兆和脉氧下降的情况下出现呼吸暂停 20 s，但是他们的变化可以通过二氧化碳波形图监测到[8]。一个急诊医疗小组做了在有和无二氧化碳波形图监测的情况下关于丙泊酚镇静的研究。持续的呼气末二氧化碳监测使氧饱和度（$SpO_2 < 93\%$）下降的发生率从 43％减少到 25％；呼吸抑制时，二氧化碳波形图的变化总是出现在组织缺氧之前。类似的发现在胃肠病学中也有报道[12]。总之，二氧化碳波形图的应用有利于对呼吸抑制快速采取干预措施，以有效预防镇静期间呼吸方面的不良事件。

脑功能监测

脑功能监测，例如 BIS，是用一个经过处理的脑电图信号来评估麻醉或镇静的深度。BIS 值 100 被认为是完全清醒，0 是皮层静默状态，80～90 是镇静状态，40～60 被认为是全麻状态。BIS 在手术室全麻期间和在急救场所应用都是有效的指标。它在镇静中的应用已经开始普遍起来。现普遍认为，脑功能监测在防止过度镇静和快速复苏两方面都是有益的。然而，脑功能监测在使镇静深度达到适中水平这方面的作用还不确定。在内镜和各种急诊操作中，BIS 监测在区别轻度到中度和中度到深度水平的镇静方面有较低的准确性。总之，脑功能监测可能在未来操作中发挥有利作用，但是需要更多的调查研究数据支持。

操作中镇静的争论

在操作中实施镇静的主要争论是镇静药物的选择和没有麻醉医生的情况下丙泊酚的应用。

传统上，在胃肠道操作中常单独应用苯二氮䓬类药物（咪达唑仑或地西泮），或联合应用阿片类药物进行适度镇静。然而，近几年来，已经增加了丙泊酚的应用，它是一种全身麻醉药。尽管有关研究不能测定它在呼吸方面的不良影响，但无证据显示它在内镜的安全性和有效性上与单独应用苯二氮䓬类药物或苯二氮䓬类药物联合应用阿片类药物有所不同。有趋势表明，在结肠镜检查中使用丙泊酚可以获得更高的满意度，麻醉效果更佳。在上消化道的内镜检查中，期待应用丙泊酚提高患者的满意度和提高效果。

对于日常内镜检查，非麻醉医生应用丙泊酚的安全性是有争议的。大部分内镜方面的专业群体支持非麻醉医生应用丙泊酚进行镇静。然而，大部分拥有丙泊酚使用经验的卫生保健者反对护士等其他非麻醉人员给患者应用丙泊酚。经济问题可能是争议之外的问题，主要关注的焦点是患者的安全，因为丙泊酚在患者应用的过程中有着各种各样的反应，可以导致由中度镇静迅速转为深度镇静。

非麻醉医生应用丙泊酚主要有两种类型：护士给予丙泊酚和操作者指导给药（表 12.3）[16-21]。然而，尽管对于健康、非肥胖患者的镇静是较安全的，但是这些研究没有全面顾及呼吸抑制和血流动力学的影响，把注意焦点仅仅放在十分罕见的严重不良后果上，所以在观察麻醉医生和非麻醉医生实施镇静的不同点方面缺乏足够的说服力。在回顾了36 000多个由护士给予丙泊酚的病例中，重要的临床不良事故（呼吸暂停或需人工面罩通气的呼吸抑制）的发生率从 $1/500 \sim 1/1\,000$[22]。近来一项在多国进行的由 646 000 位内镜医生指导给予丙泊酚镇静的研究报道指出：在胃、肠镜操作中，心肺并发症发生率相对较低[20]。仅 0.1% 的患者需要面罩通气，仅 11 位患者需要气管插管，没有患者受到永久的神经性损伤；有 4 位患者因严重致残性疾病而死亡（表12.3）。然而，血氧饱和度不足、呼吸抑制、低通气、呼吸暂停或血流动力学不良反应的持续时间在这些有关镇静的研究中未被观察。

未来的趋势

新药

磷丙泊酚

磷丙泊酚钠是丙泊酚的一种前体药物，美国食品和药物管理局已经批准可以在成年人的诊疗操作中静脉内应用。磷丙泊酚是水溶性的，可以被碱性磷酸酶代谢释放出丙泊酚、甲醛、磷酸盐，而来源于磷丙泊酚的丙泊酚起效及代谢较慢，达峰时间较长。从理论上讲，使用磷丙泊酚可以将过度镇静引起的风险最小化[23]。然而，关于磷丙泊酚药效动力学方面的数据缺乏，近来，由于丙泊酚的检测分析不准确，还使得磷丙泊酚药效动力学 I 和 II 阶段的研究被撤销了[24]。尽管磷丙泊酚在镇静和呼吸方面的影响很难用滴定法测量，但是基于少数可利用的研究数据，它在镇静方面看起来是一种有效的药物。

右美托咪啶

右美托咪啶是一种选择性的肾上腺素受体激动剂。它可以联合镇痛、镇静，减少交感神经的输出和增加迷走神经张力。相对其他镇静药，右美托咪啶的主要优势是尽管镇静水平已经很深，但是呼吸功能仍可以保留。右美托咪啶在手术室、ICU 及手术室外成人和儿科患者的镇静中都是有用的[25-26]。右美托咪啶常于 $10\sim20\,min$ 内给予负荷量 $0.5\sim1\,\mu g/kg$，然后持续输注 $0.2\sim0.7\,\mu g/(kg \cdot h)$。由于它可以引起显著心动过缓和低血压，应严密监测血流动力学，在年老、病弱和低血容量性患者应减慢给药速率。患者的苏醒时间也比丙泊酚要长。

表 12.3　丙泊酚给药的不同提供者

作者/年	研究设计	患者数	ASA	操作项目	提供者	药物	并发症
Schilling 2009[16]	前瞻性	151	3~4	ERCP、食管超声	护士	丙泊酚 vs. 咪达唑仑、哌替啶	SpO$_2$<90% 11.8% vs. 9.3%；低血压 5.2% vs. 2.6%
McQuaid 2008[17]	meta 分析	3 918（36 个研究）	无	胃、十二指肠镜、肠镜	内镜医生	1. BDZ 2. BDZ＋阿片类药 3. 丙泊酚	SpO$_2$<90% 18% 6% 11%；低血压 0% 7% 5%
Cote 2010[18]	前瞻性	799	6%>3	ERCP、胃、十二指肠镜	麻醉医生	丙泊酚单独给药、丙泊酚复合给药	SpO$_2$<90%：12.8%；低血压：0.5%
Fatima 2008[19]	前瞻性	806	无	胃、十二指肠镜	护士	丙泊酚	SpO$_2$<90%：0.7%；正压通气：4；面罩通气：1；低血压：13%
Rex 2009[20]	回顾性	646 080	无	食管超声、肠镜	内镜医生	丙泊酚	面罩通气 489 例（0.1）；气管插管：11 例；死亡：4 例
Singh 2008[21]	meta 分析	267 个研究	1	肠镜	内镜医生、护士、患者自控镇静	丙泊酚单独给药、丙泊酚复合给药	SpO$_2$、呼吸停止、呼吸抑制

ASA，美国麻醉医师学会病情分级；BDZ，苯二氮䓬类药物；ERCP，内镜逆行胰胆管造影。引自 Metzner 和 Domino[5]。

新药的输注方法

患者自控镇静（PCSA）

这种创新技术允许患者根据需要直接控制和调整镇静深度。这种PCSA类似于传统的患者自控镇痛，药物持续泵入，患者可以通过手控按钮调节。为了避免过度镇静，锁定时间、负荷量和最大输注速率已经预先设定好了。患者可以调节药物间歇期的负荷量或控制速率。在临床中，丙泊酚是最常应用的，可单独应用或联合阿片类药应用。曼德尔和他的同事发现，行结肠镜检查的患者应用不同药物方案并进行自控镇静，效果均很好[27]。看起来，患者自控镇静与医生指导的传统镇静方法是相似的。全麻患者用药越少，苏醒越快，患者满意度越高[28]。

电脑辅助的个体化镇静（CAPS）

电脑辅助的个体化镇静的设计是为了使经过训练的医生或护士能安全有效地使用丙泊酚。CAPS 是一个程序，该程序用一个称作 SEDASYS 的处于研究中的设备，将丙泊酚的靶向控制输注（TCI）和对患者生理状况的监测联合在一起。设备界面上有对患者生命体征的持续监测，包括 ECG、脉搏血氧饱和度、二氧化碳波形图、血压和患者对于电脑控制的丙泊酚持续输注的反应，以便精确地控制镇静的深度。出现过度镇静的信号时，它会自动地减少或停止丙泊酚的输注。同时通过鼻导管增加患者氧气的供给。机器根据患者过度镇静的临床或生理显示来减少或停止输注丙泊酚。

近来一项在美国和比利时进行的研究，显示了在内镜操作中应用SEDASYS 给予最小到中度镇静量的丙泊酚是可行的[29]。结果是：低量的丙泊酚（65 mg），异常迅速的苏醒速度（29 s）。与之前的结论相一致。6%的患者氧饱和度下降持续不到 30 s，18 例患者（38%）出现至少一次>30 s 的呼吸暂停。没有患者需要辅助呼吸，没有设备相关的不良事件发生[29]。尽管这些结果是振奋人心的，但是美国食品和药品监管局出于安全考虑，没有批准该设备的应用。

总　结

　　由经过训练的专业人员进行镇静总体上是安全的，最高频率的不良事件是呼吸抑制。但是，如果没有被观察到和得到处理，可能出现严重的脑损伤或脑死亡。呼气末二氧化碳波形图的应用提高了呼吸抑制和气道梗阻早期识别率。尽管仍需要更多的研究支持，但脑功能监测可以帮助达到理想的镇静深度。在镇静药物的选择方面和非麻醉医生能否安全地给予丙泊酚方面仍然存在争议。未来的药物包括磷丙泊酚和右美托咪啶，它们可用于镇静方面、患者自控镇静和电脑辅助的个体化镇静。

参考文献

1. Cravero JP. Risk and safety of pediatric sedation/anesthesia for procedures outside the operating room. *Curr Opin Anaesthesiol* 2009; **22**: 509–13.

2. Cravero JP, Blike GT, Beach M, *et al.* Incidence and nature of adverse events during pediatric sedation/anesthesia for procedures outside the operating room: report from the Pediatric Sedation Research Consortium. *Pediatrics* 2006; **118**: 1087–96.

3. Bhananker SM, Posner KL, Cheney FW, *et al.* Injury and liability associated with monitored anesthesia care: a closed claims analysis. *Anesthesiology* 2006; **104**: 228–34.

4. Metzner J, Posner KL, Domino KB. The risk and safety of anesthesia in remote locations: the US closed claims analysis. *Curr Opin Anaesthesiol* 2009; **22**: 502–8.

5. Metzner J, Domino KB. Risks of anesthesia or sedation outside the operating room: the role of the anesthesia care provider. *Curr Opin Anaesthesiol* 2010; **23**: 523–31.

6. American Society of Anesthesiologists (ASA). Standards for basic anesthetic monitoring. Park Ridge, IL: ASA, 2010. www.asahq.org/For-Healthcare-Professionals/Standards-Guidelines-and-Statements.aspx (accessed June 2011).

7. Pino RM. The nature of anesthesia and procedural sedation outside of the operating room. *Curr Opin Anaesthesiol* 2007; **20**: 347–51.

8. Soto RG, Fu ES, Vila H, Miguel RV. Capnography accurately detects apnea during monitored anesthesia care. *Anesth Analg* 2004; **99**: 379–82.

9. Krauss B, Hess DR. Capnography for procedural sedation and analgesia in the emergency department. *Ann Emerg Med* 2007; **50**: 172–81.

10. Anderson JL, Junkins E, Pribble C, Guenther E. Capnography and depth of sedation during propofol sedation in children. *Ann Emerg Med* 2007; **49**: 9–13.

11. Deitch K, Miner J, Chudnofsky CR, *et al.* Does end tidal CO_2 monitoring during emergency department procedural sedation and analgesia with propofol decrease the incidence of hypoxic events? A randomized, controlled trial. *Ann Emerg Med* 2010; **55**: 258–64.

12. Qadeer M, Vargo JJ, Dumot JA, *et al.* Capnographic monitoring of respiratory activity improves safety of sedation for endoscopic cholangiopancreatography and ultrasonography. *Gastroenterology* 2009; **136**: 1568–76.

13. Qadeer MA, Vargo JJ, Patel S, et al. Bispectral index monitoring of conscious sedation with the combination of meperidine and midazolam during endoscopy. *Clin Gastroenterol Hepatol* 2008; **6**: 102–8.

14. Agrawal D, Feldman HA, Krauss B, Waltzman ML. Bispectral index monitoring quantifies depth of sedation during emergency department procedural sedation and analgesia in children. *Ann Emerg Med* 2004; **43**: 247–55.

15. Dominguez TE, Helfaer MA. Review of bispectral index monitoring in the emergency department and pediatric intensive care unit. *Pediatr Emerg Care* 2006; **22**: 815–21.

16. Schilling D, Rosenbaum A, Schweizer S, et al. Sedation with propofol for interventional endoscopy by trained nurses in high-risk octogenarians: a prospective, randomized, controlled study. *Endoscopy* 2009; **41**: 295–8.

17. McQuaid KR, Laine L. A systematic review and meta-analysis of randomized, controlled trials of moderate sedation for routine endoscopic procedures. *Gastrointest Endosc* 2008; **67**: 910–23.

18. Cote GA, Hovis RM, Ansstas MA, et al. Incidence of sedation-related complications with propofol use during advanced endoscopic procedures. *Clin Gastroenterol Hepatol* 2010; **8**: 137–42.

19. Fatima H, DeWitt J, LeBlanc J, et al. Nurse-administered propofol sedation for upper endoscopic ultrasonography. *Am J Gastroenterol* 2008; **103**: 1649–56.

20. Rex DK, Deenadayalu VP, Eid E, et al. Endoscopist-directed administration of propofol: a worldwide safety experience. *Gastroenterology* 2009; **137**: 1229–37.

21. Singh H, Poluha W, Cheung M, et al. Propofol for sedation during colonoscopy. *Cochrane Database Syst Rev* 2008; (4): CD006268.

22. Rex DK, Heuss LT, Walker JA, Qi R. Trained registered nurses/endoscopy teams can administer propofol safely for endoscopy. *Gastroenterology* 2005; **129**: 1384–91.

23. Moore GD, Walker AM, MacLaren R. Fospropofol: a new sedative-hypnotic agent for monitored anesthesia care. *Ann Pharmacother* 2009; **43**: 1802–8.

24. Struys MM, Fechner J, Schuttler J, Schwilden H. Erroneously published fospropofol pharmacokinetic-pharmacodynamic data and retraction of the affected publications. *Anesthesiology* 2010; **112**: 1056–7.

25. Dere K, Sucullu I, Budak ET, et al. A comparison of dexmedetomidine versus midazolam for sedation, pain and hemodynamic control, during colonoscopy under conscious sedation. *Eur J Anaesthesiol* 2010; **27**: 648–52.

26. Arain SR, Ebert TJ. The efficacy, side effects, and recovery characteristics of dexmedetomidine versus propofol when used for intraoperative sedation. *Anesth Analg* 2002; **95**: 461–6.

27. Mandel JE, Tanner JW, Lichtenstein GR, et al. A randomized, controlled, double-blind trial of patient-controlled sedation with propofol/remifentanil versus midazolam/fentanyl for colonoscopy. *Anesth Analg* 2008; **106**: 434–9.

28. Rodrigo MR, Irwin MG, Tong CK, Yan SY. A randomised crossover comparison of patient-controlled sedation and patient-maintained sedation using propofol. *Anaesthesia* 2003; **58**: 333–8.

29. Pambianco DJ, Whitten CJ, Moerman A, et al. An assessment of computer-assisted personalized sedation: a sedation delivery system to administer propofol for gastrointestinal endoscopy. *Gastrointest Endosc* 2008; **68**: 542–7.

镇静治疗的模拟训练

Valeriy Kozmenko，James Riopelle，Alan D. Kaye，and Lyubov Kozmenko

郑雪琴 译　刘洪珍 校

简　介

在过去的 20 年，模拟已被广泛应用于军事和航空训练。2003 年，路易斯安那州立大学健康与科学中心首次在美国开发和成功开展了医学相关模拟训练课程。此后，该模拟训练被美国及其他国家许多医学院校广泛使用。在许多患者医疗护理的领域，模拟被用于医科学生、住院医生、护理学生及见习护士的教学，也是用于教导麻醉医生及非麻醉医生如何实施镇静的有效工具之一。

模拟的宗旨是"知识应用是基于理解特定的概念和原则并在特定环境下实行的一种可观察的行为"。众多研究表明，学习新知识及技能的最好的方法是在与应用这些技能的环境非常相似甚至一致的情况下学习——我们称之为情景或浸入式学习。模拟可创造出高度仿真的环境从而促进学习。在临床工作中，需要实施镇静的患者由于其性别、体重、合并的基础疾病、上呼吸道解剖的变异以及对药物反应的差异等，使得以同样的教学经验教导学生变得异常困难。相比之下，模拟可以通过预编程的现实场景为无数学生传递无数次的标准化经验。学生在真正的患者身上学习新技能所产生的紧张和焦虑，可能会对患者造成伤害，而模拟教学可减少学生的这种焦虑感，这大大提高了模拟训练的临床应用价值。模拟是学生学习如何处理日常工作中可能碰到的临床罕见事件及意外的理想工具。"模拟训练的最大优势可能在于缩短传统的学习曲线及减少风险"[1]。

模拟器类型

模拟器有数种分类方法,其中一种是基于所使用的媒体进行分类。这种分类法将模拟器分为两大类:

(1)基于计算机的模拟器

(2)基于人体模型的模拟器

它们有着各自的优点和缺点。

计算机模拟器

计算机模拟器有以下显著优点:

(1)价格:例如,由 Anesoft 公司生产的镇静模拟器,一个拷贝价格为 99 美元,而无限次安装该软件的机构许可证花费不超过 1 000 美元。因此,计算机模拟器远比人体模型模拟器便宜。该软件内置了能评估处理虚拟患者质量的评估工具。图 13.1 显示了该技术的性能。

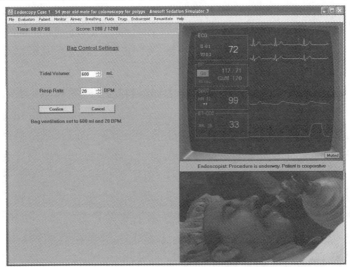

图 13.1　Anesoft 公司生产的镇静模拟器(截图经制造商许可)

（2）维护费用低：计算机模拟器不需配备专门的实验室和购买昂贵的硬件维修保证，而人体模型模拟器则恰恰相反。

（3）不需要操作模拟器的专职或兼职指导员：根据经验和资格的不同，2010 年，美国一名模拟器指导员的年薪为 6 万～8 万美元不等。

（4）便利性和灵活性：学生甚至可以在家中操作模拟器。这对于日常工作异常繁忙，没有时间去模拟中心进行模拟训练的实习医护人员而言极具吸引力。

计算机模拟器的缺点：

（1）与现今已有的人体模型模拟器相比，其仿真度较低。

（2）模拟会话没有能够听取会话内容的指导员监督。

（3）学习功效可能会受到学生自身的计算机技术能力的影响。

人体模型模拟器

人体模型模拟器具有众多优点，如：

（1）高度仿真（即模型或模拟器的仿真程度）。

（2）可使用真正的临床设备：输液泵、喉镜、呼吸机等。

（3）可在真实的临床工作环境中进行现场训练：如手术室、急诊室、放射科实验室等。

（4）可结合其他模拟器进行团队训练：例如，可以同时使用 METI 公司的人体模型模拟器和 Simbionix 公司的模拟器进行血管介入手术。

（5）在人体模型上操作，不要求学生有很高的计算机水平。

人体模型模拟器的缺点：

（1）造价昂贵：不同供应商和不同种类的模拟器的价格从19 000～250 000 美元不等。

（2）通常需要特定的实验室。

（3）使用频繁容易造成模拟器磨损、毁坏，需要更换零件并向制造商购买昂贵的维修保证。

（4）学生与模拟器之间的互动通常在指导员的指导下进行，增加了人力成本。

（5）技术的进步通常伴随着昂贵的升级。

根据仿真度的不同，人体模型模拟器可分为 3 种类型：

（1）低仿真度的模拟器和部分任务训练器

（2）中度仿真模拟器

（3）高度仿真模拟器

中度仿真模拟器和高度仿真模拟器之间的区别相对主观，有时难以区分某个模拟器属于哪一种类型。

镇静教学中使用的模拟器

恰当的气道管理，包括气管插管术，是实施安全镇静教学内容的一部分。一种气管插管头部模型，如 Nasco 公司的"Airway Larry"成人气道管理训练模型（价格约 1 000 美元），可用于教导非麻醉医师关于保持患者呼吸道通畅和实施气管插管的基本技能（图 13.2）。

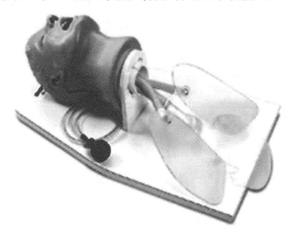

图 13.2 Nasco 公司的"Airway Larry"成人气道
管理训练模型（图片摘自 www.enasco.com）

低仿真度的简易生命体征模拟器包括 UNI-Sim（Rigel 公司，图 13.3）和 VitalSim（Laerdal 公司，图 13.4）产品。由 Channing Bete 公司生产的生命体征模拟器是基于计算机驱动的高仿真医学人体模型成本的一部分。

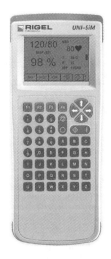

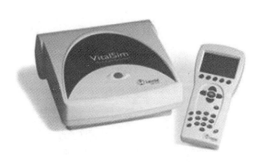

图 13. 3　UNI-Sim 生命体征模拟器
（图片摘自 www. rigelmedical. com）

图 13. 4　VitalSim 生命体征模拟器
（图片摘自 www. laerdal. com）

　　路易斯安那州立大学健康科学中心成功研发出一种三维虚拟人像模拟器（图 13.5）。此类模拟器可作为任何模拟系统或几个模拟器组合的有价值的补充。其核心是三维动画患者。操作者可远程遥控虚拟患者，使其产生不同的言语反应、面部表情和身体动作。三维虚拟人像模拟器可用于患者术前评估及术中、术后镇静/镇痛程度的评估。

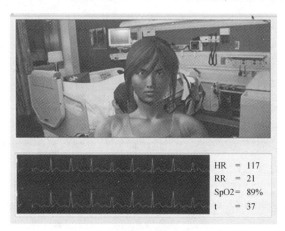

图 13. 5　路易斯安那州立大学健康科学中心发明的三维虚拟人像模拟器

高度仿真人体模型模拟器

当今应用于术中镇静镇痛教学，由计算机驱动的高仿真人体模型模拟器主要有以下数种：

(1) Laerdal 公司的 SimMan 人体模型 （www. laerdal. com）

(2) METI 公司的人体模型 （www. meti. com）

    (a) 超级综合模拟人

    (b) 急救模拟人

    (c) 智能综合模拟人——iStan

(3) Gaumard 公司的人体模型 （www. gaumard. com）

这些模拟器有部分共同特征，如均可产生患者生命体征（脉搏氧饱和度、心律、脉搏等），但各自也有独特之处。例如，Gaumard 人体模型是无线连接的（即电脑和人体模型之间不需线路连接），易于实时使用（可手动改变生命体征参数，而非使用预编场景）。上述三种品牌中，Gaumard 人体模型零售价最低。

总的来说美国 METI 模拟器设计最缜密，内置了可用于模拟不同临床情景的生理和药理系统，具有复杂的情景编辑器和播放器（图 13.6、图 13.7）。METI 人体模型家族中最先进的超级综合模拟人具有药物自动识别系统，可用条形码标记的注射器识别注射药物的种类和剂量。当模拟器检测出所用药物的类型及剂量后，其药理模型就会自动使虚拟患者产生相应的药效学反应。

路易斯安那州立大学健康科学中心发明了一种可进一步改进 METI 模拟器自动化能力的新技术，名为"临床模型"。该技术可分析学生所做的处理，并将其与特定医疗条件下的最佳治疗方案进行对比，从而判断其恰当性。此外，它可使人体模型产生相应的语言应答、生命体征或实验室数据的变化（如凝血功能的改变），甚至产生相应的影像学检查结果（如心脏血栓、气胸等）。"临床模型"直观、易于掌握的图形用户界面使学生更容易使用 METI 模拟器（图 13.6、图 13.7）。

最新生产的 METI 人体模型 iStan 同样是无线连接。所有 METI 模拟器均具有强大的自动化功能。如果是日常基础应用的相同情景，这显得非常有用。

Laerdal 公司的 SimMan 人体模型也有先进的编程功能，可以实时使用，也可以运行预编程情景。其最新模型 SimMan 3G 成功安装了注射器和模型之间的接触感应器，使得药物自动识别成为可能。

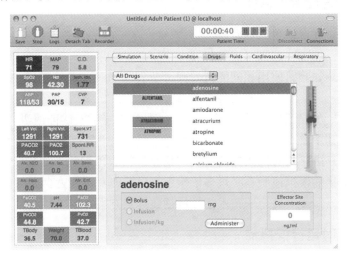

图 13.6　METI 超级综合模拟人（HPS Version 6.4）的用户指导界面。2011 METI 注册商标，经允许使用

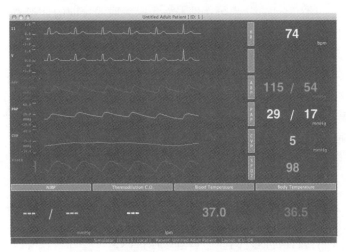

图 13.7　METI 患者生命体征波形显示。
2011 METI 注册商标，经允许使用

运行人体模型模拟器有两种方式，即实时运行和使用预编程情

景。哪种更好？不同方式有其各自的优缺点，如以下所列。

运行预编程情景

（1）开发情景方案费时。

（2）需要一些脚本或编程技术。

（3）如频繁使用相同的情景则可节省时间（一旦开发出来，可永久使用）。

（4）可保证一致的模拟体验（如果模拟被用于认证或纵向课程，这点尤其重要）。

（5）由于所有的人体模型反应均经过精心预编程，如情景脚本良好，学生的模拟体验不必过多依赖于指导员的专业能力。

（6）需要一名全职技术指导员创建情景方案。

实时运行模拟器

（1）前期不需投入时间。

（2）频繁使用相同情景会使人感觉非常疲乏。

（3）更为灵活，学生可在情景发生时采取非预期的处理措施。

（4）不需要全职模拟器指导员。

（5）情景的实施取决于指导员的临床知识水平。

（6）相对不依赖指导员的计算机编程能力。

比较两种方式的利弊，得出的结论是：如果定期使用相同的情景进行模拟训练，预编程更好，因为长远看来更能节省时间。但如果是偶尔使用模拟器，建议选择实时运行模拟器。

市面上有各种不同仿真度的模拟器，如何为某个特定的课程选择合适的模拟器？医疗保健模拟机构争论许久后达成共识：学习目标决定了模拟器所需的仿真度[2]。例如，课程的主要目的是教导如何实施术中镇静和（或）镇痛，在模拟训练中心使用昂贵的手术灯并不能增加该课程的教育价值；同样，如果课程目标是教导外科住院医师如何正确放置胸腔引流管，一部真正的麻醉机也不会对达到该教学目的有所帮助。

总 结

模拟器在医疗卫生教育中非常有效，可用于教导学生如何安全进行镇静镇痛治疗。如今市面上有多种模拟器，有实惠的部分任务训练器和生命体征模拟器，也有高度复杂的计算机驱动的高度仿真人体模型。如何选择一个或一组合适的模拟器取决于特定课程的教学目标，也可参考特定机构的目标计划。任何模拟器均可为指导员和学生提供有趣而有价值的教学体验。

参考文献

1. Kozmenko V, Kaye AD, Hilton C. Theory and practice of developing an effective simulation-based curriculum. In Kyle RR, Murray WB, eds., *Clinical Simulation: Operations, Engineering and Management*. Burlington, MA: Academic Press, 2007; 135–52.

2. Society for Simulation in Healthcare discussion forum, 2009. www.ssih.org (accessed June 2011).

推荐阅读

Guyot P, Drogoul A, Honiden S. Power and negotiation: lessons from agent-based participatory simulations. Proceedings of the Fifth International Joint Conference on Autonomous Agents and Multiagent Systems (AAMAS-06); 27–33.

Idaho Bioterrorism Awareness and Preparedness Program. Training methodologies. www.isu.edu/irh/IBAPP/methodologies.shtml (accessed June 2011).

Knowles MS, Holton EF, Swanson RA. *The Adult Learner*, 6th edn. Burlington, MA: Elsevier, 2005.

Radcliff BJ. Why soft-skills simulation makes a hard case for sales training. Atlanta, GA: CompeteNet, 2005. www.competenet.com/downloads/SimulationWP-F1.pdf (accessed June 2011).

Serious games improving training and performance metrics. *Serious Games Market*. seriousgamesmarket.blogspot.com/2010/07/serious-games-improving-training-and.html (accessed June 2011).

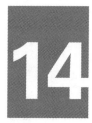

放射科的镇静

Brenda Schmitz

郑雪琴 译　刘洪珍 校

简　介

近年来，需要在放射科施行中度镇静的微创手术及诊断性影像学检查大大增加。除了传统的透视与超声引导定位外，电子计算机 X 射线断层扫描技术（CT）和磁共振成像技术（MRI）也越来越多地应用于介入放射手术定位。患者除了会感受到放射介入手术带来的疼痛和焦虑以外，同时需保持长时间的静止体位以配合手术。有鉴于此，美国放射协会（ACR）和介入放射学会（SIR）针对性地公布了放射介入手术的镇静与镇痛实施指南[1]。这些实施指南有助于术者为需要在镇静下实施诊断与治疗性放射学检查的患者提供更恰当、安全的医疗服务。

放射学造影剂

相当一部分的放射科医疗操作需要使用碘造影剂，造影剂的安全应用也随之成为日常放射学检查的重要问题。目前市面上有各种不同渗透压的碘造影剂可供选择，但现今放射科手术应用最普遍的是离子型和非离子型的低渗造影剂（LOCM）。文献报道低渗造影剂的副作

用发生率介于 $0.2\%\sim0.7\%$ 之间[2-5]。而高渗造影剂（HOCM）副作用发生率较高，目前大部分影像中心已经不再使用。也有等渗造影剂，但目前其适应证并不明确。MRI 常用的造影剂是钆基造影剂。与低渗造影剂相比，应用此类造影剂发生副作用的风险更小。造影剂的副作用通常指的是过敏反应，虽然当前没有证据表明造影剂会产生抗原-抗体反应，但这些副作用的症状和治疗方法都与过敏反应类似。进行以下术前评估有助于判断患者副作用发生的风险：

- 过敏史，尤其是既往曾有明显过敏反应病史者
- 哮喘病史
- 肾功能不全
- 心脏疾病（包括心绞痛、充血性心力衰竭、原发性肺动脉高压、主动脉瓣狭窄等）
- 异常蛋白血症，如多发性骨髓瘤
- 糖尿病
- 镰状细胞性贫血

以下是造影剂反应常见的临床表现及其相应的处理方法：

- 轻度过敏反应，如皮疹、荨麻疹和皮肤瘙痒等，通常无需特殊处理，但需要观察 $30\sim60$ min 以明确症状缓解而不加剧。口服、静注或肌注苯海拉明 $25\sim50$ mg 有助于缓解患者症状。

- 中度到重度过敏反应，表现为气喘、咳嗽、咽喉发紧等，需要密切留意，予以吸氧，计量吸入或雾化吸入 β 受体激动剂如沙丁胺醇。如出现血流动力学不稳定或呼吸不畅时，予以皮下注射或肌注肾上腺素。自动注射系统（如肾上腺素自动注射针）能够随时提供快速、及时、剂量适当的药物注射。

目前没有证据表明对海鲜与贝壳类过敏的患者应用造影剂会产生额外风险，因此，当前的指南不建议以此作为筛查指标；而有造影剂过敏史的患者则很可能再次发生，此类患者在进行任何血管造影前均应预防性使用药物。当前有数种预防性用药方案可供选择[2]，医护人员必须在术前与患者确认该方案的实施。有证据表明，急诊手术使用造影剂前 $4\sim6$ h 内静脉注射激素不能有效预防造影剂过敏反应[2]，见表 14.1。

表 14.1 造影剂反应的预防措施

		择期手术	急诊手术
方案 1		注射造影剂前 13 h、7 h、1 h 口服 50 mg 甲泼尼龙，前 1 h 静注/肌注/口服 50 mg 苯海拉明	注射造影剂前每 4 h 静注 40 mg 甲泼尼松琥珀酸钠或 200 mg 氢化可的松琥珀酸钠；前 1 h 静注苯海拉明 50 mg
方案 2		注射造影剂前 12 h、2 h 口服甲泼尼龙 32 mg，前 1 h 静注/肌注/口服抗组胺药（苯海拉明）50 mg	如患者对甲泼尼龙及其他药物如阿司匹林、非甾体抗炎药过敏，或合并哮喘时，可在注射造影剂前每 4 h 静注地塞米松硫酸钠 7.5 mg 或倍他米松 6.0 mg；前 1 h 静注苯海拉明 50 mg
方案 3		对于不便口服药物的患者，可采用静注氢化可的松 200 mg 进行预防	未使用激素的患者，可予以静注/肌注/口服苯海拉明 50 mg

需要中度镇静的介入放射学检查

诊断性静脉/动脉造影

诊断性静脉/动脉造影是将导管鞘经皮置入外周动脉（如股动脉、肱动脉）或静脉内，随后将导管经导管鞘置入血管内，注入造影剂，通过 X 射线透视成像。血管造影术通常用于诊断内脏器官或肢体末端的血管狭窄和闭塞、血管畸形、动脉瘤以及血管破裂出血等疾病。当造影发现异常后，通常会马上进行介入手术治疗。

最常用的动脉穿刺点为双侧股动脉，也可使用肱动脉等其他穿刺点。穿刺破皮后置入带止血阀导管鞘，导丝和其他各种导管可通过导管鞘进入预定位置，随后手动或电动注射造影剂，并获得影像学检查结果。

手术及复苏注意事项

• 手术过程需评估患者疼痛情况并进行抗焦虑处理，且同时必须使患者能配合手术屏住呼吸，或者配合回答基本问题，以评估他们的神经系统功能。

- 在局部麻醉和穿刺前，需给予患者中度镇静并在术中维持。
- 注射造影剂时患者可能会出现恶心、发热等感觉。
- 当造影剂注入大血管时一般不会引起注射痛，但如通过腿部、手臂、头皮等部位的外周血管注入造影剂时，患者可能会感觉剧痛，应提前使用镇痛药。
- 采集图像时，患者需保持静止不动，否则将影响图像质量。
- 注射造影剂的剂量取决于需要显像的血管及介入操作的数量。在这过程中非常重要的是，应保持以 100ml/h 的速度静滴生理盐水，以降低发生造影剂肾病的风险[2]。
- 如预计手术及复苏时间较长，患者需制动，最好留置尿管。大部分血管造影检查术只需 1～2 h，但如检查结果提示需行介入治疗，则耗时会更长。
- 术后制动包括卧床休息，穿刺侧下肢制动 4～6 h。如手术结束后使用压迫止血器，则一般只需卧床 2 h 或按照相应制造商的使用指南进行卧床制动。
- 血管造影的并发症包括：穿刺点出血，穿刺部位血管或其他血管血栓形成，造影剂反应，栓塞或形成动脉夹层等。

动脉介入治疗术

动脉发生闭塞或其他病变时，治疗方案取决于闭塞和病变的类型、部位、所需技术和临床转归。目前有以下介入治疗术：

- 行或不行支架置入术的经皮腔内血管成形术（PTA）
- 溶栓术
- 栓塞术

经皮腔内血管成形术

该手术常用于治疗外周或内脏器官的动静脉狭窄或闭塞。在透视引导下，将球囊导管通过导管鞘插入外周大动脉或静脉，并到达闭塞部位。通过扩张球囊使血流再通。如有需要，可放置支架以保持血流通畅。

手术及复苏注意事项：

- 术前先行动脉或静脉造影，需监测有无发生造影剂反应。
- 患者需保持体位，静止不动，尤其是在成像、球囊扩张及支架置入时。

* 行外周血管成形术时患者很可能感觉疼痛不适，扩张球囊及置入支架前需适当使用镇痛药。

* 在动脉操作时，患者可能出现血管痉挛、输尿管痉挛、胆绞痛、胃肠绞痛。可通过在受影响血管内直接使用硝酸甘油、维拉帕米或罂粟碱缓解症状。

* 术后需观察是否有穿刺点出血、血肿形成及疼痛。

* 通常使用对乙酰氨基酚类药物进行轻度镇痛已经足够。一旦出现穿刺部位或介入治疗部位的剧烈疼痛，则应立即评估是否合并有出血、血管破裂、血栓形成等严重并发症的发生。

溶栓术

急、慢性外周动脉或旁路移植血管血栓闭塞的患者可表现为剧烈疼痛，患肢动脉搏动减弱甚至消失。将溶栓药物，如组织型纤溶酶原激活剂（TPA）或尿激酶，通过导管以特定速率注入闭塞部位，持续注射数小时后再次行血管造影并评估血管通畅程度。术后可留置导管24～48 h，以持续注入小剂量溶栓剂。也可置入血栓清除导管，通过物理方式清除血栓。

经皮导管栓塞术

动静脉栓塞是一项通过将液体微粒、组织硬化剂、无水乙醇、金属线圈、生物胶等制成的栓塞剂注入或置入异常血管并将其堵塞的技术。选用何种栓塞剂取决于其临床应用、病变部位、专业技术能力和临床意义。栓塞术的适应证包括：治疗出血、动静脉畸形、动脉瘤、子宫肌瘤以及精索静脉曲张。此外，布兰德栓塞术也可用于术前阻断血管丰富的器官或病灶的血供，减少术中出血。所有的栓塞术均需先行选择性病变部位血管造影。

一般动脉介入术手术及复苏注意事项见表14.2。

表 14.2　动脉介入术术中及复苏注意事项

手术类型	手术注意事项	复苏注意事项
子宫动脉栓塞术	术前可行硬膜外穿刺置管，以便于术后镇痛；中度镇静便可缓解该类手术引起的疼痛和焦虑感；动脉造影置入导管时需使用造影剂；子宫动脉栓塞30 min 后患者常出现下腹部绞痛，提示纤维瘤开始发生坏死	术后 8～12 h 腹部痉挛疼痛均比较剧烈，患者可选择静脉或硬膜外自控镇痛以缓解疼痛 当开始患者自控镇静时需密切关注呼吸状态以避免过度镇静
化疗栓塞	行选择性动脉造影对病变部位进行定位后，将化疗药直接注入肿瘤内部，接着注入栓塞剂减少肿瘤血供，使肿瘤部位发生缺血，局部化疗药浓度增高。由于并非全身化疗，该法副作用较小。术前可预防性使用止呕药及抗生素。手术约历时 1～2 h	患者术后可能出现栓塞后综合征，常表现为腹痛、恶心、呕吐、发热、疲乏等。术后宜继续使用止呕药、镇痛药及维持静脉输液。患者需留院观察 24～48 h
非手术治疗的肝肿瘤放疗栓塞（也称为近距离放疗法或选择性体内放射疗法）	行选择性肝血管造影后，将导管置入肝肿瘤附近的一个肝动脉分支处，将含有可放射 β 射线的放射性同位素钇-90 的微球体注入其中。手术历时约 60～90 min。 术前一般提前数天造影以明确病变部位的血供情况。也可将线圈置入支配胃肠的血管内以防止微球体移位	术后常出现腹痛、恶心、疲乏等症状。患者清醒后若腹股沟处穿刺点无异常即可出院

肿瘤介入治疗术

经皮消融术如射频消融术（RFA）和冷冻疗法等常用于治疗肝癌、肾癌、肺癌和前列腺癌。需在超声、MRI 或 CT 的引导下将特定导管置入肿瘤部位并进行治疗。

射频消融术

行 RFA 时，将单极针或伞形电极针经皮肤插入肿瘤内，连接电发生器。将负极板贴在患者的大腿上，设置目标温度，将射频能量通过电极传递到肿瘤内部，使离子发生摩擦并产热。当温度达到 60℃

时，肿瘤细胞开始死亡。每次消融 10~30 min，总时间取决于肿瘤的数量及大小。

尽管大多数情况下中度镇静即可进行射频消融术，但有时由于疼痛、体位引起的不适以及患者发生体动，也可能需要深度镇静或全身麻醉。射频消融术的特点是短暂而强烈的刺激和疼痛，常需要使用较大剂量的镇静药和（或）镇痛药。镇静方案通常由医生和患者本人共同决定。术后患者常有中度疼痛，可使用阿片类药进行镇痛。如口服用药能缓解疼痛，患者当天即可出院。手术时间为 1~3 h。

术后即刻并发症包括：

• 肺部射频消融术：气胸的发生率为 30％~40％[6]。症状轻微或无症状的患者在康复阶段需定期行胸部 X 线检查。大多数气胸可自行愈合，不需放置胸管引流。其他并发症包括肋间神经损伤和出血等。

• 肝射频消融术：出血，尤其是凝血功能异常患者；肠道或胆囊等其他非靶目标器官栓塞；短暂或持久的肩部疼痛也曾有报道。

• 肾射频消融术：约 15％~20％ 的患者出现腹膜后出血[6]，但大多不需输血或行介入止血术。如患者主诉疼痛时需注意有无发生肋间神经损伤，但当患者处于深度镇静时则难以发现该并发症。

冷冻消融术

该技术一般用于治疗肾细胞癌和肝转移瘤。在 CT 或 MRI 引导下将数根冷冻消融针置入肿瘤内部。氩气被传送至针尖并发生膨胀，使局部温度下降到 -100℃，产生冰球，从而杀死肿瘤细胞及部分周围组织。一般建议进行两次冻融以增加疗效。中度镇静下可进行该项手术，但由于患者需俯卧位，而且穿刺时患者必须保持不动，因此大多采用深度镇静或全身麻醉。

血管通路

在介入放射科行中心静脉导管置入术时常联合使用超声和 X 射线透视引导。隧道式中心静脉导管最常用的穿刺点为锁骨下静脉、颈内静脉和颈外静脉。行中心静脉穿刺的适应证有：血液透析、化疗、长期静脉抗生素治疗、肠外营养及重症患者血管通路不佳等。表 14.3 为不同厂家生产的数种不同类型的中心静脉导管。

表 14.3　中心静脉导管种类及其适应证

导管类型	适应证	使用时间
非隧道式导管：经外周静脉置入的中心静脉导管（PICC 管）；标准的三腔中心静脉导管（CVAC）；临时透析管	需要使用中心静脉通路的抗生素和其他药物治疗；外周血管差；肠外营养；急诊患者血液透析	中短期使用
隧道式导管	化疗；血液透析；血浆分离置换	长期使用
置入式输液港	化疗；间歇性的静脉输液治疗	长期间歇性地使用

操作注意事项

- 非隧道式中心静脉导管置入术一般可于局麻下进行。穿刺时，患者需保持头部偏向一侧，偶尔需适当使用镇痛药。
- 手术时间短，最多只需要轻到中度的镇静。
- 行静脉置管时需注意配合患者的呼吸以免发生空气栓塞。
- 无论是镇静还是局麻下操作，均应监测患者心电图，以免发生导丝或导管刺激右心房引起心律失常。

经皮穿刺活检术或核芯针组织活检术

尽管透视引导下也可行穿刺活检术，但多数医生选择使用超声、CT 或 MRI 进行引导。影像学方法的选择取决于病变的部位、大小及其在不同影像学上的表现。大多数浅表部位及腹部病变适合用超声引导，而肺、骨骼以及脊椎则适合用 CT 引导。一种肝成像的新技术——MRI 弹性成像[7]可识别肝内纤维化病灶，在其引导下能精确取得病变部位中心组织样本。在 MRI 检查室内需使用磁共振兼容的设备和针头，以免损伤患者和工作人员。经颈静脉肝活检术是将导管经颈静脉置入肝静脉，从而获得组织样本的方法，适用于凝血功能异常的患者。

许多活检术需要配合使用影像学方法，其潜在的并发症如表 14.4 所示。

表 14.4　活检术的影像学方法及镇静相关的手术注意事项

部位	影像学方法	手术注意事项
浅表部位（包括甲状腺）	超声	局麻，可配合的患者不需镇静
肝	超声、CT、MRI 或 X 射线透视	一般不需镇痛，但可实施镇静以减少患者体动及增加舒适度。主要并发症为出血，尤其是肝硬化合并门脉高压的患者，有时甚至可危及生命。术后需卧床 2～4 h
腹部（肾、胰腺、脾）	超声、CT、MRI	根据病变部位的不同，可能需要适当镇静以使患者保持体位及提供镇痛
胸部（肺）	X 射线透视、CT	密切观察患者呼吸，因患者可能发生气胸或者因误穿其他血管导致出血。术后患者可有少量咯血，应常规行胸部 X 射线检查以排除气胸
骨骼	CT、X 射线透视	患者通常为仰卧位或俯卧位，术中需加强镇痛

透析和内瘘/人造移植血管的维护

　　行透析治疗的患者常发生血栓形成和动静脉瘘或人造移植血管狭窄。有数种治疗方案，如血管成形术、支架置入术、溶栓术、球囊或其他取栓术，疗效相差无几[8]。延长人造血管使用寿命主要在于清除动脉血栓，解除血管狭窄，从而使血流通畅。动静脉内瘘流出道也可能发生狭窄和闭塞。研究证实，静脉血管成形术对其有效，然而，复通的内瘘可能再度发生狭窄，因此，需要每隔 3～6 个月随访一次，以保证血管通畅。

操作注意事项

　　• 由于内瘘处或人造血管功能障碍导致近期未行透析的患者，透析前需评估其血钾浓度和血容量状态。
　　• 手术前需先行血管造影。

- 一旦明确各个狭窄和栓塞部位后，为尽量减少患者体动和提供镇痛，在置入导管和球囊扩张前需对患者施行中度镇静并加以维持。
- 如血管多处发生栓塞，手术可能需时 1～2h。
- 手术结束后，患者可立即进行透析治疗。若手术失败，或者需要连续进行溶栓治疗，则需要放置临时中心静脉导管进行血液透析，直至人工内瘘功能恢复。

引流管置入术

X 射线引导下可置入多种引流管引流体内积液，如胸管、肾盂引流管、胆道引流管等。此外，也可放置引流管引流腹腔或盆腔脓液。由于积液的部位、深度的不同以及放置引流管时患者的不适感，大多穿刺引流术需行中度镇静。特殊注意事项如表 14.5 所示。

表 14.5　引流管置入术及镇静注意事项

导管类型	说明	手术注意事项	镇静注意事项
胆汁引流管	将导管经皮穿过肝置入胆管，将胆汁引流至引流袋或内引流至小肠内	预防性使用抗生素，尤其是合并感染的患者；经导管注入造影剂进行定位；合并潜在的肝疾病患者常伴有凝血功能障碍，有出血的风险；如有胆管狭窄，可行支架置入术	术中或术后苏醒期可能发生急性菌血症并导致血流动力学不稳定；合并败血症的危重患者可能需要由麻醉医生或 ICU 医生进行镇静；患者可出现因急性肝衰竭引起的精神异常
肾造瘘术	将导管经皮置入肾盂或肾盏内	俯卧位；建议预防性使用抗生素；注入造影剂以明确导管位置；患者需配合执行医生的指令	由于患者需俯卧位，故应密切观察患者呼吸。肥胖及老年患者可出现通气不足；术中或术后即刻可出现暂时性菌血症并影响血流动力学；对于无法配合保持体位的患者需请麻醉科会诊并进行深度镇静

导管类型	说明	手术注意事项	镇静注意事项
胃/空肠造瘘	在 X 射线引导下将导管经腹壁直接置入胃内	有两种置入方法：一种是直接经皮穿刺置入导管；另一种是经口腔置入造瘘管，再通过圈套导管将其从腹壁拉出	可局麻下进行手术，但由于患者常合并基础疾病，无法配合，故大多需行中度镇静
脓肿引流	直接将导管经皮置入积液处	由于积液部位的不同，患者体位有所不同，大多为仰卧位	术中宜密切观察呼吸状态；置管时或术后患者可因暂时性菌血症出现寒战及低血压
胸管	将导管置入胸腔引流血液、积液或气体	体位为仰卧位或侧卧位；并发症包括气胸、出血等。术后需行 X 射线检查	患者常有呼吸困难症状，故需密切观察患者呼吸，一旦引出积液，患者呼吸困难将得以缓解
Pleur X 导管	这是一种置入胸腔或腹腔的具有单向活瓣的导管，可防止气体或液体溢出；用于慢性积液间断引流	手术体位一般为仰卧位，但大量胸腔积液患者由于呼吸困难常需轻度头高位	胸腔积液患者应密切监测呼吸，手术时注意患者有无发生气胸；引流大量积液的患者必要时补充白蛋白

MRI 检查的中度镇静

在 MRI 检查时为患者实施中度镇静，无论对患者自身，还是对检查的环境都具有一定的挑战性。之所以需行中度镇静，主要原因在于患者在扫描仪内的幽闭恐惧感所产生的极度焦虑。文献报道指出，4%～30%的患者检查时由于焦虑常发生体动，影响图像质量而无法进行诊断[9]。即使给予口服抗焦虑药，部分患者仍难以配合完成检查[10]。镇静的其他适应证包括：

- MRI 引导下的介入手术。
- 检查时由于剧痛而无法保持某种检查体位的患者。

- 由于神经功能障碍或行为障碍导致患者无法配合完成检查。

为获取用于诊断的清晰图像，患者保持不动非常关键，某些情况下，甚至需要麻醉医生为患者实施深度镇静或全身麻醉以完成检查。

对患者和工作人员而言，MRI 检查的安全性极为重要。需要记住的一点是，无论检查是否进行中，磁场永远保持"开启"。MRI 检查区域被划分为以下 4 个区域：

- 区域Ⅰ：MRI 检查室外的公共区域。
- 区域Ⅱ：公共区域和区域Ⅲ之间的地方。通常在这里进行登记、安全检查、询问病史及医疗保险问题等。该处由 MRI 工作人员监管。
- 区域Ⅲ：该区域配有门锁或其他锁系统，仅限于 MRI 工作人员进入，有直接通道连接区域Ⅳ。
- 区域Ⅳ：磁共振扫描室。

如区域Ⅲ、Ⅳ之间及区域Ⅳ内含有磁性物体及设备，扫描仪会将其高速吸入，进而产生"弹道式损伤"。常见磁性物品有：输液泵、输液架、轮椅、剪刀等。还曾报道有发生氧气罐砸死儿童的事件[11]。其他的损伤包括如连续监测仪导联、某些医疗植入物、金属线圈和钉子、子弹及其碎片等在扫描仪中产热引起的皮肤灼伤，部分植入物如动脉瘤夹、外科钉脱落等。仪器的巨大敲打声也可能引起患者听力损伤，因此患者在检查时需佩戴合适的耳塞和耳机。在 MRI 引导下行乳腺、前列腺、肝穿刺活检术时，所有的仪器设备、导管、针、电源线等必须是非铁磁性，且不受磁场干扰能正常使用。美国食品药品管理局（FDA）对由美国材料与试验协会（ASTM）生产的能在 MRI 扫描室内使用的便携式物品标记如下：

- 区域Ⅳ：安全（绿色方形标签）：非金属物品；
- 区域Ⅳ：相对安全（黄色三角形标签）：没有或几乎没有磁场吸力；
- 区域Ⅳ：不安全（红色圆形标签）：不安全。

某些医疗仪器和设备在低磁场强度如 1.5T 时是安全或相对安全，但在高磁场强度（如最新的 3.0T MRI 扫描仪）时可能会变得不安全。磁共振安全教育研究协会已列出经过测试的安全医疗设备和置入物的清单[12]。不属于安全或相对安全类别的物品，如未通过安全测试，禁止带入 MRI 检查室区域Ⅳ内。

美国放射学院和联合委员会已经发布了相关安全指引和警示[13-14]。所有 MRI 工作人员必须熟读安全指南，并接受特定的安全培训和筛选后才能在 MRI 检查室内工作。由于批准使用的医疗设备列表经常更新，医护人员需要定期进行审查。最近一篇针对装有心脏起搏器患者所作的综述[15]及来自专家团队的指南[16]清晰地列出了此类患者行 MRI 检查时必须遵循的程序，且检查前需详细告知患者其存在的风险。

实施镇静前，患者首先要完成 MRI 安全问卷调查及交代清楚既往病史。如患者自身无法完成，其家属、监护人及了解患者病情的首诊医生需协助完成表格的填写并签署姓名。当患者进入扫描仪内后，因无法直接观察到患者的呼吸状态，需使用以下能安全用于 MRI 检查室的监护设备：心电图、脉搏血氧饱和度仪、血压及二氧化碳监测仪。尽管监护仪自身有过滤干扰的功能，磁场仍可能会干扰心电图，产生间歇性节律异常，此时可从脉搏血氧饱和度仪监测患者的心率和氧合情况。若担心患者出现真的心律失常，可于不同序列检查间隔期间进行评估。二氧化碳监测仪可监测患者的呼吸波形及呼吸频率。某些有创操作如肝病灶的冷冻消融术，需要患者偶尔配合屏住呼吸并保持仰卧位数小时，常在监护麻醉下进行。而乳腺穿刺活检则大多只需要局麻或小剂量抗焦虑药。抢救应急设备应置于区域Ⅱ或Ⅲ。若发生紧急事件，需马上将患者移出 MRI 扫描室并进行抢救。大多数抢救设备（如除颤仪）为铁磁性，可能会对患者及医护人员造成致命的危险。除非经过 MRI 安全培训和筛选，否则紧急救援人员不允许进入 MRI 检查室。

参考文献

1. ACR-SIR Practice Guideline for Sedation and Analgesia (res 45). American College of Radiology Guidelines and Standards Committee of the Commission on Interventional and Cardiovascular Radiology and the Society of Interventional Radiology, 2010. www.acr.org/guidelines (accessed February 2011).

2. American College of Radiology Committee on Drugs and Contrast Media. *ACR Manual on Contrast Media*, Version 7, 2010. www.acr.org/SecondaryMainMenuCategories/quality_safety/contrast_manual.aspx (accessed February 2011).

3. Davenport MS, Cohan RH, Caoili EM, Ellis JH. Repeat contrast medium reactions in premedicated patients: frequency and severity. *Radiology* 2009; **253**: 372–9.

4. Cochran ST, Bomyea K, Sayre JW. Trends in adverse events after IV administration of contrast media. *AJR Am J Roentgenol* 2001; **176**: 1385–8.

5. Wang CL, Cohan RH, Ellis JH, *et al.* Frequency, outcome, and appropriateness of treatment of nonionic iodinated contrast media reactions. *AJR Am J Roentgenol* 2008; **191**: 409–15.

6. Georgiades CS, Hong K, Geschwind JF. Pre- and postoperative clinical care of patients undergoing interventional oncology procedures: a comprehensive approach to preventing and mitigating complications. *Tech Vasc Interventional Rad* 2006; **9**: 113–24.

7. Yin M, Talwalkar JA, Glaser KJ, *et al.* Assessment of hepatic fibrosis with magnetic resonance elastography. *Clin Gastroenterol Hepatol* 2007; **5**(10): 1207–13.e2.

8. Bent CL, Sahni VA, Matson MB. The radiological management of the thrombosed arteriovenous dialysis fistula. *Clin Radiol* 2011; **66**(1): 1–12.

9. Meléndez JC, McCrank E. Anxiety-related reactions associated with magnetic resonance imaging examinations. *JAMA* 1993; **270**: 745–7.

10. Middelkamp JE, Forster BB, Keogh C, Lennox P, Mayson K. Evaluation of adult outpatient magnetic resonance imaging sedation practices: are patients being sedated optimally? *Can Assoc Radiol J* 2009; **60**: 190–5.

11. Kanal E, Barkovich AJ, Bell C, *et al.* ACR guidance document for safe MR practices: 2007. *AJR Am J Roentgenol* 2007; **188**: 1447–74.

12. Institute for Magnetic Resonance Safety, Education, and Research. www.imrser.org (accessed February 2011).

13. Shellock F. MRI safety website. www.mrisafety.com (accessed March 2011).

14. The Joint Commission. Preventing accidents and injuries in the MRI suite. *Sentinel Event Alert* 2008; **38**. www.jointcommission.org/sentinel_event_alert_issue_38_preventing_accidents_and_injuries_in_the_mri_suite (accessed March 2011).

15. Zikria JF, Machnicki S, Rhim E, Bhatti T, Graham RE. MRI of patients with cardiac pacemakers: a review of the medical literature. *AJR Am J Roentgenol* 2011; **196**: 390–401.

16. Levine GN, Gomes AS, Arai AE, *et al.* Safety of magnetic resonance imaging in patients with cardiovascular devices: an American Heart Association scientific statement from the Committee on Diagnostic and Interventional Cardiac Catheterization, Council on Clinical Cardiology, and the Council on Cardiovascular Radiology and Intervention: endorsed by the American College of Cardiology Foundation, the North American Society for Cardiac Imaging, and the Society for Cardiovascular Magnetic Resonance. *Circulation* 2007; **116**: 2878–91.

内镜检查的镇静治疗

Laura Kress, Donna Beitler, and Kai Matthes

郑雪琴 译 刘洪珍 校

简 介

2002 年，美国有将近 280 万例乙状结肠镜检查和 1 420 万例结肠镜检查[1-2]，而这些检查大多在诊所中实施。适当的镇静和镇痛对胃肠镜检查不可或缺。美国麻醉医师协会为非麻醉医师制定了镇静与镇痛指南[3]。这些实践指南经过系统制定，有助于医师和患者对其卫生保健作出恰当的决策。通过分析目前的文献报告，综合专家意见、开放论坛的评论以及临床可行性数据，该指南提供了基本的建议。

镇静深度因不同的内镜检查有所不同。美国麻醉医师协会将镇静程度分为从轻度镇静至全身麻醉这样一个连续的 4 个等级（表 1.2）。大多数内镜检查可于中度镇静下进行，以往称之为"清醒镇静"。在这种意识水平下，患者可对语言和躯体刺激作出有意识的反应，能保持呼吸和循环稳定。也有患者需要行深度镇静乃至全身麻醉[2]。深度镇静时患者仅对疼痛刺激有反应，偶尔需行辅助呼吸以保证氧供[4]。全身麻醉时，患者对疼痛刺激没有反应，此时常需要辅助呼吸，且患者的循环功能也可能受到抑制[4-6]。

选择何种药物或技术进行镇静或麻醉，取决于医生的经验及偏好、患者和检查的自身条件限制和要求，以及发生镇静过度的可能性的高低。由于个体差异性的存在，患者对镇静镇痛药物的反应有所不同，无法预知。因此，实施镇静治疗的医师必须能够对镇静过度的患者做出相应的处理。对于中度镇静，意味着能使对重复刺激或疼痛刺激有特定反应的患者保持呼吸道通畅，改善通气不足。而对于深度镇静，则意味着能保证无法对重复刺激和疼痛刺激有反应的患者呼吸和循环稳定。指南中所指的镇静程度与医师拟行的镇静程度有关。

上消化道内镜检查的镇静治疗风险最小，较为安全。然而，目前报道的所有并发症中，心肺并发症占 50% 以上。大多数此类不良事件的发生均由于误吸、过度镇静、通气不足、血管迷走神经反射以及气道梗阻所致[7-8]。一个对 14 149 例上消化道内镜检查的前瞻性研究发现，即刻出现的心肺事件发生率为 0.2%，其 30 天的死亡率为0.05%[9]。而另一项对 21 011 例检查的回顾性分析结果显示，心肺并发症的发生率为 0.54%[10]。所报道的并发症中，较轻的为一过性的低氧血症，严重的为循环、呼吸抑制，甚至死亡。

恰当的麻醉深度总是镇静最优化与风险最小化之间的完美平衡。一项对美国胃肠病学会医师成员的调查显示，3/4 的医师选择联合使用阿片类药物和苯二氮䓬类药物进行镇静[11]。

镇静前评估

美国麻醉医师协会认为，恰当的术前评估可改善镇静效果，减少不良事件的发生。它根据患者个人的风险因素制定了一个 ASA 体质状况分级系统（表 3.2）。该分级已被证实与不良事件的发生高度相关。

实施镇静或麻醉的临床医生需熟悉患者的既往病史及对患者镇静/镇痛反应的影响，包括有无重要脏器功能异常；既往行镇静镇痛治疗甚至区域阻滞或全身麻醉时曾有的不良经验，药物过敏史；目前服用的药物及潜在的药物相互作用，最后一次口服药物的时间和性质；吸烟史，酗酒史和滥用药物史。拟行镇静镇痛治疗的患者需行有重点的体格检查，包括检测生命体征、心肺听诊以及呼吸道的评估。根据患者的基本医疗条件以及是否对镇静/镇痛的实施有较大影响来决定术前是否需要进行相关的实验室检查。在开始镇静前即需对患者作出评估。

术前需评估患者是否合并心肺基础疾病，该类患者可能无法耐受镇静时发生的心率、血压和血氧饱和度的变化。既往有阻塞性睡眠呼吸暂停或打鼾的患者也需评估其是否存在活动期或未确诊的阻塞性疾病。询问并记录完整的用药史。对于使用阿片类药物治疗慢性痛或使用违禁药物的患者，可能需要较大量的镇静药物才能达到满足内镜检查的镇静要求。

ASA 指南规定，在镇静/镇痛下行择期检查术的患者术前需禁饮、禁食足够的时间以使胃排空（表 8.2）。急诊检查或合并其他引起胃排空功能减弱的疾病时，应从以下 3 个方面考虑反流误吸的可能性及处理：①镇静深度的选择；②推迟检查；③行气管插管保护气道。其他术前评估见第 4 章。

呼吸道评估

麻醉时如患者出现呼吸抑制，无论是否气管插管，均需行正压辅助通气。如患者合并气道解剖异常则增加通气难度。此外，某些气道异常可能会增加患者自主呼吸时发生呼吸道梗阻的风险（表 15.1）。

表 15.1 困难气道危险因素

病史
曾经的麻醉或镇静是否有特殊情况
有无喘鸣、打鼾及睡眠呼吸暂停
晚期类风湿性关节炎（颈部活动受限）
染色体异常，如唐氏综合征（寰、枢椎不稳）

体格检查	
体型	异常肥胖（尤其是面部及颈部肥胖）
头颈	短颈，颈部活动受限 颏舌距小（成人<3 cm） 颈部肿物，颈椎疾病或外伤 气管移位 面部畸形（如皮埃罗-罗宾综合征）

口腔	张口度＜3 cm（成人） 牙齿缺如，门牙过度突出，牙齿松动 有牙齿矫正器 高腭弓，巨舌症，扁桃体肥大，无法窥见悬雍垂
下颌	小下颌，下颌后缩畸形 牙关紧闭，严重的错𬌗畸形

工作人员和仪器设备

一旦给予镇静药后，即需密切监护患者以最大限度地减少麻醉风险。检查室空间必须够大，能放置内镜设备和监护仪，允许工作人员在患者四周走动。此外，检查中心内必须有应急抢救设备。

能够立即给患者使用的应急抢救设备

- 简易呼吸球囊面罩及 100％纯氧
- 吸引器及便携式吸痰机
- 气管插管设备
- 急救药品

检查中心内需配备的应急抢救设备

- 除颤仪
- 高级心脏生命支持（ACLS）所需要的其他复苏药品

患者开始镇静时，必须由受过培训的医护人员持续监护直至其意识恢复。除了内镜检查医生，还必须有一名专门培训的注册护士实施镇静和监护患者。术中也可能需要技术员协助内镜医生使用内镜仪器设备。通过使用阿片类药和苯二氮䓬类药为患者实施镇静是美国注册护士的执业范围。美国大多数州要求护士通过年度培训考核以获得从业资格。这种教育通常包括一个由有经验的医疗卫生服务机构提供的理论课程及实习，并且评估和记录护士的执业能力。无论是内镜检查医生还是注册护士，均需熟练掌握高级心脏生命支持技术。独立的内镜检查中心必须有对口的高级心脏生命支持团队，以便必要时可将患者转送出并接受进一步治疗。

胃肠镜检查的监护

根据美国胃肠内镜学会关于胃肠镜检查时清醒镇静及监护指南，行中度至深度镇静的患者在术前、术中、术后均应受到严密监测[6]。标准的监测设备、呼吸道和抢救设备建议如下：

标准的无创监测

- 血压
- 心电图（ECG）*
- 氧气和气体分析仪
- 脉搏血氧饱和度（SaO_2）*
- 二氧化碳监测（必要时）
- 体温计

* 消化道内镜检查所要求的最少的监测项目[6]。

标准呼吸道和抢救设备

- 麻醉机
- 吸引器
- 急救药品（阿托品、去氧肾上腺素、琥珀胆碱）
- 气道抢救设备（喉镜、气管导管、简易呼吸球囊面罩）

供氧

行内镜逆行胰胆管造影（ERCP）的患者如不吸氧，47%的患者将发生血氧饱和度下降。研究证实，吸氧可明确减少其发生率[12-13]。然而，吸入氧气可能会掩盖患者通气不足的实际情况[14-15]。当患者出现缺氧、SaO_2 下降时其实已经存在高碳酸血症。因此，检测到发生气道梗阻患者的脉搏血氧饱和度实际上已经延迟。通气不足时，在患者缺氧、氧饱和度下降前，二氧化碳发生蓄积，并产生二氧化碳麻醉。二氧化碳监测仪可早期发现通气不足现象，用于监测患者呼吸更为可靠。

二氧化碳监测

对于耗时较长，需要深度镇静的治疗性操作如 ERCP，呼气末二氧化碳监测比单纯脉搏氧饱和度监测更利于评估患者的呼吸情况[16-17]。然而，常规二氧化碳监测尚未体现出客观的临床优势。目前常用的方法是通过鼻导管吸氧，且在鼻外放置二氧化碳采样管监测二氧化碳。另外一种方法，是将塑料注射器针头连接到标准二氧化碳采集线，并将其固定到靠近呼出气流的氧气面罩的侧孔上。经皮二氧化碳监测设备越来越多，其采集的数据也比监测自主呼吸时的呼气末二氧化碳更为准确可靠。

镇静评估

通过使用警觉/镇静评分（OAA/S 评分）评估患者的镇静程度（表 15.2）。

表 15.2　警觉/镇静（OAA/S）评分标准[18]

OAA/S 评分	患者反应	言语	面部表情	眼睛
5	对正常语调呼名反应迅速	正常	正常	清澈，无眼睑下垂
4	对正常语调呼名反应冷淡	稍减慢或含糊	稍微放松	凝视或眼睑轻度下垂
3	仅对大声和（或）反复呼名有反应	不清或明显减慢	明显放松	凝视或眼睑明显下垂
2	仅对轻度推摇有反应	吐字不清		
1	仅对挤捏斜方肌有反应			
0	对挤捏斜方肌无反应			

胃肠镜检查的一般流程

绝大多数内镜检查是为 ASA Ⅰ 或 Ⅱ 级的相对健康的患者进行诊断。但是，有部分合并严重基础疾病的患者，即使术前准备不充分，仍需要进行择期或急诊内镜检查。大多数内镜检查时间较短，可于门诊完成。刺激主要是腹部不适和上消化道内镜检查时产生的咽反射。麻醉药首选起效快的短效药物，该类药物诱导快，复苏时间短，可提高麻醉效率。合并严重基础疾病的高危患者则常需麻醉专家参与指导麻醉。

诊断和治疗性内镜检查有以下数种：

(1) 食管-胃-十二指肠镜检查（EGD）

(2) 直肠镜/乙状结肠镜/结肠镜检查

(3) 内镜逆行胰胆管造影（ERCP）

食管-胃-十二指肠镜检查（EGD）

EGD 是一种使用软镜进行上消化道的诊断和（或）治疗性检查的手段。该项检查可通过黏膜活检或黏膜染色获得组织标本。诊断性EGD 常常不需镇静或仅需轻度镇静，但是对食管扩张术等会引起患者疼痛不适的操作，则需较深的镇静乃至全身麻醉。

EGD 中刺激较大的是：

(1) 镜子进入食管时

(2) 镜子从食管进入幽门时

(3) 内镜介入手术

    (a) 食管/胃/十二指肠活检术

    (b) 内镜下黏膜切除术（EMR）

    (c) 内镜下黏膜剥离术（ESD）

    (d) 内镜下氩离子凝固术（APC）

    (e) 内镜下止血术

    (f) 静脉曲张破裂套扎术

    (g) 食管狭窄扩张术

    (h) 食管支架置入术

    (i) 光动力学治疗

直肠镜/乙状结肠镜/结肠镜检查

直肠镜检查是使用一种硬内窥镜检查直肠的方法，通常不需要静脉麻醉。乙状结肠镜和结肠镜检查是使用软镜对整个下消化道至回肠末端进行诊断和（或）治疗的方法。由于没有咽反射，下消化道内镜检查刺激比上消化道检查小。

直肠镜/乙状结肠镜/结肠镜检查中刺激较大的是：

(1) 进镜时
(2) 镜子顶住肠壁向前推进时（憩室、弯曲等）
(3) 结肠镜在肠管内打袢并持续扩张肠管时
(4) 内镜介入手术
　　(a) 黏膜活检术
　　(b) 内镜下黏膜切除术（EMR）
　　(c) 内镜下黏膜剥离术（ESD）
　　(d) 内镜下氩离子凝固术（APC）
　　(e) 内镜下止血术
　　(f) 息肉切除术
　　(g) 恶性狭窄的扩张术和支架置入术

内镜逆行胰胆管造影（ERCP）

ERCP 是通过内镜将造影剂注入十二指肠乳头，行胆道或胰管 X 射线检查的一种方法。该检查对镇静及麻醉要求较高，如麻醉过浅，患者会有体动、恶心、呕吐、咽反射等，如麻醉过深，则可能出现呼吸道梗阻、通气不足、血流动力学不稳定和苏醒延迟。

ERCP 中刺激较大的是：

(1) 镜子进入食管时
(2) 镜子从食管进入幽门时
(3) 退镜时
(4) 胆总管和胰管插管时
(5) 括约肌切开术
(6) 内镜介入手术
　　(a) 支架置入术
　　(b) 使用球囊或网篮取胆结石
　　(c) 激光碎石术

镇静方案的选择

消化道内镜检查的镇静特别具有挑战性，因为大多数检查的特点，是在较长时间内刺激较小的操作过程中穿插着一些较大的刺激，变化较大。某些内镜检查可不需麻醉，而有些则需全身麻醉。如需使用镇静剂，患者需开放外周静脉通路，待检查结束后，患者意识恢复良好，血流动力学稳定后方能拔除。

以下是在一些临床试验中总结得很少或没有使用镇静药行胃镜或结肠镜检查的大部分患者的特点。

少用或不需使用镇静药患者特点：

- 老年人
- 患者不恐惧
- 男性
- 既往无腹痛史

以往较少有研究表明增加患者镇静难度相关的因素有哪些，有经验的内镜医生认为，具有以下特点的患者镇静难度加大。

镇静难度增加的因素：

- 既往曾有难以进行清醒镇静的病史
- 合法或非法使用苯二氮䓬类药或阿片类药物
- 酗酒

消化道内镜检查的镇静需要由受过专业培训的医护人员进行，医护人员必须具有丰富的理论和临床知识，熟练掌握所使用麻醉药的药理特性，掌握呼吸道管理技术，如托下颌、用简易球囊面罩进行加压通气等急救措施。是否需要请麻醉医生会诊取决于患者的相关危险因素、镇静深度的要求，以及是否为急诊内镜。

选择何种药物进行深度镇静大多由操作者决定，大部分情况下单独使用苯二氮䓬类药，也可合用阿片类药。最常用的苯二氮䓬类药是咪达唑仑和地西泮，其中咪达唑仑由于起效快，维持时间短，具有顺行性遗忘作用，被更多医护人员所选择。药物的剂量取决于患者的年龄、合并的其他疾病、有无合用其他药物以及该检查所需要的镇静深度。对于长时间的操作如 ERCP 等，由于丙泊酚起效快，镇静程度深，苏醒快，其效果优于传统使用的苯二氮䓬/阿片类药物进行镇静[4,19-30]。ASGE 最近发表了一份声明，认为丙泊酚可由消化科医生直接使用，支持非麻醉科医师使用丙泊酚[31]。但是，根据 ASA 目前的建议以及丙泊酚的使用说明，丙泊酚只可由经过全身麻醉培训的医师使用。深度镇静需要有经过急救知识和呼吸道管理培训的医护人员在场对患者严密监护[32]。

镇静药和抗焦虑药

需要在镇静下行消化道内镜检查的患者术前使用苯二氮䓬类药物，一般为起效快、维持时间短的咪达唑仑，大多合用短效的强镇痛药芬太尼。丙泊酚由于起效、代谢更快，相比其他的麻醉药具有一定的优势。但无论上述何种药物，如果频繁地重复使用，均可能造成药物蓄积，致使镇静过深。

苯二氮䓬类药物

苯二氮䓬类药与中枢神经系统的特异性结合位点苯二氮䓬类受体相结合，增强了中枢抑制性神经递质 γ-氨基丁酸（GABA）的功能，从而抑制大脑皮层功能（表 15.3）。因此，苯二氮䓬类药可剂量依赖性地使患者产生轻度镇静、嗜睡乃至深度镇静。此外，它还有抗焦虑及顺行性遗忘的作用。

阿片类药物

阿片类药物的镇痛作用主要与其作用于 μ-受体有关（表 15.4），同时它也能使患者产生欣快感。阿片类药可剂量依赖性地引起呼吸抑制，可使用阿片受体拮抗剂拮抗其作用。即使使用剂量低于达到改变患者意识状态所需的剂量，也可能发生呼吸抑制。阿片类药物也会抑制缺氧和高碳酸血症对呼吸的兴奋作用。大多数内镜检查刺激较小，操作时间短，不需要使用强效镇痛药，可给予小剂量芬太尼辅助麻醉，但需注意阿片类药的呼吸抑制作用，尤其在复合使用其他麻醉药时。镇静下行内镜检查的患者气道保护反射消失，可能出现呼吸暂停及反流误吸。

表 15.3 镇静用苯二氮䓬类药

药物（商品名）及其作用	用法	药代动力学	注释
盐酸咪达唑仑（速眠安）、短效药，具有镇静、抗焦虑及顺行性遗忘作用	静注首剂为 0.5～2.5 mg，维持镇静追加剂量为 0.25～1 mg。健康患者初始剂量为 0.03 mg/kg，一般不超过 2.5 mg，追加药物时速度不宜过快，每次应间隔 2～3 min，追加剂量宜逐次递减	起效时间：1～2.5 min 达峰时间：3～5 min 维持时间：1～5 h 代谢时间：1.8～6.4 h	老年和肥胖患者维持时间延迟一倍。呼吸系统：中枢性呼吸抑制，过快推注可导致呼吸暂停，尤其伍用阿片类药时。循环系统：低容量患者可发生低血压，合用阿片类药时其发生率增加。注意：当患者正在服用蛋白酶抑制剂时，禁止使用咪达唑仑
劳拉西泮、长效药，具有遗忘和抗惊厥作用	静注首剂为 0.5～1 mg，追加剂量为 0.25～0.5 mg（未经 FDA 批准）	起效时间：15～20 min 达峰时间：60～90 min 遗忘时间：6～8 h 单次使用代谢时间：12 h	静注前需稀释。注射速度宜慢以减少副作用。注意：老年、体弱患者宜适当减量。儿童使用的安全性尚不确定
地西泮（安定）	静注首剂可达 10 mg（通常每次静注 1～2 mg 直至达到负荷量），静注最大剂量为 20 mg	起效时间：1～2 min 达峰时间：8 min 代谢时间：0.83～2.25 天（18～54 h）	呼吸系统：呼吸抑制轻。循环系统：轻度抑制。注意：可能引起注射痛，局部刺激感和静脉炎

表 15.4 镇静用阿片类药物

药物（商品名）及其作用	用法	药代动力学	注释
枸橼酸芬太尼（芬太尼制剂），短效麻醉性镇痛药	静注首剂为 25～100 μg，注射时间不短于 2 min。根据患者反应静脉滴定 25～50 μg。每次追加宜间隔 3～4 min，直至达到预期镇静深度	起效时间：3～5 min 维持时间：3 h	呼吸系统：单独使用或合用苯二氮䓬类药均可引起呼吸抑制。循环系统：迷走神经兴奋性心动过缓，低血容量患者可发生低血压。注意：注射过快可引起胸壁僵硬，呼吸困难
哌替啶（杜冷丁）	注射前稀释，以滴定法每次静注 5～10 mg	起效时间：3～5 min 维持时间：1～3 h	与吗啡产生相同镇静效能的剂量下，呼吸抑制、恶心呕吐的发生率与吗啡相同。肾功能不全、肝衰竭及中枢神经系统功能障碍的患者宜谨慎使用。可能加重癫痫
硫酸盐吗啡	追加剂量为 1 mg；注射 20 min 后方出现临床最高效应。由于起效慢，持续时间长，吗啡并不是一个理想的镇静药，因此很少使用	起效时间：5～10 min 中枢峰值时间延迟超过 20 min 维持时间：2～4 h	呼吸系统：合用其他镇静药可引起呼吸抑制。循环系统：低血容量患者可发生低血压。消化系统：恶心、呕吐。泌尿系统：尿潴留。合并 Oddi 括约肌功能障碍的患者宜谨慎使用，可能会导致胰腺痉挛

拮抗剂

由于镇静治疗存在一定的呼吸、循环系统并发症的风险，医师需掌握拮抗剂的药理学和适应证（表 15.5）。

表 15.5 拮抗剂

药物（商品名）及其作用	用法	药代动力学	注释
氟马西尼（立易平）	大血管内静注，速度：15～30 s。初始剂量为 0.2 mg，注射时间超过 15 s。如 45 s 后患者未达到要求的清醒程度，每隔 60 s 追加 0.2 mg，直至患者达到要求的清醒程度，最多只能追加 4 次。静注最大剂量为 1 mg	尚未明确是否能有效治疗苯二氮䓬类药或苯二氮䓬类药合用阿片类药引起的通气不足。可能引起苯二氮䓬类依赖性患者出现癫痫	注意：该拮抗剂的作用时间可能短于镇静药
盐酸纳洛酮（苏诺）：可与阿片类药竞争阿片受体	用于部分拮抗阿片类药引起的呼吸抑制。仅需要小剂量的纳洛酮。纳洛酮要根据患者的反应进行滴定。首次逆转呼吸抑制后应每隔 2～3 min 追加 0.08～0.2 mg 直至呼吸恢复预期状态	起效时间：2 min 内达峰时间：5～15 min 维持时间：45 min	纳洛酮代谢时间较阿片类药快，一旦其作用消失，患者可再度陷入麻醉状态。静注纳洛酮后需观察 2h。对于毒品成瘾者可引起急性戒断症状。用于拮抗镇静时需先稀释，因其所需剂量远远低于拮抗阿片类药物过量所需剂量

辅助药物

辅助药物可增强阿片类药和镇静药的作用，尤其是对于阿片类耐受的患者及有酗酒、药物滥用史的患者。某些辅助药还有止吐作用。以往常用的辅助药有氟哌利多、异丙嗪、苯海拉明（可他敏）等。5-羟色胺受体拮抗剂（如昂丹司琼、格拉司琼）由于止吐效果更好，现在也越来越多被使用。对于长时间的操作，适当使用辅助药可减少阿片类镇痛药的用量，减少其副作用。因此，判断患者是否高危以及判断检查可能所需的时间有助于制订最佳镇静方案。应该指出的是，2001年12月，美国食品与药品监督管理局（FDA）发出了关于氟哌利多的警告：提醒医生注意使用氟哌利多时可能出现的心律失常，对于可能发生心律失常的高危患者宜选用其他药物；并指出有患者使用低于推荐剂量的氟哌利多后出现 QT 间期延长和（或）尖端扭转型室性心动过速，部分死亡病例并未合并 QT 间期延长的已知高危因素[7]。

咽部表面麻醉

常用的表面麻醉药有苯佐卡因、丁卡因及利多卡因，给药方式为喷雾法或含漱法。插入内镜前使用苯佐卡因，可有效地预防咽反射。但是只能喷一次，持续 1s，以免由于多次用药引起系统性副反应——高铁血红蛋白血症。高铁血红蛋白血症是血红蛋白分子中的亚铁被氧化成三价铁，成为高铁血红蛋白。高铁血红蛋白缺少能与氧形成离子键的电子，无法携带氧，导致患者缺氧。

并发症

消化道内镜检查的并发症多数出现于内镜介入手术。息肉切除术后常发生出血，可于内镜下止血，但也可能需要外科手术止血。结肠镜检查造成的结肠穿孔可引起患者腹胀，使静脉受压和前负荷下降，从而导致血流动力学不稳定。静脉曲张破裂可引起大出血，导致循环衰竭直至死亡。这就要求行内镜检查时，随时配备熟练掌握气道管理和应急抢救技术的医护人员，以免发生上述情况。

复　苏

即使检查完成后，患者也有可能发生并发症。关键时期是退镜后的 15 min，需有医护人员在设备齐全的观察室继续监护患者，直至其恢复原来的意识水平，不再发生低氧血症和呼吸、循环抑制。离院标准需遵循机构指南。

医疗沟通

联合委员会将医疗沟通定为 2005 年全国患者安全目标之一[33]。为了这个目标，有必要准确而完整地记录整个医疗过程，包括进入内镜检查室前审查和记录患者的治疗过程。使用医疗沟通工具能明显提高患者的安全性，有助于确保患者出院后在需要的时候能继续之前的治疗，并为患者提供一份修订过的治疗清单。

特殊注意事项

除非采取特殊预防措施，某些类型的患者发生镇静/镇痛相关并发症的风险较高。合并特殊病情（如老年或婴幼儿，严重的心、肺、肝、肾疾病，妊娠、药物或酒精滥用）的患者术前如能咨询相应的医疗专家，则将降低中、深度镇静的相关风险。对于存在显著的镇静相关风险因素（如患者不合作、病态肥胖、潜在的困难气道、睡眠呼吸暂停）的患者，术前应考虑请麻醉医师会诊，以减少不良事件的发生。当为此类具有挑战性的患者施行中度或深度镇静时，可能需要麻醉医师随时待命。

如果可能，合并特殊病情的患者术前均应咨询相应的医疗专家。专家的选择取决于疾病的性质和是否为急诊手术。对于身体功能严重受损和病情不稳定的患者（如预期的困难气道、严重阻塞性肺部疾病、冠状动脉疾病、充血性心力衰竭等），或者必须要求有足够的镇静深度以满足检查需要时，未接受过全身麻醉培训的操作者术前均需咨询麻醉医生。

总　结

在美国，每年有数以百万的内镜检查，大多由麻醉或非麻醉专家在门诊为其提供镇静治疗。大多数内镜检查耗时短，可在门诊进行。

通过合理选择患者，准确的术前评估，术中及术后的严密监护，实施者可最大限度地优化镇静的优点，尽可能地降低其潜在的风险。

参考文献

1. Seeff LC, Richards TB, Shapiro JA, et al. How many endoscopies are performed for colorectal cancer screening? Results from CDC's survey of endoscopic capacity. *Gastroenterology* 2004; **127**: 1670–7.

2. Matthes K. Gastrointestinal endoscopy in the office-based setting. In Shapiro F, ed., *Manual of Office-Based Anesthesia Procedures*. Philadelphia, PA: Lippincott Williams & Wilkins, 2007; 120–32.

3. American Society of Anesthesiologists Task Force on Sedation and Analgesia by Non-Anesthesiologists. Practice guidelines for sedation and analgesia by non-anesthesiologists. *Anesthesiology* 2002; **96**: 1004–17.

4. Faigel DO, Baron TH, Goldstein JL, et al. Guidelines for the use of deep sedation and anesthesia for GI endoscopy. *Gastrointest Endosc* 2002; **56**: 613–17.

5. American Society for Gastrointestinal Endoscopy. Training guideline for use of propofol in gastrointestinal endoscopy. *Gastrointest Endosc* 2004; **60**: 167–72.

6. Waring JP, Baron TH, Hirota WK, et al. American Society for Gastrointestinal Endoscopy, Standards of Practice Committee. Guidelines for conscious sedation and monitoring during gastrointestinal endoscopy. *Gastrointest Endosc* 2003; **58**: 317–22.

7. Benjamin SB. Complications of conscious sedation. *Gastrointest Endosc Clin N Am* 1996; **6**: 277–86.

8. Freeman ML. Sedation and monitoring for gastrointestinal endoscopy. *Gastrointest Endosc Clin N Am* 1994; **4**: 475–99.

9. Quine MA, Bell GD, McCloy RF, et al. Prospective audit of upper gastrointestinal endoscopy in two regions of England: safety, staffing, and sedation methods. *Gut* 1995; **36**: 462–7.

10. Arrowsmith JB, Gerstman BB, Fleischer DE, Benjamin SB. Results from the American Society for Gastrointestinal Endoscopy/U.S. Food and Drug Administration collaborative study on complication rates and drug use during gastrointestinal endoscopy. *Gastrointest Endosc* 1991; **37**: 421–7.

11. Cohen LB, Wecsler JS, Gaetano JN, et al. Endoscopic sedation in the United States: results from a nationwide survey. *Am J Gastroenterol* 2006; **101**: 967–74.

12. Crantock L, Cowen AE, Ward M, Roberts RK. Supplemental low flow oxygen prevents hypoxia during endoscopic cholangiopancreatography. *Gastrointest Endosc* 1992; **38**: 418–20.

13. Reshef R, Shiller M, Kinberg R, et al. A prospective study evaluating the usefulness of continuous supplemental oxygen in various endoscopic procedures. *Isr J Med Sci* 1996; **32**: 736–40.

14. Nelson DB, Freeman ML, Silvis SE, et al. A randomized, controlled trial of transcutaneous carbon dioxide monitoring during ERCP. *Gastrointest Endosc* 2000; **51**: 288–95.

15. Fu ES, Downs JB, Schweiger JW, Miguel RV, Smith RA. Supplemental oxygen impairs detection of hypoventilation by pulse oximetry. *Chest* 2004; **126**: 1552–8.

16. Soto RG, Fu ES, Vila H, Miguel RV. Capnography accurately detects apnea during monitored anesthesia care. *Anesth Analg* 2004; **99**: 379–82.

17. Vargo JJ, Zuccaro G, Dumot JA, et al. Automated graphic assessment of respiratory activity is superior to pulse oximetry and visual assessment for the detection of early respiratory depression during therapeutic upper endoscopy. *Gastrointest Endosc* 2002; **55**: 826–31.

18. Chernik DA, Gillings D, Laine H, et al. Validity and reliability of the Observer's Assessment of Alertness/Sedation scale:

study with intravenous midazolam. *J Clin Psychopharmacol* 1990; **10**: 244–51.

19. Heuss LT, Schnieper P, Drewe J, Pflimlin E, Beglinger C. Safety of propofol for conscious sedation during endoscopic procedures in high-risk patients: a prospective, controlled study. *Am J Gastroenterol* 2003; **98**: 1751–7.

20. Heuss LT, Schnieper P, Drewe J, Pflimlin E, Beglinger C. Conscious sedation with propofol in elderly patients: a prospective evaluation. *Aliment Pharmacol Ther* 2003; **17**: 1493–501.

21. Goff JS. Effect of propofol on human sphincter of Oddi. *Dig Dis Sci* 1995; **40**: 2364–7.

22. Walker JA, McIntyre RD, Schleinitz PF, *et al.* Nurse-administered propofol sedation without anesthesia specialists in 9152 endoscopic cases in an ambulatory surgery center. *Am J Gastroenterol* 2003; **98**: 1744–50.

23. Koshy G, Nair S, Norkus EP, Hertan HI, Pitchumoni CS. Propofol versus midazolam and meperidine for conscious sedation in GI endoscopy. *Am J Gastroenterol* 2000; **95**: 1476–9.

24. Jung M, Hofmann C, Kiesslich R, Brackertz A. Improved sedation in diagnostic and therapeutic ERCP: propofol is an alternative to midazolam. *Endoscopy* 2000; **32**: 233–8.

25. Rex DK, Overley C, Kinser K, *et al.* Safety of propofol administered by registered nurses with gastroenterologist supervision in 2000 endoscopic cases. *Am J Gastroenterol* 2002; **97**: 1159–63.

26. Seifert H, Schmitt TH, Gultekin T, Caspary WF, Wehrmann T. Sedation with propofol plus midazolam versus propofol alone for interventional endoscopic procedures: a prospective, randomized study. *Aliment Pharmacol Ther* 2000; **14**: 1207–14.

27. Sipe BW, Rex DK, Latinovich D, *et al.* Propofol versus midazolam/meperidine for outpatient colonoscopy: administration by nurses supervised by endoscopists. *Gastrointest Endosc* 2002; **55**: 815–25.

28. Vargo JJ, Zuccaro G, Dumot JA, *et al.* Gastroenterologist-administered propofol for therapeutic upper endoscopy with graphic assessment of respiratory activity: a case series. *Gastrointest Endosc* 2000; **52**: 250–5.

29. Vargo JJ, Zuccaro G, Dumot JA, Shermock KM, Morrow JB, Conwell DL, Trolli PA, Maurer WG. Gastroenterologist-administered propofol versus meperidine and midazolam for advanced upper endoscopy: a prospective, randomized trial. *Gastroenterology* 2002; **123**: 8–16.

30. Wehrmann T, Kokabpick S, Lembcke B, Caspary WF, Seifert H. Efficacy and safety of intravenous propofol sedation during routine ERCP: a prospective, controlled study. *Gastrointest Endosc* 1999; **49**: 677–83.

31. Vargo JJ, Cohen LB, Rex DK, Kwo PY. Position statement: nonanesthesiologist administration of propofol for GI endoscopy. *Gastrointest Endosc* 2009; **70**: 1053–9.

32. American Society of Anesthesiologists (ASA). Guidelines for office-based anesthesia. Park Ridge, IL: ASA, 1999 (last affirmed 2009). www.asahq.org/For-Healthcare-Professionals/Standards-Guidelines-and-Statements.aspx (accessed June 2011).

33. The Joint Commission. Using medication reconciliation to prevent errors. *Sentinel Event Alert* 2006; **35**. www.jointcommission.org/sentinel_event_alert_issue_35_using_medication_reconciliation_to_prevent_errors (accessed June 2011).

16 心脏介入的镇静

Erika G. Puente，Alberto Uribe，and Sergio D. Bergese

周桥灵 译 王汉兵 校

简 介

大约在心脏导管置入术出现后 100 年，随着各种更尖端的心脏介入技术的涌现，心脏介入室从一个独立的诊治单位发展为可同时应用多种技术来诊治心脏疾病的综合单位。

心脏介入诊疗的复杂性使其管理要求很高。随着这些治疗技术的普及和需求的增长，大多数医疗机构已要求心脏介入诊疗作为常规或基本的技术。这些日益复杂的治疗技术正应用于更多的急性发作的患者，同时也对治疗的安全和成功带来挑战。心脏介入专家的最终目标是确保患者在舒适无痛的状态下成功完成介入诊疗（表 16.1）。

为了达到这些目标，应给予患者镇静措施以减弱其应激反应，同时避免镇静诱发的血流动力学波动及通气不足。

非麻醉医师的镇静和（或）镇痛指南为医学诊疗提供了镇静的方向，但为心导管植入患者的麻醉管理和非麻醉医师为电生理测试者提供镇静的指南仍未出台[1-2]。

表 16.1　心脏介入治疗中心的镇静和（或）镇痛目标

身体不适最小
疼痛最小
对治疗的负性心理反应最小
提供一定程度的遗忘
患者能配合
足够的通气（患者气道）及供氧（正常呼吸）
血流动力学参数波动最小
可从门诊安全离院

心脏介入室

　　心脏介入室是按一定安全参数设计的。一般分为两个区域：操作室和控制室。控制室不是无菌区，是从操作室分离出来的区域，装有屏蔽 X 光射线可视窗，能看到操作室的操作，能记录和监测操作过程，同时也能随时与操作室的人员沟通。控制室装有功能齐全的工作站，工作人员可以控制 X 光透视机，记录诊断数据并监测患者的重要体征和心电图（图 16.1）。

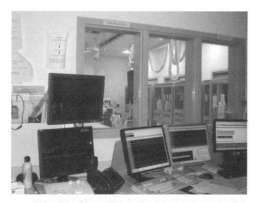

图 16.1　控制室配有全部功能的工作站和防辐射的窗口

　　操作室是完成介入操作的区域，装置了用于操作的设备。心脏介入医师、护士和技师一起为患者提供诊疗和监测。所有进入操作室的医务人员须穿上铅衣或围裙以防止射线辐射。这些围裙应大小合适并能覆盖生殖系统和甲状腺等内分泌器官。

操作室内的配置有：X线透视机、操作台、观察操作的屏幕、可放置导管及其配件的无菌台、一台血气分析机、输液泵（表16.2、图16.2）。

表 16.2 心脏介入治疗室的配置

X射线透视装置
治疗操作台
显示屏
无菌台
血气分析机
输液泵

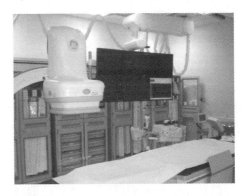

图 16.2 操作室的设备有 X 射线透视机、操作台、显示屏及输液泵

监视装置包括：血压、重要体征及心电图监测仪、脉搏氧饱和度监测仪、复律器/除颤仪、急救药以及气道设备。推荐必备的装置：一台呼吸机，一台麻醉手推车，可就近提供的纤维镜车，或有一个适当的计划去配备这些设备。

在相关医务人员的帮助下，执行操作的医师不仅要完成操作，还要兼顾患者的镇静/镇痛及生命体征监测。Gaitan 等人调查了 95 个心电生理项目，发现护士完成了大部分的镇静工作，包括 38% 深度镇静且不能被唤醒的病例[3]，说明充分的专业培训和指导对于心脏介入室的镇静管理方面是十分重要的。

介入医师必须同时兼顾操作和患者的镇静监测，这是一项挑战，所以他们需要相关人员的帮助。这些负责管理镇静和监护患者的人员应该经过良好的专业培训并且专责于此。他们应在基础生命支持和气道管理、镇静剂和镇痛剂的药理和相互作用等方面接受专门的培训，同时在镇静的理论和实践、患者的监护需求和解释、镇静和镇痛的并发症及复苏和离院标准方面也接受培训[2]。

患者评估

择期心脏介入手术的患者应进行严格的风险筛查和详细的评估，因为这些风险因素可能使患者在操作过程中出现并发症。大多数并发症与血流动力学的稳定性及气道管理有关。有以下情形的患者存在高风险：病态肥胖者，慢性阻塞性肺疾病者，阻塞性睡眠呼吸暂停者，有冠心病病史者，ASA 3 级者，困难气道者；有服用可能与镇静剂相互作用的药物史及血流动力学不稳定者（例如，难以控制的高血压）[1-2]。

当决定治疗方法以及患者是否应该镇静和（或）全身麻醉时，介入医师必须通盘考虑患者的特别需求，必要时要咨询麻醉医师。表16.3 列出了决定患者是否适合接受镇静的一些标准。更多的资料请参考第 4 章。

评估拟行心脏介入治疗的患者时，要注意的是患者之前通常有心脏病史。有些患者可能有心脏导管诊断性置入史、仪器安置史、外科手术史、心律不齐介入治疗史（用药物或消融来转换）、超声心动描记检查史、心内装置的置入史（如起搏器/除颤仪），而且服药史也应考虑。有些患者可能有介入失败史并不少见。对于这些患者，应作全面的评估以排除镇静和（或）镇痛技术或药物引起的任何可能并发症。若之前的操作失败是因为气道问题或血流动力学不稳定或需要深度镇静，应考虑在全身麻醉下进行介入操作。

某些患者的术前评估可能允许医师事前安排和准备，以便在非全麻下进行操作。在介入操作中，提高患者的利尿功能和（或）呼吸功能是有利的。

表 16.3　患者镇静的建议标准

入选标准	可能排除标准
* ASA 1、2 级	* 不合作或存在明显语言障碍
* 一般情况稳定的 ASA 3 级	* 合并多种疾病
* 符合门诊诊断或手术标准	* 有镇静/镇痛并发症史
* 同意介入治疗	* 对拟用药物有过敏史
	* 困难气道
	* 术后 24h 无陪伴者或照料者
	* 阿片类药物依赖者

　　因为心导管和电生理实验室的构造特殊，所以患者的呼吸功能和气道评估特别重要。气道的评估比较困难，因为 X 射线透视机几乎包围了患者的头部而且十分贴近，妨碍可视化，而且使用设备来辅助呼吸的空间也十分有限。另外，X 射线透视台不能像手术室的手术台那样可以升高患者的头部（图 16.3）。

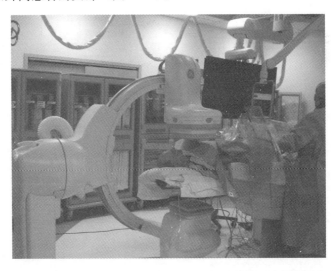

图 16.3　操作室设置及 X 射线透视机位置。注意与患者头部的距离

　　若患者面罩通气困难或需要气管插管，应注意过度镇静引起的风

险。须时刻牢记合理镇静及气道监护的重要性，应标明或交代气道设备的放置位置[1]。

心脏介入室的操作流程

表 16.4 列出了心导管及电生理介入室的一般诊疗项目，同时列出相应的镇静需求和并发症。

表 16.4　心脏介入治疗、镇静和并发症

操作地点	操作项目	镇静	常见并发症
心导管介入室	经皮冠状动脉支架术	中度或深度镇静或全身麻醉	大出血、心律不齐、硬导管所致血管穿孔
	经皮心室辅助装置	中度或深度镇静或全身麻醉	大出血、心律不齐
	经皮间隔缺损封闭术	中度或深度镇静或全身麻醉	低血压、血栓症、大出血、术中气栓、装置堵塞、血栓栓塞、术中/术毕血栓、装置相关性心律不齐、有或无填塞的心脏穿孔[1,4]
	经皮外周动脉重建术	硬膜外麻醉或中/深度镇静或复合应用	高凝；一过性疼痛；末端缺血；若在应用抗凝药情况下行硬膜外麻醉，可有硬膜外或脊髓血肿形成
	经皮瓣膜修补及置换（正在研究并进行临床试验）	全身麻醉[1,4]、有创监测（动脉导管及 TEE）[4]	血流动力学不稳定、心肌缺血、显著心律不齐
电生理实验室项目	电生理项目	中度或深度镇静或全身麻醉	少量出血、短暂的血流动力学不稳定、心律不齐、大出血
	导管消融术	在心脏电震复跳中需中/重度镇静或全身麻醉[5]	心律不齐、心源性呼吸困难[6]、心脏穿孔、栓塞

续表

操作地点	操作项目	镇静	常见并发症
电生理实验室项目	心脏电震复跳	为清除由电休克引起的不适记忆，应予短暂的深度镇静[7] 术后连续心电监护	轻微胸痛、心律不齐、栓塞
	可置入心内的电复律除颤器	在除颤开始时局麻、复合中/重度镇静或全麻（监测仪器）	短暂的缺血、心肌梗死、休克、心脏压塞、呼吸过度、气胸、顽固性纤颤引起的心脏停搏、无脉电活动、心源性休克、栓塞
	双心室起搏器和除颤仪导线的安放	在除颤开始时局麻、复合中/重度镇静或全麻（监测仪器）	气胸、冠状窦穿孔、心脏穿孔、心脏压塞、心肌梗死、休克、栓塞
TEE	经食管超声心动图（TEE）	中度或重度镇静或全麻[5]	误吸 咽喉痛
ICE	心内超声心动图（ICE）	中度镇静	误吸 咽喉痛

　程序镇静：使患者得到充分的放松、镇痛和遗忘，保持对指令的反应，并有自主呼吸[1]。右美托咪定被推荐用于存在呼吸风险的患者，但由于其抗交感神经作用参与诱发心律不齐，不推荐用于电生理实验项目[4]

镇静和药理学

　　镇静使患者舒适，同时减少其体动可使手术过程更顺利。镇静指应用一些药物使患者处于某种轻度的意识消退状态。已有几种评分来监测患者的意识水平，包括 MOAA/S 评分（改良的警觉/镇静评分）。该评分来源于最初的 OAA/S 评分，并仅由反应能力构成（表 16.5、16.6）[8-9]。

表 16.5 OAA/S 评分

分值	镇静水平	反应	语言	面部表情	眼睛
5	警觉	对呼叫姓名能敏捷地反应	正常	正常	清醒, 无眼睑下垂
4	轻度	对呼叫姓名反应迟钝	轻微的减慢	轻微的放松	目光呆滞或轻微眼睑下垂
3	中度	仅对大声呼叫姓名有反应	口齿不清或明显变慢	明显的放松	目光呆滞, 有明显眼睑下垂
2	深度	仅对轻微推动或摇动有反应	复述单词极少	无	无
1	深度睡眠	仅对疼痛刺激有反应	无	无	无

表 16.6 改良 OAA/S (MOAA/S) 评分

6	警觉、清醒状态, 口齿正常, 对姓名反应敏捷
5	嗜睡, 但能正常地说出姓名, 反应敏捷
4	可正常地说出姓名, 反应迟钝
3	仅在大声或反复呼叫姓名时才有反应
2	对轻微推动或摇动无反应
1	对疼痛刺激无反应

大多数心脏介入及电生理的手术只需轻到中度水平的镇静, 即 OAA/S 和 (或) MOAA/S 评分≥3。此时患者清醒, 并能对反复地大声呼叫名字作出反应, 重要生命体征稳定, 保护性反射及自主呼吸存在。可在导管入口给患者行局部麻醉或区域麻醉来减轻疼痛。另外, 时间较长的手术 (>2h) 也很常见, 即使应用了大量的静脉镇静及镇痛剂, 患者仍会感到焦躁不适。许多心脏介入手术的特点即先是短暂的强刺激接着是长时间的微弱刺激。为避免镇静过度或镇静不足, 预知患者对疼痛刺激的反应并滴定合适的镇静药是十分必要的。

保持所期望的镇静很有挑战性, 这存在 "越过" 到下一级别镇静的危险。患者可能会经历短时间的深度镇静 [OAA/S 和 (或) MOAA/S 评分≤2], 而且有时这种情况不可避免。所以, 支持人员应就安全地管理深一级镇静进行培训, 并且能通过保证气道通畅及支持呼吸来抢救患者。

为了避免过量及出现并发症, 理想的镇静药要求起效快和时效短 (见表 2.3、2.4、2.6 和 16.7)。长效药要谨慎使用, 因其作用不可预

表 16.7　心脏介入室镇静/镇痛的推荐药物及拮抗剂

药名	剂量用法	注意事项
咪达唑仑	<60 岁的健康成年人：1~2.5 mg，2 min 内缓慢静脉推注；合用中枢神经系统抑制剂者减量 30%。>60 岁或有慢性疾病的成年人：1~1.5 mg，2 min 内缓慢静脉推注；合用中枢神经系统抑制剂者减量 50%。维持：达到所需的镇静需滴定初始量的 25%	半衰期：1~4 h 起效时间：1~2 min 持续时间：30~60 min 机制：短效苯二氮䓬类药具镇静、遗忘和抗焦虑作用。 优点：易得到，安全性好，可拮抗（氟马西尼）。 缺点：需合并其他药镇痛，可靠性差，常需重复给药，有呼吸抑制和低血压风险[10]。 相互作用：中枢神经系统抑制剂可能药效增强（抗组胺类药、止吐药、催眠剂、巴比妥类、乙醇）。
芬太尼	成人：25~50 μg 缓慢静脉推注。镇痛/镇静/气管插管的最大剂量为 200 μg	半衰期：3~4 h 起效时间：1~2 min 持续时间：30~60 min 机制：具有催眠镇痛作用的人工合成的阿片类药。μ-阿片类受体的快速短效激动剂。 优点：易得到，安全性好，心血管抑制作用小，可拮抗（纳洛酮）。 缺点：咳嗽、瘙痒、恶心呕吐、呼吸抑制，需复合其他药镇静。可靠性差，常需追加剂量[10]。 相互作用：中枢神经系统抑制剂可能增强其作用（抗组胺类药、止吐药、催眠剂、巴比妥类、乙醇）[11]。

续表

药名	剂量用法	注意事项
氟马西尼	成人：每 1~2 min 200 μg 直至达到效果（最大剂量 3 mg/h）	半衰期：3~4 h 起效时间：1~2 min 顶峰效应：6~10 min 持续时间：45 min 机制：通过与竞争性抑制苯二氮䓬类 $GABA_A$ 受体的结合，逆转苯二氮䓬类药的过量。 优点：起效快，可逆转苯二氮䓬类药撤药的作用。 缺点：不推荐用于苯二氮䓬类撤药或癫痫的患者。
纳洛酮	成人：0.2~2.0 mg 静脉推注，按需要增加剂量。	半衰期：1~1.5 h 起效时间：1 min. 持续时间：15~45 min 机制：逆转阿片类药物过量。是 μ-受体竞争性抑制剂及拮抗中枢神经系统和呼吸系统危及生命的抑制。 优点：快速逆转的阿片类药逆转剂，有良好的安全性能。 缺点：不推荐常规应用；当纳洛酮的效力消退时可能出现再镇静的情形。

测，而且可能造成意外的相互作用，从而超出医护人员的工作能力。虽然尚未有医学文献公布镇静药的理想特点，但以下几点已被广泛认同：起效快，术后认知能力及身体机能恢复迅速，药效学和药代学可预测。需注意的是，反复使用一些镇静药如苯二氮䓬类、阿片类及丙泊酚，可能会导致这些药物的蓄积，从而引起镇静过度。医护人员应复习药物的药效学和药代学，如每种药的半衰期和时量相关半衰期（见第 2 章）。

多年来，使用芬太尼和咪达唑仑已成为镇静的标准方法。这两种药物有相似的起效和作用时间，很安全，而且可逆转，过量时有拮抗剂逆转其效应。咪达唑仑是起效快、镇静时间短、有遗忘和抗焦虑作用的苯二氮䓬类药。由于它不能镇痛，所以常和镇痛药物芬太尼合用。芬太尼是一类人工合成的阿片类药物，起效快，有短效镇痛的作用。咪达唑仑和芬太尼合用时可达到所需的效果。该组合的唯一缺点是它们会加强对方的作用，故追加剂量时需谨慎。尚未评估该组合心肺抑制的可能性，使用时应缓慢给予及缓慢增加剂量[10]。

我们的目标是为患者提供最佳镇静并适合具体的诊疗程序。然而，要获得理想镇静，不仅依靠选择不同的药物的特性和剂量，也依靠患者对药物的剂量相关反应。

最佳的镇静效果经常是通过镇静剂和阿片类药合用而实现。除了表 2.3、2.4、2.6 及 16.7 所推荐的药物外，还有其他药物可用于介入手术患者的镇静（见第 2 章）。因为这些药物过量使用的风险较高，因此，应由富有经验和进行过培训的相关人员使用。

丙泊酚是使用广且常用的镇静催眠药，起效、分布、清除均较快，作用时间短，有止吐作用，停药后患者认知力恢复迅速。使用丙泊酚可进行中至深度镇静，但有引起低血压、呼吸抑制及气道梗阻的风险。由于丙泊酚无镇痛效应，需阿片类镇痛药来减轻疼痛，这样复合使用会增强其镇静效应，同时也增加心肺抑制的风险。尚无拮抗剂来逆转丙泊酚的作用。

右美托咪定是 α_2 受体激动剂，作用于大脑而产生镇静和镇痛作用。由于它的双重作用及相对安全性，在介入手术中应用越来越多。右美托咪定很少引起呼吸抑制，但可能导致心动过缓和低血压。其他缺点包括起效慢及作用时间较长，其作用时间依赖输注时间和输注速率。

　　在给予心导管介入患者（轻、中、深度）镇静时，应由培训合格的专业人员密切监护。通常，心导管和电生理实验室的设置倾向于由心脏介入医师来监护患者。应对辅助人员进行以下培训：监护患者的重要生命体征，包括连续的血压监测或动脉导管测压、心电图和脉氧饱和度，同时，还应进行呼吸方面的监测（见第 5 章）。

总　结

　　随着当代心脏介入技术的发展，心脏介入室已成为患者进行诊断和治疗并需要镇静的常规地方。手术复杂且时间长，患者常合并其他疾病，这就需要实施镇静的人员具有丰富的药理学知识，在气道管理方面进行过培训，而且对心血管生理系统有着透彻的理解。

参考文献

1. Faillace RT, Kaddaha R, Bikkina M, *et al.* The role of the out-of-operating room anesthesiologist in the care of the cardiac patient. *Anesthesiol Clin* 2009; 27: 29–46.

2. Knape JTA, Adriaensen H, van Aken H, *et al.* Guidelines for sedation and/or analgesia by non-anaesthesiology doctors. *Eur J Anaesthesiol* 2007; 24: 563–7.

3. Gaitan BD, Trentman TL, Fassett SL, Mueller JT, Altemose GT. Sedation and analgesia in the cardiac electrophysiology laboratory: a national survey of electrophysiologists investigating who, how, and why? *J Cardiothorac Vasc Anesth* 2011 Jan 18 [Epub ahead of print].

4. Shook DC, Savage RM. Anesthesia in the cardiac catheterization laboratory and electrophysiology laboratory. *Anesthesiol Clin* 2009; 27: 47–56.

5. Gross WL, Faillace RT, Shook DC, Daves SM, Savage RM. New challenges for anesthesiologists outside of the operating room: the cardiac catheterization and electrophysiology laboratories. In Urman R, Gross W, Philip BK, eds., *Anesthesia Outside of the Operating Room*. Oxford: Oxford University Press, 2011; 179–97.

6. Hall SC. Anesthesia outside the operating room. In Twersky R, Philip B, eds., *Handbook of Ambulatory Anesthesia*, 2nd edn. New York, NY: Springer, 2008; 253–79.

7. Litt L, Young WL. Procedures performed outside the operating room. In Stoelting RK, Miller RD, eds., *Basics of Anesthesia*, 5th edn. Philadelphia, PA: Churchill Livingstone, 2007; 550–60.

8. Yeganeh N, Roshani B, Almasi A, Jamshidi N. Correlation between Bispectral Index and predicted effect-site concentration of propofol in different levels of target-controlled, propofol induced sedation in healthy volunteers. *Arch Iran Med* 2010; 13: 126–34.

9. Yuen VM, Irwin MG, Hui TW, Yuen MK, Lee LH. A double-blind, crossover assessment of the sedative and analgesic of intranasal dexmedetomidine. *Anesth Analg* 2007; **105**: 374–80.

10. Brown TB, Lovato LM, Parker D. Procedural sedation in the acute care setting. *Am Fam Physician* 2005; **71**: 85–90.

11. Fentanyl citrate. [Drug data sheet.] www.adaweb.net/Portals/0/Paramedics/documents/fentanylcitrate.pdf (accessed June 2011).

推荐阅读

Galvagno SM, Kodali B. Patient monitoring. In Urman R, Gross W, Philip BK, eds., *Anesthesia Outside of the Operating Room.* Oxford: Oxford University Press, 2011; 20–7.

Hession PM, Joshi GP. Sedation: not quite that simple. *Anesthesiol Clin* 2010; **28**: 281–94.

Joe RR, Chen LQ. Anesthesia in the cardiac catheterization lab. *Anesthesiol Clin North America* 2003; **21**: 639–51.

17 急诊科的镇静

Heikki E. Nikkanen

周桥灵 译　王汉兵 校

简　介

在急诊科，对某些患者实施镇静是十分有必要的。患者随时会进入急诊科，由于其病情，在诊疗时可能需要镇静。门诊或病房的患者通常是有计划的诊治，而急诊科患者则需要更紧急的处理。急诊科的患者可能有严重的疾病或某一些器官或四肢必须处理的危急情况，而且往往已发病数小时，病情发展也不可预料，若一定要求麻醉科医师来实施镇静是不太现实的。急诊医师在急诊医学方面进行了培训并拥有资格证，对镇静引起的并发症管理、高级气道管理和复苏均进行过培训[1-2]，对病情的判断以及评估镇静的风险和益处具有丰富的经验。

在急诊科需要镇静的情形包括但并不限于以下方面：关节脱位或骨折的复位，特别是近端关节或需要较大操作的情况；脓肿引流，尤其是面积大而复杂或敏感部位；电震复跳；放置胸腔引流管；伤口坏死组织的切除或缝合；腰椎穿刺；外固定支架的移除；可引起疼痛不适的检查。使患者镇静以耐受 CT 或 MRI 检查也在急诊医师考虑范围之内。

程序镇静的发展

在美国，医院配置麻醉医师，是按健康和卫生方案中的医疗保障方案及医疗辅助计划（CMS）制定的 482.52 标准来实施的。2010 年 CMS 出示了一份备忘录，显示深度镇静和全麻及区域麻醉被归类为麻醉范畴。镇静的实施者是麻醉医师，已注册的麻醉护士（CRNA），助理麻醉医师，非麻醉专业的医学博士或医师，或州法律规定有资格实施麻醉的口腔外科医师、牙医和手足整形医师。医院的麻醉管理通常由麻醉科来监督管理，并指导非麻醉科医师如急诊科医师实施"麻醉"，包括深度镇静。该说明及其规定是否违背联合委员会有关专业限定的指南目前仍存争议。中度镇静的实施仍然在"经培训的合适的医务人员"框架内，但麻醉的施行仍须由不断完善的监督和程序来管理。

在镇静方面，麻醉医师和急诊科之间的良好合作关系是十分重要的。镇静项目培训、流程及进行中的质量保证都应由麻醉科共同参与完成。对所实施的成功且安全的中度镇静进行跟踪记录是发展深度镇静的前提。虽然主动地同医院领导和麻醉科讨论合作不一定立竿见影，但总比消极的态度要强。

若医院的镇静和麻醉委员会中有急诊科代表将会保证急诊医学的业务得到有规律的提高。不同专科应用程序镇静的要求各不相同，与急诊科患者镇静相比，内镜、心导管室、经食管超声心动图或牙科手术一般需要长时间但不深度的镇静。若能给予深度或分离的镇静并使用短效的镇静剂（如丙泊酚和依托咪酯），会为急诊科患者的治疗带来巨大的益处。已有研究表明，中度和深度镇静均已成为急诊科医师手上的安全工具[3-7]。这些结果可提升急诊科医师的地位。

患者需要中度或深度镇静，或氯胺酮的分离镇静，皆由具体情况而定。大多数美国急诊科医师所认同的标准，也是值得提倡的临床实践指南，即给患者实施中度或分离镇静时要有一位专门的医务人员（通常是护士）来给予药物并监护患者[8]。然而，CMS 更新指南上认为护士不能进行深度镇静。以往的 CMS 指南也认为一位医务人员不能既实施深度镇静同时又进行手术。许多机构需要一位专门实施深度镇静的医师，该医师不同时参与或监督手术。这对于孤军作战的急诊科医师来说可能有些困难。

急诊科患者特别注意事项

与其他专科患者比较，急诊科患者有两个特点，即距最后进食、饮水的时间短而且病情紧急。急诊科医师要考虑的首要问题是采取既安全又果断的措施[9]。遗憾的是在这方面可以参照的依据十分少。值得关注的是，在急诊科患者的镇静中，禁食和误吸无明确关系[10]。

患者呼吸方面的危险因素包括：镇静时间长，镇静深度大，70 岁以上老人，严重疾病，困难气道史，存在病理性的折返传导。而进食类型方面：固体食物和酸性微粒更易引起吸入性肺炎[11-12]。

美国急诊医师学会（ACEP）出台一份临床共识意见，它评估了已有的有关急诊患者的文献并增加了专家小组意见。这份意见推出镇静评估风险和益处的四步法（图 17.1）[8]，建议在此基础上实施最高水平的镇静（图 17.2）。

镇静剂的选择

虽然许多药物可用于急诊患者的中度或深度镇静，但普遍应用的仅少数，这些药既可单独又可复合使用。作为镇静评估的一部分，首先要选择的是药物和剂量。要在许多相似的药物中作出选择，患者的复苏时间也成为重要的考虑因素。丙泊酚由于其药效和作用时间短，常用于许多急诊科患者的镇静。

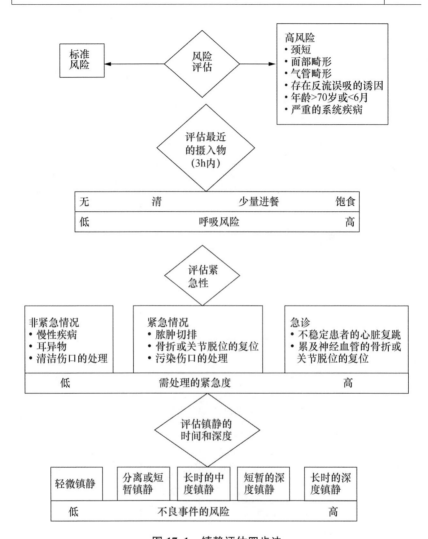

图 17.1　镇静评估四步法

标准风险患者

3 h 内饮食情况	紧急程度			
	紧急	急迫	半急迫	不急迫
无	全部镇静水平	全部镇静水平	全部镇静水平	全部镇静水平
仅饮清亮液体	全部镇静水平	全部镇静水平	达到并包括短暂的深度镇静	达到并包括长时间的中度镇静
少许快餐	全部镇静水平	达到并包括短暂的深度镇静	达到并包括分离镇静，非长时的中度镇静	仅轻微镇静
饮食或正餐后	全部镇静水平	全部镇静水平	仅轻微的镇静	仅轻微镇静

高风险患者

3 h 内饮食情况	紧急程度			
	紧急	急迫	半急迫	不急迫
无	全部镇静水平	全部镇静水平	全部镇静水平	全部镇静水平
仅饮清亮液体	全部镇静水平	达到并包括短暂的深度镇静	达到并包括长时的中度镇静	仅轻微镇静
少许快餐	全部镇静水平	达到并包括分离镇静，非长时的中度镇静	仅轻微镇静	仅轻微镇静
饮食或正餐后	全部镇静水平	达到并包括分离镇静，非长时的中度镇静	仅轻微的镇静	仅轻微镇静

程序镇静和镇痛目标深度和持续时间	
↓ 增加误吸危险 ↓	仅轻微镇静
	分离镇静，短暂或中等长度的中度镇静
	延长的中度镇静
	短暂的深度镇静
	中等或长时间的深度镇静

短暂：<10 min
中等：10~20 min
长时间：>20 min

图 17.2 镇静时长和深度的建议范围。参考 Green 等文献[9]

咪达唑仑/芬太尼

使用较普遍的是阿片类药和苯二氮䓬类药的配伍，既可减轻患者的疼痛又能镇静。咪达唑仑起效快，比其他苯二氮䓬类药具有优越的遗忘作用[13]。其益处还包括对手术过程的遗忘和可逆转性。但镇静时间和复苏时间过长也有报道。一项研究显示，将单用 0.035 mg/kg 的咪达唑仑和 0.10 mg/kg 依托咪酯进行比较，咪达唑仑显示从初始给药到恢复的时间较长（32 *vs* 16 min，*p* < 0.001）[14]。急诊科医师更喜欢用芬太尼镇静，原因是其起效快、作用时间短且无心血管方面的副作用[15]。

丙泊酚

丙泊酚用于急诊手术镇静的争议很大。大家担心丙泊酚的快速镇静能力会无意中导致全身麻醉。急诊医师以数千例患者的丙泊酚使用经验显示，其安全性与其他镇静剂一样好，甚至更好。丙泊酚产生镇静的作用可靠、起效快、持续时间短。一项研究发现，丙泊酚和咪达唑仑一样有效且无副作用。该研究显示，丙泊酚的恢复时间是 15 min，而咪达唑仑是 76 min[16]。因为临床上时间和资源有限，恢复时间短就有着明显的优势。一项评估显示，丙泊酚比咪达唑仑更节省时间和费用[17]。另一项前瞻研究观察了急诊科 116 例用丙泊酚镇静的患者，结果显示，丙泊酚安全，容易被患者和医师双方所接受[18]。而在一项 214 例患者的随机对照试验中，丙泊酚与依托咪酯比较，两者在副作用和恢复时间方面相似，但依托咪酯会使 20% 的患者发生肌颤搐。两者镇静的成功率为丙泊酚 97% *vs* 依托咪酯 90%[19]。

依托咪酯

依托咪酯已作为气管插管诱导用药使用多年。其快速作用、短时效及心血管系统稳定性强的特点使它成为镇静的优选。一项研究观察了 150 例急诊科手术患者，均用依托咪酯镇静，只有 5 例患者出现低血氧而需要辅助通气，95% 的患者在 30 min 内恢复至术前的意识水平，患者的满意度十分高[20]。另一项双盲的随机对照研究比较了骨折复位的 44 例患者，显示依托咪酯与咪达唑仑的恢复时间分别为 15 min *vs*

32 min，依托咪酯组 100％完成手术，咪达唑仑为 86％。副作用和不良反应事件极少，两者的发生率相同。

氯胺酮

氯胺酮的作用难以放入前面讨论的镇静范围内。它的优点是保留患者的气道反射及呼吸动力，对于容易引起误吸或低氧的患者来说，是比较好的镇静剂。注射氯胺酮时会发生呼吸抑制，如果缓慢注射超过 1～2 min 则可以减轻。常见血压升高和心率增快，但比较温和而且容易被抗交感神经药所拮抗。关于氯胺酮对心肌缺血的影响尚未见报道。在一篇有关氯胺酮的临床综述中，70 000 例患者中仅有一例发生心肺不良事件，转归较差[21]。单独肌注氯胺酮的效果是可以预测并且作用迅速。氯胺酮多用于小儿。成人使用会引发"恶梦"，使患者不舒适，而且医生也不喜欢用。有许多方法可能有效地减弱这种效应。有人推荐一个简单方法，是训练患者自己控制或选择即将发生的梦。这在安静的环境也许会有效，但在忙碌的急诊科不太适用。另一建议是在给予氯胺酮的同时静注咪达唑仑 0.07 mg/kg，以减少这种副作用的发生（50％下降至 7％）[22]，但这个剂量会使少数患者产生呼吸抑制，而需要短暂的辅助通气。小剂量的苯二氮䓬类药既可在发生"恶梦"之前给予，也可在需要时给予。一项大样本的 meta 分析显示，恶梦焦虑发生率仅为 1.4％，不过，成人间的发生率差别很大[23]。使用氯胺酮可能导致分泌物增多，术前肌注或静注阿托品 0.01 mg/kg能控制。最令人担心的并发症是喉痉挛，发生率为 1.4％[24]。除个别报道外，在急诊科镇静患者中尚没有发现明确的风险因素。喉痉挛通常可用手控呼吸囊来改善，很少需要气管插管。

在一项前瞻研究中，选择 114 例患者，给予 1∶1 比例混合的氯胺酮和丙泊酚，假设其结果是心血管效应平稳而且恶梦的发生最少[25]。每个药采用中间剂量 0.75 mg/kg，中间四分位数范围（IQR）0.6～1.0 mg/kg。结果 3 例患者需简易呼吸囊辅助通气，4 例需要气道重建，3 例有轻微的恶梦焦虑。恢复时间的中位数是 15 min（IQR：12～19 min），医生、护士和患者的满意度评分高。这个组合"ketofol"提供了另一种既安全又有效的药理学方案。下面是一些管理急诊科患者手术镇静的病例。

病例

病例 1

一位 5 岁女孩，从自行车上跌倒后送来急诊科。体检和 X 线结果显示其左桡骨和尺骨骨折，皮肤无隆起，伤侧的远侧神经血管经检查正常，无明显其他损伤。既往史无异常。骨折的复位及夹板固定需要镇静。其体重为 20 kg。来院前 2 h 进食过蛋糕，喝过牛奶。

对本例来说，氯胺酮是一个合理的选择。小儿能较好地耐受，比成人较少出现幻觉。20～40 mg（1～2 mg/kg）静脉注射，2～3 min 以上推完是合理的剂量。若不能进行静脉注射，氯胺酮便成了唯一能通过肌内注射而使用的可靠的镇静剂，剂量为 4～5 mg/kg。除非口咽部的手术，许多患者不需要使用格隆溴铵或阿托品。当需要时，可考虑给予镇痛剂或苯二氮䓬类防止突然的体动反应。在 ACEP 的指南中，这是典型的半急迫病例，分离镇静并不耽搁其治疗处理。

病例 2

一位 72 岁的老妇人，因轻微的头痛和心悸来急诊科就诊。她的血压为 64/36 mmHg，心电图显示房颤及快速室性心律为 140 次/分，ST 段下移。快速滴注生理盐水后，血压无变化。基于患者的休克状态和终末器官衰竭，决定给予同步电复律处理。老人体重 65 kg，来院前刚吃完俄式牛肉丝。

对本例来说，有几种镇静方法。考虑到患者的年龄和疾病，可选择作用时间短的丙泊酚减量使用。对于健康成人，丙泊酚的常规用量是 1 mg/kg，但该患者可能仅需此剂量的 80%，大约是 50 mg。虽然依托咪酯的持续作用时间较长，但其心血管抑制作用轻微，也可作为替代方案。若选用依托咪酯，应用较低的剂量范围 0.1～0.2 mg/kg，比较合理的剂量是 6 mg。考虑到患者较差的血流动力学状况，可用 1～2 mg/kg 的氯胺酮。假设电复律成功，咪达唑仑、地西泮或其他苯二氮䓬类药可用以减弱突发的反应。考虑到手术时间非常短，辅助阿片类药的益处和风险相当，不主张使用。基于年龄和疾病情况，该患者是高风险患者，因为血流动力学不稳定及缺血性心电图，电复律需要常规且紧急实施，镇静也不能延迟。

病例 3

40 岁男性，有高血压、阿片药滥用及肾功能不全病史。因发现前臂肿胀 3 天来急诊科就诊。体格检查及 B 超提示大面积皮下脓肿，需要进行复杂的引流术。该患者重要生命体征稳定，血压164/90 mmHg，无淋巴管炎扩散或周围组织的蜂窝组织炎。就诊前刚吃完一块三明治。无药物过敏史，但对鸡蛋有严重的过敏反应，体重 90 kg。

该患者可用的方案有所限制。局部麻醉似乎不能完全胜任。其鸡蛋过敏史排除了丙泊酚的使用。氯胺酮能用，但会加重他的高血压，而且有不舒适及恢复时间长的风险。依托咪酯 14 mg 静脉注射（0.15 mg/kg，取整数）是一个合适的方案。咪达唑仑也可以用，但常需追加剂量而且恢复时间比丙泊酚和依托咪酯长。根据需要给予辅助剂量的阿片类镇痛剂，如芬太尼 50～100 μg 静注，根据需要追加。考虑到手术的半急迫性及进食情况，其镇静应至少在 3h 后进行。

总　结

急诊科医师有能力安全管理中度和深度的手术镇静。医院镇静委员会的代表在推动独立的中度和深度镇静过程中所起的作用十分重要。短暂的深度镇静更适合于大多数的急诊患者，但要具体情况具体分析。

参考文献

1. Hockberger RS, Binder LS, Graber MA, et al. American College of Emergency Physicians Core Content Task Force II. The model of the clinical practice of emergency medicine. *Ann Emerg Med* 2001; **37**: 745–70.

2. Allison EJ, Aghababian RV, Barsan WG, et al. Core content for emergency medicine. Task Force on the Core Content for Emergency Medicine Revision. *Ann Emerg Med* 1997; **29**: 792–811.

3. Mallory MD, Baxter AL, Yanosky DJ, et al. Emergency physician-administered propofol sedation: a report on 25,433 sedations from the Pediatric Sedation Research Consortium. *Ann Emerg Med* 2011; **57**: 462–8.

4. Burton JH, Miner JR, Shipley ER, et al. Propofol for emergency department procedural sedation and analgesia: a tale of three centers. *Acad Emerg Med* 2006; **13**: 24–30.

5. Green SM, Roback MG, Krauss B, et al. Predictors of airway and respiratory adverse events with ketamine sedation in the emergency department: an individual-patient data meta-analysis of 8,282 children. *Ann Emerg Med* 2009; **54**: 158–68.

6. Peña BMG, Krauss B. Adverse events of procedural sedation and analgesia in a pediatric emergency department. *Ann Emerg Med* 1999; **34**: 483–91.

7. Couloures KG, Beach M, Cravero JP, Monroe KK, Hertzog JH. Impact of provider specialty on pediatric procedural sedation complication rate. *Pediatrics* 2011; **127**: e1154–60.

8. Godwin SA, Caro DA, Wolf SJ, et al. American College of Emergency Physicians. Clinical policy: procedural sedation and analgesia in the emergency department. *Ann Emerg Med* 2005; **45**: 177–96.

9. Green SM, Roback MG, Miner JR, Burton JH, Krauss B. Fasting and emergency department procedural sedation and analgesia: a consensus-based clinical practice advisory. *Ann Emerg Med* 2007; **49**: 454–61.

10. Roback MG, Bajaj L, Wathen JE, Bothner J. Preprocedural fasting and adverse events in procedural sedation and analgesia in a pediatric emergency department: are they related? *Ann Emerg Med* 2004; **44**: 454–9.

11. Olsson GL, Hallen B, Hambraeus-Jonzon K. Aspiration during anaesthesia: a computer-aided study in 185,358 anaesthetics. *Acta Anaesthesiol Scand* 1986; **30**: 84–92.

12. Green SM, Krauss B. Pulmonary aspiration risk during ED procedural sedation: an examination of the role of fasting and sedation depth. *Acad Emerg Med* 2002; **9**: 35–42.

13. Muse DA. Conscious and deep sedation. In Harwood-Nuss A, Wolfson AB, eds., *The Clinical Practice of Emergency Medicine*, 3rd edn. Philadelphia, PA: Lippincott Williams & Wilkins, 2001; 1761.

14. Hunt GS, Spencer MT, Hays DP. Etomidate and midazolam for procedural sedation: prospective, randomized trial. *Am J Emerg Med* 2005; **23**: 299–303.

15. Blackburn P, Vissers R. Pharmacology of emergency department pain management and conscious sedation. *Emerg Med Clin North Am* 2000; **18**: 803–27.

16. Havel CJ, Strait RT, Hennes H. A clinical trial of propofol vs. midazolam for procedural sedation in a pediatric emergency department. *Acad Emerg Med* 1999; **6**: 989–97.

17. Hohl CM, Nosyk B, Sadatsafavi M, Anis AH. A cost-effectiveness analysis of propofol versus midazolam for procedural sedation in the emergency department. *Acad Emerg Med* 2008; **15**: 32–9.

18. Zed PJ, Abu-Laban RB, Chan WW, Harrison DW. Efficacy, safety and patient satisfaction of propofol for procedural sedation and analgesia in the emergency department: a prospective study. *CJEM*

2007; **9**: 421–7.

19. Miner JR, Burton JH. Clinical practice advisory: emergency department procedural sedation with propofol. *Ann Emerg Med* 2007; **50**: 182–7.

20. Vinson DR, Bradbury DR. Etomidate for procedural sedation in emergency medicine. *Ann Emerg Med* 2002; **39**: 592–8.

21. Strayer RJ, Nelson LS. Adverse events associated with ketamine for procedural sedation in adults. *Am J Emerg Med* 2008; **26**: 985–1028.

22. Sener S, Eken C, Schultz CH, Serinken M, Ozsarac M. Ketamine with and without midazolam for emergency department sedation in adults: a randomized controlled trial. *Ann Emerg Med* 2011; **57**: 109–14.

23. Green SM, Roback MG, Krauss B, *et al.* Predictors of emesis and recovery agitation with emergency department ketamine sedation: an individual-patient data meta-analysis of 8,282 children. *Ann Emerg Med* 2009; **54**: 171–80.

24. Green SM, Roback MG, Krauss B, *et al.* Predictors of airway and respiratory adverse events with ketamine sedation in the emergency department: an individual-patient data meta-analysis of 8,282 children. *Ann Emerg Med* 2009; **54**: 158–68.

25. Willman EV, Andolfatto G. A prospective evaluation of "ketofol" (ketamine/propofol combination) for procedural sedation and analgesia in the emergency department. *Ann Emerg Med* 2007; **49**: 23–30.

18 重症监护病房的镇静

GhousiaWajida and Jeffrey S. Kelly

周桥灵 译　王汉兵 校

简 介

　　重症监护病房（ICU）处于一个动态的复杂的环境，患者的病理生理学和多模式的治疗手段不可预测地相互作用。基于患者对治疗的反应（或缺乏反应）及现有的医疗条件，ICU 医师要经常重新评估患者情况，以不断改进治疗方案。在这种情况下，ICU 医疗团队面临的挑战很大，因为他们要评估每一个具体治疗方案的利弊，要清楚不同治疗方案的相互作用以及对患者体内平衡的影响。适当的镇静可减小危重患者的身体不适和动态的治疗环境带来的心理压力，但镇静不足或镇静过度被认为不利于患者的转归。因此，对于 ICU 医务人员来说，透彻地理解 ICU 镇静和如何安全地为合适的患者进行镇静十分重要。本章的目标是：①重视全面评估以确定适宜镇静的患者；②归纳 ICU 镇静管理的共同特征；③理解镇静不足及过度的内在风险；④叙述 ICU 常用的镇静剂和镇痛剂的基本药理及给药技术；⑤建议医务人员利用镇静评分来指导临床实践，尽可能减少镇静不足或镇静过度的发生。

患者的选择、适应证和风险

ICU 的患者若有气道开放、供氧/通气和/或血流动力学等方面不稳定的情况，一般不考虑镇静。这些患者最初的治疗应把重点放在确保气道开放，一开始就应用氧气治疗，应用无创或有创的机械通气，在诊断/确定有关突发医疗条件的处理方案的同时用液体和心血管活性药进行复苏。

一旦重要的器官功能稳定，而且关键的治疗已经开始，每个患者都应接受系统评估，以排除导致运动肌肉兴奋、破坏性行为或非同步呼吸的因素（表 18.1）。任何可纠正的因素都应该得到适当的诊治处理，但不适当的镇静可能会掩盖病情，延长患者的诊治，也可能导致镇静相关的副作用或不良结局。

表 18.1　ICU 患者兴奋和震颤性谵妄的可能病因

代谢	低血糖，非酮症高渗状态，酸中毒，低钠血症，高钠血症，高钙血症，高血氨症，急性肝性脑病，尿毒症
呼吸	低氧血症，高碳酸血症，呼吸作功增加，患者-呼吸机不同步
缺氧	缺血（心肌、大脑皮层、肠），低血压（绝对或相对），休克（心源性、分配性、失血性）
感染	全身感染，败血症，脑炎，脑膜炎，脑脓肿
药物	撤药综合征（阿片类药，苯二氮䓬类，酒精），药物过量（兴奋剂，SSRIs，水杨酸类，抗精神病药），血清素综合征（利奈唑胺，阿片类，2-丙戊酸钠，曲马朵，单胺氧化酶抑制剂），抗精神病药物恶性症候群，抗副交感神经药，抗血胺药，皮质类固醇
混合性	高血压脑病，脑后部可逆性白质脑病综合征（PRES），癫痫/非癫痫持续状态，卒中，低温，高热，甲状腺功能减退症，甲状腺功能亢进，自身免疫性脑病（血栓性血小板减少性紫癜，狼疮）

可改变的	疼痛，失眠，白天-黑夜周期失调，陌生人/环境，极端的环境温度，身体限制，视觉，听觉或语言障碍，沟通能力丧失
患者事先存在的特别因素	创伤后压力失调，药物滥用，痴呆

　　要评估患者的肝肾功能、血流量、心血管储备及血流动力学对交感神经张力的依赖性。许多危重患者都有这样的血流动力学特点：大多数都靠高水平的交感紧张素来维持。这种情况下，任何形式的镇静都会有引起低血压的高风险（特别是本身已存在血容量不足的患者）。特殊的镇静剂和镇痛剂对血管收缩、血管紧张性和交感-副交感神经的平衡等方面产生明确的药理学影响。某些镇静剂依靠肝灭活或活性代谢产物需要经肾排出。为患者选择合适的镇静方案时应综合考虑这些药物的特点、患者的血流动力学状态和代谢特点。

　　鉴于大部分 ICU 护士低估危重患者的疼痛感受，所以每个患者必须接受疼痛评估（利用常用的 VAS 评分来评估有合适反应的患者）。如有需要，则给予镇痛剂（多数为阿片类药）。入住过 ICU 的患者经常回忆起在 ICU 期间不愉快的疼痛经历（即使在常规的护理和呼吸治疗下），而且疼痛引起的应激反应会导致不良影响，例如：心动过速、高血压、氧耗增加、高凝、免疫抑制、分解作用、膈肌僵化、咳嗽/分泌物清除困难、呼吸气体交换不全。强调"镇痛优先"的法则，是为了避免镇痛不足（常将镇静作为副作用），然后再重新评估患者是否需要另外给予镇静。但顾及可能的副作用（呼吸抑制、焦虑）以及镇静剂更合适且易提供，患者若无疼痛，最好避免使用镇痛剂来镇静。

　　ICU 患者常见的镇静（单独或复合应用）适应证包括：

　　（1）患者的舒适需求（疼痛，焦虑，遗忘，临终关怀）

　　（2）减少氧耗（呼吸作功，颅内压力高，混合静脉血去饱和）

　　（3）便于机械通气、氧供和（或）通气

　　（4）方便床旁护理/呼吸道管理和患者活动

　　（5）方便诊疗操作

（6）方便实施清醒-睡眠周期

（7）辅助肌松药的使用

ICU 患者镇静不足可能会产生副作用，其风险可能包括以下任何一种或全部：

（1）身心不适（疼痛，紧张，认知力）

（2）自主应激反应（高血压，心动过速）

（3）增加氧耗

（4）患者-呼吸机通气不同步，增加呼吸作功

（5）床边护理及呼吸道管理的损害

（6）伤害床边护理员

（7）患者最初的支持中断（自拔气管导管，鼻饲管/导尿管移位）

（8）镇静过度后的镇静管理

ICU 患者的镇静过度会带来一些不合理的作用，包括但不仅限于以下：

（1）呼吸抑制

（2）连续临床评估的损害（特别是精神/神经状况）

（3）低血压和心动过缓

（4）反常效应（非抑制作用，运动性震颤增加）

（5）谵妄

（6）停药后"宿醉"效应延长

（7）撤药综合征

（8）免疫抑制

（9）产生耐药以致需增加镇静剂量

（10）机械通气时间增加

（11）ICU 停留时间及费用增加

（12）长期卧床并发症（深静脉血栓，压疮，去适应作用）

谵妄是一种急性精神状态障碍，伴有意识水平的改变，表情淡漠，思维混乱，是以前未被明确诊断，而近来认识的危重患者的一种并发症。超过 80% ICU 的患者会发生谵妄，这是增加 ICU 停留/医院住院时间、长时间神经认知损害、长期依赖医疗设施及死亡率等的独立危险因素。造成 ICU 患者谵妄的因素有：高龄、感觉功能损害［例如，听力和（或）视力］、白天-黑夜生理周期失调、身体

约束、以往存在认知功能不全（例如，痴呆）、应用镇静剂（特别
是苯二氮䓬类药）。

特定的药物和给药方式

重症监护医学会起草了危重患者长期镇静及镇痛方面的临床实
践指南，代表了目前 ICU 镇静方面最新的有依据的专家小组的意
见。医务人员可遵照这些指南指导 ICU 镇静的管理实践，本章的参
考文献中包括了该指南，以推动其使用。

一些 ICU 患者（如高位脊髓损伤或因神经-肌肉功能减退需机械通
气）可能需要预先肠内给予镇静剂或镇痛药，而对于大多数重症患者来
说，静脉推注（IV）更为合适。虽然间断 IV 使液体摄入量减少，药费
减少，但主管医师要反复下医嘱，持续地评估患者，以指导及调整镇静
方案。而且间断 IV 给药法增加了镇静过度及镇静不足的"山峰与谷底"
现象发生，增加了医护人员的耗时/患者的支出，随着时间的延长，药
物蓄积，其剂量就更难调控，而且某些镇静药和镇痛药也不方便使用间
断 IV 法。相比之下，持续 IV 给药法可使如"山峰与谷底"的风险减
小，使床边人力耗时/支出降低，使药物蓄积量减少。不过，持续输注
技术需要较多的 IV 通路以及允许药物兼容的管道，增加静脉输液量、
机械通气时间、ICU/医院的停留时间、药费及影像检查，患者更易出
现撤药综合征。在 ICU 常见的镇静及镇痛药将在后面详细讲述，每个
药物特别的剂量归纳在表 18.2。

表 18.2　ICU 常用镇静剂、镇痛药及使用剂量

药物分类	药名	间断 IV 用法	持续 IV 输注速率
阿片类药	吗啡	$0.25\sim0.15$ mg/kg q1$\sim$2 h	$0.05\sim0.35$ mg/(kg·h)
	二氢吗啡酮	$0.01\sim0.03$ mg/kg q1$\sim$2 h	$0.007\sim0.015$ mg/(kg·h)
	芬太尼	$0.5\sim1.5\,\mu$g/kg q30$\sim$60 min	$1\sim10\,\mu$g/(kg·h)
	哌替啶	$12.5\sim25$ mg q10 min×2	未适用
苯二氮䓬类	咪达唑仑	$0.02\sim0.1$ mg/kg q 30 min$\sim$2 h	$0.03\sim0.2$ mg/(kg·h)

续表

药物分类	药名	间断 IV 用法	持续 IV 输注速率
	劳拉西泮	0.015～0.06 mg/kg q 2～6 h	0.015～0.1 mg/(kg·h)
静脉麻醉药	丙泊酚	未适用	10～75 μg/(kg·min)
α_2-激动剂	右美托咪啶	未适用	0.2～0.7 μg/(kg·h)（±1 μg/kg，首剂>10 min）
丁酰苯类抗精神病药	氟哌啶醇	0.03～0.15 mg/kg q 30 min～6 h	0.04～0.15 mg/(kg·h)

阿片类药

阿片类药是镇痛药的"金标准"，也是 ICU 镇静"镇痛优先"策略中首先提到的特别药物，通过中枢 μ 受体来调节疼痛感受器上的感觉冲动的传入束发挥作用。一些合适的 ICU 患者可通过椎管内（硬膜外腔或蛛网膜下腔）给予阿片类药来镇痛，但这不在本章讨论范围内。阿片类药的益处有：镇痛、镇静（大剂量时）、血流动力学稳定、抑制咳嗽反应、可逆转（使用纳洛酮）。潜在的副作用包括：呼吸抑制、精神损害、不可靠的遗忘、恶心、呕吐（通过中枢化学感受器触发区的刺激）、肠梗阻、尿潴留、烦躁不安（当疼痛不存在时）、迷走神经效应、产生活性代谢物（后两者为特殊的阿片类激动剂）。

吗啡是一种来源于罂粟籽的天然阿片类药，是其他阿片类药相互比较的金标准。经静脉推注，其中枢神经系统作用高峰在 15～30 min，呼吸抑制的顶点发生在大约 60 min，预计持续时间达到 4 h。吗啡可能有多种机制使患者增加发生低血压的风险，包括迷走神经引起的心动过缓，释放组胺使血管舒张。组胺释放也可能导致荨麻疹及支气管痉挛。吗啡-6-葡糖苷酸是具有与吗啡类似效能的肝代谢物，可能会引起肾功能不全患者的药物蓄积；其他阿片类药可能会更适合这类患者。

二氢吗啡酮是半人工合成品，效力为吗啡的 5～6 倍，镇痛持续时间与吗啡相似。与吗啡相比，其优势是组胺释放较少；代谢产物无活性。

芬太尼是人工合成品，其效力大约为吗啡的 100 倍。因为芬太尼的脂溶性高，所以起效十分快（30～60s），镇痛高峰快（3～5 min），镇痛持续时间较短（30～60 min），原因与芬太尼会重新分配到弱灌注的外周组织有关。和二氢吗啡酮类似，芬太尼在肝代谢为无活性的代谢物。它也可导致心动过缓（特别是大剂量时），但不引起组胺释放。芬太尼一个罕见的并发症是骨骼肌肉僵硬（大多发生在高剂量时），这可能损害氧供及通气。长时间输注给药可能导致芬太尼在 μ 受体中蓄积（所谓增加时量半衰期），若不停止输注会有临床效应消退延迟的结果（特别是呼吸抑制）。

哌替啶是人工合成的阿片类药，比吗啡弱 7～10 倍，起效时间及作用持续时间介于吗啡和芬太尼之间。使用哌替啶可引起低血压，原因为减弱了交感神经兴奋、组胺释放及负性肌力作用。其抗毒蕈碱效应可能引起心动过速、瞳孔散大及减少分泌物。哌替啶的活性代谢产物去甲哌替啶的消除半衰期长，肾功能不全的患者会引起蓄积，导致肌阵挛和癫痫发作。服用抗抑郁药（选择性血清素再摄取抑制剂或单胺氧化酶抑制剂）的患者使用哌替啶会有致命的相互作用；用于围术期镇痛时也可能引起谵妄。考虑到其他阿片类药有更合适的效果，哌替啶在危重患者的镇痛中使用较少。哌替啶在 ICU 的可能适应证是围麻醉期发生寒战或术后复苏治疗低温引起的寒战，用法是间断、低剂量静脉推注（12.5～25 mg）。

患者得到合适的镇静之后，应就当前的临床情况和医疗方案重新评估其镇静的适当性。一旦确认患者仍需要镇静，应再次评估：①镇静持续时间；②预期需要快速脱镇静以评估神经系统的功能和（或）方便拔除气管导管。这些因素决定该患者应使用短效还是长效的镇静剂。

苯二氮䓬类药

苯二氮䓬类药是危重患者镇静的里程碑，它通过直接调节中枢神经系统抑制性神经递质 GABA 而起作用。它们通过与 $GABA_A$ 受体黏附而增加氯离子进入神经到达放电区域。苯二氮䓬类的益处包括：镇静、抗焦虑、顺行性遗忘、抗惊厥作用、血流动力学稳定（在常用镇静剂量）、肌肉松弛（高剂量）、降低颅内压及可逆转性

（氟马西尼）。该类药潜在的不良反应包括：剂量依赖的呼吸抑制（虽然与阿片类药相比发生较少），无镇痛作用，有毒刺激（劳拉西泮），自相矛盾的兴奋（可能因为它们的遗忘特性），与谵妄的产生有关。

咪达唑仑是水溶性的苯二氮䓬类药，不会引起注射痛。它在生理酸碱度状态下可转变为脂溶性形式，单次静脉推注后起效迅速（2～5 min），持续时间相对较短（大约 45～60 min）。咪达唑仑在肝代谢为有活性的产物 α-羟基咪达唑仑，肾衰竭患者应用可能会产生蓄积。它非常适合 ICU 患者的短期镇静（特别是患者不需要连续神经系评估时），也适合 ICU 患者的急性躁动。

和咪达唑仑相反，劳拉西泮（替马西泮）相对难溶解，必须用聚乙烯乙醇和丙二醇悬浮后才能用于静脉推注。这种高渗的剂型具有血管刺激性，在静推时产生疼痛。替马西泮的脂溶性比咪达唑仑弱，因而其起效较慢（5～15 min），较少用于 ICU 患者。它的临床镇静作用时间较长（4～8 h），因为苯二氮䓬受体分离率低，并在肝代谢为无活性的葡糖苷酸代谢物，这些特征可以解释替马西泮适合于 ICU 患者的长期镇静，以及在日常剂量时患者发生谵妄状态有关（可能是持久的遗忘效应）。已证明长期静脉输注使用替马西泮（特别是长期快速使用）会引起可逆的急性肾小管坏死、乳酸酸中毒及高渗状态。

静脉麻醉药

丙泊酚是静脉麻醉药，在低剂量时产生镇静和催眠作用。与苯二氮䓬类药相似，丙泊酚的作用途径也是通过减少 GABA 的分解率。丙泊酚由肝代谢为无活性的产物，对有明显肝或肾病患者，其代谢动力学并不改变。因为丙泊酚不溶于水，必须在大豆油/甘油/卵磷脂载体中乳化才能用于静脉注射。乳化剂提供的能量为 1.1 卡/ml（这在患者的每天营养评估中必须考虑），污染后是细菌过度繁殖的良好媒介。亚硫酸氢钠（可能会引起亚硫酸敏感的患者产生过敏反应）会作为防腐剂加入常用的丙泊酚配方中，临床使用时必须进行严格地无菌操作，强制要求至少每 12 h 更换丙泊酚的注射器/管道。丙泊酚的脂溶性高，可以分布到弱灌注组织中，在静脉推注后起效快（约 30～60s），临床作用时间短（5～10 min）。这些特点十分适合在手术室内的麻醉诱导，但在 ICU，单次静脉推注只适用于短期的镇静及操作情况（如气管内插管），多数情况用持续静脉滴定的方式输注。

丙泊酚的主要优点是起效快，作用时间短，恢复时间可预测（即使在长时间给药后），这对一些需要连续评估神经学功能或需快速撤离机械通气的患者十分有益。其他优势包括抗惊厥作用、止吐作用、减少脑代谢率/颅内压、抑制气道反射和可能的支气管扩张作用。最常见副作用是剂量依赖性低血压，这限制了它在许多血流动力学不稳定的 ICU 患者中的使用。不良反应可能包括：无镇痛作用、不可靠的遗忘作用、肌阵挛、高三酰甘油血症、胰酶升高、外周静脉注射痛。高剂量［80～100 μg/（kg·min）］输注超过 48 h 会有丙泊酚输注综合征（PRIS）的风险，这是致命的并发症，其临床表现为：低血压、心动过缓/心搏骤停、心力衰竭、横纹肌溶解、严重的代谢性酸中毒、高脂血症、肾衰竭及脂肪肝。儿童患者发生 PRIS 的风险高，美国食品与药物监督管理局（FDA）已经反对儿童长时间使用丙泊酚镇静。

α_2 受体激动剂

右美托咪啶是作用于中枢突触前 α_2 受体激动剂，最近用于 ICU 的短期（<24 h）镇静。与可乐定相比，右美托咪定对中枢 α_2 受体的选择性高 7～10 倍，作用时间更短。它通过作用于脑干中的蓝斑核上的钾和钙通道致使神经元超极化，从而降低中枢神经元放电频率。右美托咪啶的主要优点是保留患者的自主呼吸并能使之从镇静状态觉醒，以评估神经学功能。它还有节约镇痛剂、抗焦虑以及减少分泌物的特点（这可能是某些 ICU 患者所期望的），引起谵妄的概率比苯二氮䓬类药少。右美托咪啶可降低体温调节（如寒战）的阈值，有益于成功复苏室颤或室速后使用治疗性低温法的患者。主要的副作用是低血压及心动过缓（特别是给予负荷量时），存在血容量不足的患者和（或）低交感张力的患者发生风险较高。其他不足包括镇痛不全、遗忘不完全、抑制肾上腺皮质醇及费用高。其常规输注速率使产生临床效应的时间在 10 min 内，可追加负荷量以满足更快速的镇静治疗需要。

抗精神病药

氟哌啶醇是有微弱镇静作用的丁酰苯类抗精神病药，在 ICU 首先用于治疗谵妄（如上面详述）。它能可靠地保持血流动力学的稳定性，无呼吸抑制，有止吐及抗焦虑作用。不良反应包括：无镇痛、无遗忘作用、降低癫痫发作阈值、QT 间期延长所致室性心律不齐（包括尖端扭转型室速）。与其他抗精神病药类似，氟哌啶醇可致静坐不能（不宁腿综合征）和锥体外系症状，它与非 ICU 患者的抗精神病药物恶性症候群有关。

患者的监测和镇静评分

重症患者的血流动力学过程常随着时间发生改变，因此经常复测所选镇静剂的镇静水平有利于滴定到达预定点（使镇静不足或过度的风险最小化）。这样做可减少镇静剂的蓄积量，限制镇静时间，使副作用发生概率最低，减少耐药和（或）撤药反应。这个理念推动了多方位、简便的镇静检测评分的产生。这些评分准确描述了镇静的程度并做了详细的分类，可以指导镇静剂滴定至预设目标，减少不同监护者之间的差异，方便医疗团队内部的沟通。常用镇静评分示例见表 18.3（Riker 镇静-躁动评分）。一旦达到预定的镇静水平，建议每天中断镇静一次，以测试患者可否自发觉醒，称为"每天唤醒"（daily awakening），这可减少机械通气时间和 ICU 停留时间。

表 18.3　镇静评分范例：Riker 镇静-躁动评分

分值	镇静-躁动种类	患者的表现/反应描述
7	危险的躁动	拔气管导管，拍打，翻越病床围，极力想移除支持设备（如导尿管等）
6	非常躁动	口头的提醒不能使之安静，需身体约束，咬气管导管
5	躁动	轻微躁动，企图坐起，口头指示可使之安静
4	平静并合作	容易唤醒，服从指令

分值	镇静-躁动种类	患者的表现/反应描述
3	镇静	难以唤醒，口头/温和触觉刺激可唤醒，但又迷迷糊糊睡去
2	十分镇静	身体刺激可唤醒，不能服从指令，可自发移动
1	不能唤醒	对有害刺激微小或无反应，不服从指令

对于危重病患者，在镇静/镇痛不全的观察指标方面，自主活动、高血压和心动过速既非敏感指标又不是特异指标，因此，近 20 年来，出现了大脑功能监测仪（CFM），原理是利用软件处理大脑皮层的原始脑电信号并转化为相似的数字表。这是将意识作为大脑皮层的电生理活动结果，电活动的抑制可提示意识活动的减少。有一种常用的 CFM 是 BIS（Bispectral Index），100 表示完全清醒，40～60 为麻醉状态，0 表示和等电位脑电图一致。CFMs 最初是用来监测手术患者的麻醉深度水平和减少患者对围术期不愉快事件的回忆，尚未为 ICU 广泛接受。虽然不能常规推荐 ICU 应用脑功能监测，但对接受了神经-肌肉阻滞的患者来说，CFM 可提供一些保障，使者接受足够的镇静而不会回忆起他们药效不足时的状态。

重症医学学会推荐 ICU 患者应常规评估是否存在谵妄状态，最常用的诊断和监测方法是 CAM-ICU（图 18.1）。若患者同时有特征 1 和 2 并伴随特征 3 或 4 中的一项，就可以认为该患者存在谵妄。在所有可能情况下，CAM-ICU 评估应与日常镇静的干预手段结合起来，这可以通过培训床边医护人员 2 min 而完成。

总　结

ICU 患者的镇静应受以下情形指导：患者的危重病情；其器官功能的损害程度；镇静剂的药理学特性；镇静时间。在临床上，首先是用阿片类药治疗疼痛，然后用最合适的镇静剂进行镇静。通过常用的镇静评分来确定镇静终点时，应考虑是选择间断静脉推注还是持续输注技术。谵妄是最近发现的不利于 ICU 患者转归的严重并发症，应采用 CAM-ICU 监测工具进行监测。有些镇静剂可能对谵妄的发展产生影响，应在决定镇静方案时考虑。

特征和描述（有或无）

1. 急性发生或波动过程 　A. 心理状态有无从基础状态发生急性改变的证据？ 　B. 在过去 24 h 内（不正常）的行为有无波动？例如，镇静评分内或 Glasgow 昏迷评分显示的严重程度是趋于反复还是增加或减弱？
2. 注意力不集中 　患者是否难以集中注意力？有无在由视觉（10 幅简单图画）或听觉（当字母 A 在随机字母表中读出时紧握手或点头）组成的注意力筛查试验（ASE）中评分＜8 个正确回应？
3. 思维混乱 　对于未行机械通气的患者，要确定其思维是否混乱或不清晰。如漫无边际的或不相关的交谈，不明确或无逻辑性的想法，或不可预想的主题转换。对于正在行机械通气的患者，是否有思维混乱或不清晰的证据？如下面 4 个问题不正确回答为 3 个或更多，并且不能顺从下面的指令。 　问题： 　(1) 石头会漂浮在水上吗？　(2) 大海里有鱼吗？ 　(3) 1 磅是不是比 2 磅重？　(4) 你能用铁锤敲打钉子吗？ 　指令： 　(1) 你有不清晰的想法吗？ 　(2) 举起这几个手指（测试者在患者面前举起 2 根手指） 　(3) 现在用另一个手做同样的事情（测试者不用在患者面前举起 2 根手指）
4. 意识水平的改变（警觉以外的水平，如警惕、昏睡、恍惚或昏迷） 警觉性：对环境有自觉的、完全的认识，而且互动正常。 警惕：高度警觉。 昏睡：困倦但容易唤醒，对周围环境的一些方面不能关注或和测试者的互动不自觉； 　　当给予微弱的刺激时，又变得完全清醒而且互动正常。 恍惚：难以唤醒，对周围的一些或全部事物不能关注或与测试者的互动不自觉；当 　　给予强烈刺激时，其互动不完全清醒也不正常；仅仅在有力的和重复的刺激 　　才可唤醒，当刺激一停止，患者又陷入无反应状态。 昏迷：不能唤醒，对周围的全部事物不能关注，对测试者的互动无自发性也无认识， 　　即使测试者做最大的刺激也不可能有上述反应。

CAM-ICU 综合评估（具备特征 1 和 2 以及特征 3 或 4 其中的一项）：是/否

图 18.1　CAM-ICU 谵妄评分工具

推荐阅读

American Society of Anesthesiologists Task Force on Intraoperative Awareness. Practice advisory for intraoperative awareness and brain function monitoring: a report by the American Society of Anesthesiologists Task Force on Intraoperative Awareness. *Anesthesiology* 2006; **104**: 847–64.

Brush DR, Kress JP. Sedation and analgesia for the mechanically ventilated patient. *Clin Chest Med* 2009; **30**: 131–41.

Carson SS, Kress JP, Rodgers JE, *et al.* A randomized trial of intermittent lorazepam versus propofol with daily interruption in mechanically ventilated patients. *Crit Care Med* 2006; **34**: 1326–32.

Chanqu, G, Jaber S, Barbotte E, *et al.* Impact of systematic evaluation of pain and agitation in an intensive care unit. *Crit Care Med* 2006; **34**: 1691–9.

Dasta JF, Kane-Gill SL, Pencina M, *et al.* A cost-minimization analysis of dexmedetomidine compared with midazolam for long-term sedation in the intensive care unit. *Crit Care Med* 2010; **38**: 497–503.

Girard TD, Jackson JC, Pandharipande PP, *et al.* Delirium as a predictor of long-term cognitive impairment in survivors of critical illness. *Crit Care Med* 2010; **38**: 1513–20.

Jacobi J, Fraser GL, Coursin DB, *et al.* Task Force of the American College of Critical Care Medicine (ACCM) of the Society of Critical Care Medicine (SCCM), American Society of Health-System Pharmacists (ASHP), American College of Chest

Physicians. Clinical practice guidelines for the sustained use of sedatives and analgesics in the critically ill adult. *Crit Care Med* 2002; **30**: 119–41.

Kam PC, Cardone D. Propofol infusion syndrome. *Anaesthesia* 2007; **62**: 690–701.

Olsen ML, Swetz KM, Mueller PS. Ethical decision making with end-of-life care: palliative sedation and withholding or withdrawing life-sustaining treatments. *Mayo Clin Proc* 2010; **85**: 949–54.

Pandharipande PP, Pun BT, Herr DL, *et al.* Effect of sedation with dexmedetomidine vs lorazepam on acute brain dysfunction in mechanically ventilated patients: the MENDS randomized controlled trial. *JAMA* 2007; **298**: 2644–53.

Rea RS, Battistone S, Fong JJ, Devlin JW. Atypical antipsychotics versus haloperidol for treatment of delirium in acutely ill patients. *Pharmacotherapy* 2007; **27**: 588–94.

Sessler CN, Varney K. Patient-focused sedation and analgesia in the ICU. *Chest* 2008; **133**: 552–65.

Shehabi Y, Riker RR, Bokesch PM, *et al.* Delirium duration and mortality in lightly sedated mechanically ventilated intensive care patients. *Crit Care Med* 2010; **38**: 2311–18.

Strøm T, Martinussen T, Toft P. A protocol of no sedation for critically ill patients receiving mechanical ventilation: a randomised trial. *Lancet* 2010; **375**: 475–80.

19 儿科的镇静

Corey E. Collins

周 俊 译　杨承祥 校

简 介

对小儿实施镇静在许多临床医生的日常工作中是一个重要的挑战。虽然药理、生理和相关医学知识有相当多的证据可以指导临床医生，但最终的镇静计划可能全部来源于实施者的特殊训练以及这个过程中的个人经验。所有对小儿提供镇静的实施者必须承认，他们的经验和训练都有内在局限性。只有这样，临床医生才能对如此危险的处境进行清醒和明智的判断。

在如此短的章节内不可能对儿科的镇静进行全面的综述。许多有用的资源需要在特殊操作、合并疾病和药物方面寻找全面的指引和明确的数据。临床医生自始至终都有义务去了解自己的处境并面对患者的特殊挑战。

本章将提供儿科的镇静的综合方法，重点是儿科独特变化带来的临床情况。在这个实用的讨论中，重点将放在：①儿科镇静的特殊情况以及与镇静计划之间的相互作用；②临床药剂；③必须了解的潜在局限性或并发症。

儿科镇静的监督

随着儿科镇静适应证的放宽，为减少并发症和失误的指南以及安全措施亦相应增加。众多机构全球性地发展，实施和验证了关于镇静人员的培训、镇静场所的标准配置、镇静患者的复苏和转出，以及适用于镇静实践的持续质量改进（CQI）的详细指南。在美国，美国儿科学会、美国麻醉医师协会、美国儿童牙科协会和美国急诊医学会已经出版了此类指南[1-4]。其中，美国儿科学会的《儿科患者的监护和管理指南》尤为适用[4]。

每一种儿科镇静方法在历史上都是根据临床需求而得到发展的，通常没有制度上的监督。不管怎样，目前的推荐规范包括一个授权的公共机构监督团体负责设置证书授予需求、CQI 过程和其他的安全和临床关注点。联合委员会的政策要求这种监督由各个医疗机构的麻醉科领导，这对儿科患者尤为重要。

我们希望，任何负责给小儿提供镇静药物的人员至少通过一个公共机构的监督委员会获得认证。目前，这些经过儿科监护、维持高级培训的临床医师通常需要儿科高级生命支持（PALS）的认证；如果监护的是青少年，也许是高级心脏生命支持（ACLS）的认证。尽管有这些认证，必须承认的是，临床医生仍可能在必需技能上存在特定的不足，如面罩通气、直接喉镜检查或解释临床监护数据。这样的缺陷，一旦被认识到，应作为专门训练的动力，引导医生个人寻求特殊训练提高这些技能。各机构应制订一个协助完成这种培训的流程，并寻求机构内、外的资源来满足这些需求。

幸运的是，儿科镇静的严重并发症非常罕见，但这不意味临床医生不用掌握自信、快速地处理并发症的所有必要技能。相比镇静实施者认证书上指定的镇静深度，他们必须能够将一个更深镇静状态的孩子复苏过来。换句话说，如果认证提供深度镇静，临床医生必须具备必要技能来为深度镇静的儿童进行生命支持。缺乏复苏技术的资格可能导致患者的不良预后。

儿科镇静的风险和不良事件

很难确定儿科镇静的不良事件发生率。不良事件定义的变异、数据采集的不均匀、机构内部人事的变动、认证或流程的技术集合一起，使得多元分析不良预后难以确定。Bhatt 和一个多学科共识组织制定了一组关于儿科镇静的相关定义，力图认识到临床干预的需求是一个不良事件的关键因素[5]。换句话说，一个"不良事件"是指由于发现患者利益受损的威胁，而提示一个特定干预的任何临床情况。其他不良事件的报道都集中在特定的临床参数来定义事件，如测量血氧饱和度（脉搏血氧饱和度测定法）、血压，或临床体征如喘鸣或血栓形成。

尽管许多镇静方案在安全或预后方面被评估和比较，但通常不可能回答这个简单问题："对于 X 操作过程，什么是最安全的镇静方案？"由于总体的低并发症发生率和混杂变量，实际上不可能实施明确的可控实验。此外，许多儿科镇静用药并未被全面评估和经 FDA 批准，药品标准标示外使用（off-label use）很普遍。因此，临床医生必须认识到这些局限性，并寻求适当的定义"安全镇静"。

关于儿科镇静不良事件率的资料来源很多，但再一次强调：认为这些可利用的数据是详细调查的想法非常危险。因为，这些实验缺乏并发症正是表明真相：罕见的事件需要巨大的资料组来建立有统计学意义的显著趋势。它可以很容易错误宣布一个镇静方案"安全"，但其实只不过是因为这些数据不足够有力。

一个多中心儿科镇静研究协会的最新报告计算总的不良事件率为 339.6/10 000[6]。氧去饱和是最常见的不良事件，发生率为 156.5/10 000。没有一例死亡，仅有一例由于有显著的潜在疾病而发生心搏骤停。总体而言，儿科镇静有 1/400 呼吸系统相关事件，1/200 患儿需要面罩通气、经口呼吸道装置等各种形式的呼吸支持。掌握足够的气道管理技能是所有安全的儿科镇静方案的基础，这些数据强调它的重要性[6]。如同儿科麻醉一样，最高优先级的必须是谨慎留意呼吸道管理并警惕呼吸状况的恶化。

儿科解剖和生理的独特性

由于许多原因我们为各个年龄段的小儿实施镇静。独特的发育知识（解剖、生理、行为）是使用镇静药物的先决条件。考虑到之前讨论的呼吸道不良事件，我们首先介绍小儿的呼吸道[7]。

在儿童阶段，气道需要到青少年才能发育成熟至成人的形态结构。婴幼儿的舌体相对更大，喉头位置更高而且前倾。总体而言，儿童的呼吸道更易激惹，更易出现喉痉挛，发生喉痉挛或支气管痉挛更易导致显著的动脉血氧饱和度下降。这使得儿科镇静相比成人更容易发生呼吸道不良事件，导致更显著的缺氧。临床医生应该认识到呼吸道相关事件危险性的增加与年龄成反比。

幼儿心血管系统的迷走神经张力更高，自主刺激更易导致心动过缓反应。对于在数个心动周期内依赖心率增加心输出量的小婴儿，比如气道处理期间的迷走反射，能导致血压下降或窦性心动过缓、交界性节律等心律失常的发生。推荐在镇静期间预判这些反应和考虑使用抗胆碱能药物（阿托品或格隆溴铵等）。

由于婴幼儿肺功能残气量减少，肺储备功能较差，呼吸暂停会导致更快的缺氧。按比例而言，小儿氧耗量比成人更高而潮气量更少。小儿遇到氧需求增加时，会相应增加呼吸频率。因此，镇静相关地减少呼吸频率和损失氧储备的肺容量，更易导致危险、快速的氧饱和度下降。而且，当联合使用苯二氮䓬类药物、静脉麻醉药物如丙泊酚和阿片类药物时，小儿比成人更易出现呼吸暂停。

行为的关注

在儿童成长过程中，沟通、理解、概念化或处理的能力会从对环境刺激的简单反应变为复杂的推理和与他人成熟的互动。对不同年龄段的儿童实施镇静时，实施者必须考虑儿童的发育阶段来制定合适的方案。婴儿可能会因为一个合作而冷静的父母安静下来。无论如何，2~5 岁的儿童所表现出一系列的行为必须认真对待。在拒绝口服用药

时应迅速考虑肌内注射、皮下和直肠等其他途径。更多的激惹会影响
镇静剂的效果，引起剂量追加可能又导致镇静作用意外的增强。大的
儿童可以接受静脉注射，越能接受解释则越能平顺地进入临床诊疗程
序。然而，他们也可能开始认为临床诊疗行为是一个威胁而拒绝合
作。儿童大概 12 岁左右时，大部分临床医生开始尊重他拒绝一个诊
疗的权利[8]。对于青少年，大部分发育良好的儿童行为表现与成人相
似，但也并不肯定。尽管一个青少年的智力能力能够理解临床诊疗的
需求和镇静能保证舒适之间的复杂联系，其仍会缺乏完全合作的情绪
控制。

药理学

　　许多儿科镇静的药物在临床已使用数十年，但上市前所进行的儿
童安全试验却最少。目前的安全数据通常是罕见事件的回顾性分析结
果或特殊方案的对比研究。许多年之后，经典的儿科镇静药物的药效
学和药动学由于多种原因慢慢显现出来。需要重点指出的是，镇静剂
通常用在"适应证外"的临床镇静，丙泊酚的适应证是仅用于成人镇
静，氯胺酮的安全性和有效性在 16 岁以下并未确定。表 19.1 列出了
最常用的镇静和镇痛药物[9]。

　　儿科镇静药物的药理学是一个复杂的领域，必须考虑儿童年龄、
肾功能（反映药物消除）、肝功能（反映某种药物转变为活性形态或
其他药物转变为非活性形态），以及全身体液、蛋白合成或特征性分布
的相互作用。即使使用单一镇静剂，这些顾虑的复杂组合使得精确预测
临床效应很难，更不用说复合用药，几乎不可能。然而，临床医生能
够积累镇静剂的经验和学会达到某个特定临床终点而滴定镇静剂量。
对某一种给药方式必须有耐性，因为这种转运可能需要通过血-脑脊
液屏障（苯二氮䓬类药物）；而其他的可能会快速分布到肌肉，延迟
起效或需要追加剂量才有效（戊巴比妥）。联合用药能够通过协同作
用提高临床药效，但一些特殊组合（咪达唑仑＋芬太尼），协同作用
会导致不良事件的发生。因此，大部分镇静方案都是谨慎标准的单一
用药，限制选择复合其他类药物。这个观点对于监护镇静方案尤为正

表 19.1　程序性镇静和镇痛的药物

药物	小儿剂量	起效时间（min）	持续时间（min）	注释
镇静安眠药				
水合氯醛	口服：25～100 mg/kg，30 分钟后可重复 25～50 mg/kg（取较小值），最大总量：2 g 或100 mg/kg（取较小值）；新生儿只能单次剂量	口服：15～30	口服：60～120	如果年龄＞3 岁，效果不可靠
地西泮	静脉给药：首剂 0.05～0.1 mg/kg 后慢速滴注，最大剂量 0.25 mg/kg	静脉注射：4～5	静脉注射：60～120	与阿片类药物合用时减量
依托咪酯	0.1 mg/kg 静脉注：若效果不充分则重复给药	静脉给药：<1	静脉给药：5～15	副作用包括呼吸抑制、肌阵挛、恶心和呕吐
咪达唑仑	静脉给药（0.5～5 岁）：首剂 0.05～0.1 mg/kg后滴注，最大剂量 0.6 mg/kg 静脉给药（6～12 岁）：首剂 0.025～0.05 mg/kg后滴注，最大剂量0.4 mg/kg 肌内注射：0.1～0.15 mg/kg 口服：0.5～0.75 mg/kg 经鼻：0.2～0.5 mg/kg 直肠给药：0.25～0.5 mg/kg	静脉给药：2～3 肌内注射：10～20 口服：15～30 经鼻：10～15 直肠给药：10～30	静脉给药：45～60 肌注：60～120 口服：60～90 经鼻：60 直肠给药：60～90	与阿片类药物合用时减量；可引起异常兴奋 常兴奋
美索比妥	直肠给药：25 mg/kg 静脉给药：0.5～1.0 mg/kg	直肠给药：10～15	直肠给药：60	颞叶癫痫或者卟啉症患者避免使用

续表

药物	小儿剂量	起效时间 (min)	持续时间 (min)	注释
戊巴比妥钠	静脉给药: 1~6 mg/kg, 每 3~5 min 增加 1~2 mg/kg 滴定至预期效果, 最大剂量 100 mg; 肌注 2~6 mg/kg, 最大剂量 100 mg; 口服或直肠给药: (<4 岁): 3~6 mg/kg, 最大剂量 100 mg; 口服/直肠给药 (>4 岁): 1.5~3 mg/kg, 最大剂量 100 mg	静脉注射: 3~5; 肌注: 10~15; 口服或直肠给药: 15~60	静脉注射: 15~45; 肌注: 60~120; 口服或直肠给药: 60~240	可引起异常兴奋, 卟啉症患者避免使用
丙泊酚	静脉给药: 1.0 mg/kg, 需要时重复给药 0.5 mg/kg	静脉给药: <1	静脉给药: 5~15	常发生低血压, 呼吸抑制
硫喷妥钠	直肠给药: 25 mg/kg	直肠给药: 10~15	直肠给药: 60~120	卟啉症患者避免使用
镇痛药				
芬太尼	静脉给药: 首剂 1.0 μg/kg, 每 3 分钟重复给药滴定预期效果, 最大剂量 50 μg	静脉给药: 3~5	静脉给药: 30~60	与苯二氮䓬类合用时减量
吗啡	静脉给药: 首剂 0.05~0.15 mg/kg, 最大剂量 3 mg, 每 5 min 重复给药滴定到预期效果	静脉给药: 5~10	静脉给药: 120~180	与苯二氮䓬类合用时减量
分离麻醉药				
氯胺酮	静脉给药: 1~1.5 mg/kg 超过 1 min 慢速推注, 按需每 10 min 重复该剂量; 肌内注射: 4~5 mg/kg, 10 min 后可重复给药 (2~4 mg/kg)	静脉给药: 1; 肌内注射: 3~5	静脉给药: 分离麻醉 15; 复苏 60; 肌内注射: 分离麻醉 15~30; 复苏 90~150	复杂的禁忌证; 罕见儿童会出现噩梦或幻觉。常常与阿托品、格隆溴铵合用抑制唾液分泌过多

续表

药物	小儿剂量	起效时间 (min)	持续时间 (min)	注释
吸入麻醉药				
氧化亚氮	合作的小儿，预充至少 30% 氧气的混合气体，通过按需阀门面罩自控；不合作的小儿，在密闭监控下使用悬流流式鼻罩	<5	<5 (停药后)	需要特殊设备和气体清除能力；若干禁忌
拮抗药				
纳洛酮	静脉给药或者肌注：每次 0.1 mg/kg，按需可每 2 min 重复给药，最大剂量 2 mg	静脉给药：2	静脉给药：20～40；肌注：60～90	若作用时间短于要拮抗的药物，可能需要连续用药
氟马西尼	静脉给药：每次 0.02 mg/kg，需要时每分钟可重复用药，最大剂量 1 mg	静脉给药：1～2	静脉给药：30～60	若作用时间短于要拮抗的药物，可能需要连续用药

Krauss 和 Green[9] 允许转载。

a 氯胺酮的绝对禁忌证是 3 个月以下小儿（气道并发症风险高）和有已知或疑似精神病患者（恶化病情）。相对禁忌证包括年龄小于 12 个月的小儿，诊疗过程会刺激后咽、气管手术或气管狭窄病史，活动性肺感染或疾病（包括上呼吸道感染），已知或疑似心血管疾病，颅脑损伤伴意识丧失、精神状态改变、呕吐、中枢神经系统肿物、异常或脑积水，青光眼、急性眼球外伤、甲状腺功能亢进症或使用甲状腺药物

用药剂量可根据临床情况和用药者的经验改变。当联合使用其他药物，尤其是苯二氮䓬类联合阿片类药物时，个体剂量会发生变化。

确，一个附加药物能够使一个儿童从轻度镇静迅速发展为深度镇静，甚至是全身麻醉。

镇静的给药方法和患儿门诊治疗之间的协同作用能导致不同的协同作用。例如，许多治疗注意缺陷障碍的药物是兴奋剂，会导致相应的镇静药物耐受；相反，预先给儿童的抗抑郁药能增加镇静剂的抑制效果。

由于刺激和侵袭可变，临床诊疗的镇静是一个动态过程。因此，镇静的起始、深度到持续时间必须采用滴定的方法，控制复合总量，而且必须理解被镇静者和诊疗本身。理想的给药方案是通过直接准备和同步有害刺激水平优化镇静的起始和效能。很显然，这种理想几乎不可能实现。主要原因有：药物转运到中枢神经系统作用位点的潜伏期，每个患者对所给药物敏感性的变异，药物剂量转运的不准确性，或对有害刺激真实严重性的评估。因此，现实的做法变成一个药物剂量的"最佳推测"过程，或者单独以体重基础标准来计算初始给药，然后根据儿童的反应追加剂量或选择药物。许多镇静方案都成功地采用这种策略，但任何策略不可能包括针对所有场景的必然选择，因此，肯定会有一定的失败率。

镇静过程和用药选择的综述

一个安全有效的镇静方案的最终计划，必须考虑许多可变的因素，图 19.1 概述了这些因素。只有当临床医生关注患者痛苦的客观评价指标时，才能最有效地实施镇痛镇静。尽管许多疼痛评估方法能够常规应用并得到确认，但却很难应用于镇静。这些评估方法是为了疼痛分级后给予适当的直接介入，但镇静方案必须是在一个动态环境中评估疼痛和困扰。因此，这些疼痛评估的知识可以提高临床判断的准确性，却不能替代对镇静的重视和培训（图 19.2）。

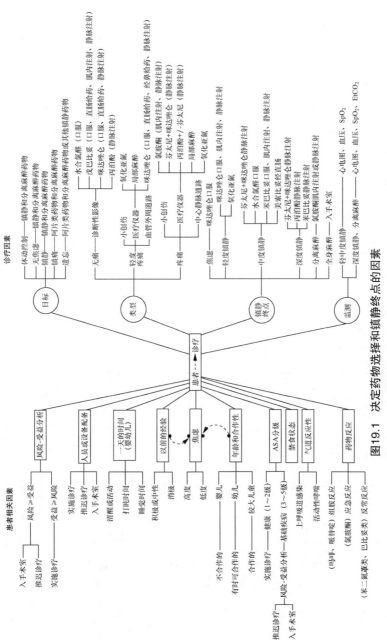

图19.1　决定药物选择和镇静终点的因素

SpO₂，血氧饱和度；EtCO₂，呼气末二氧化碳分压。Krauss和Green⁹⁺引用[9]

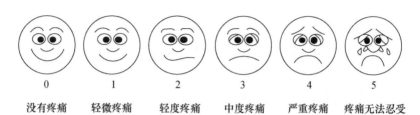

0	1	2	3	4	5
没有疼痛	轻微疼痛	轻度疼痛	中度疼痛	严重疼痛	疼痛无法忍受

日期/时间					
面部 0：没有特别表情或微笑 1：偶尔表情痛苦或皱眉，孤僻，冷漠 2：频繁的持续下颌颤动、牙关紧闭					
腿部 0：正常姿势或者放松 1：不自在，不放松，紧绷 2：蹬腿，或者挺直腿					
活动 0：安静地平卧，正常姿势，轻松地移动 1：扭曲，翻来覆去，紧绷 2：弓起身子，僵直或抽搐					
哭闹 0：没有哭闹（醒着或睡着） 1：呻吟或啜泣；偶尔抱怨 2：一直哭，尖叫或哭诉，频繁地抱怨					
可安慰性 0：满意，放松 1：偶尔抚摸使其放松，拥抱或与之交谈，易分心 2：难以安慰					
总分					

图 19.2　两种常见的小儿疼痛评估工具：Wong-Baker
面部表情疼痛量表（上）和 FLACC 量表（下）

普通儿科镇静的场景

放射科

无论过程多么短暂，儿童通常都不愿做放射学检查。一般情况下，儿童能够克制地单独完成一个 X 射线检查，或在父母的协助下完成 CT，但绝大多数小儿都难以忍受 MRI 等更长时间的检查。因此，MRI 需要镇静或全身麻醉。MRI 的要求更高，儿童不仅仅需要镇静还不能有体动。

麻醉科人员不足使得护士实施儿科镇静的方案成功开展。护士通常在一个医生监管下，根据制定的标准对儿童评估和用药。常使用戊巴比妥，使儿童达到没有体动的深度镇静 60～90 min，这足以完成大多数 MRI 检查。静脉输注药物如丙泊酚或右美托咪定能达到足够的镇静深度，而且药物代谢迅速。由于侵入性影像学诊疗会引起疼痛（动脉穿刺或经皮穿刺活检等），因此这些方案并不是非常合适。右美托咪定有轻度镇痛作用，而戊巴比妥和丙泊酚均无镇痛作用。

CT 检查的镇静可以静脉推注镇静药物如丙泊酚、瑞芬太尼或咪达唑仑（±芬太尼），从而提供持续 8～10 min 的短暂深度镇静。水合氯醛在放射科镇静中使用了数十年，其药理作用不稳定，镇静起效的潜伏期和半衰期长，很难令人满意。但水合氯醛的安全性和使用历史表明，它仍然是一个适用于护士实施镇静方案的药物。

为一名精神受到刺激的儿童进行 X 射线检查（为获得最终的胶片），最终可能还是需要实施镇静。这很容易实施，在进入放射室之前，给他口服或静脉注射镇静剂（如咪达唑仑、劳拉西泮或水合氯醛）即可。

如在放射科镇静失败，则可能需要为患儿施行麻醉。通过镇静前对儿童状态的评估，包括评估他/她的焦虑、父母的焦虑和患儿的成熟程度，以及提高实施镇静的临床医生缓和、安抚儿童的能力可增加放射科实施镇静的成功率。

急诊科

一些急性事件，如创伤、骨折或急性疾病中的儿科镇静，需要一个专业的团队来处理。诊疗操作时的镇静不太可能单一用药，而且残留的镇静作用使得评估儿童的精神状态复杂化。理想的镇静方案是快速起效和消除，对生命体征影响最低，对疼痛刺激有效镇痛，但不抑制呼吸。

氯胺酮表现出一个理想药物的许多特点，因此在许多场所应用。它起效迅速、强效止痛和有遗忘作用，而且作用时间相对较短，可以口服、直肠、静脉和肌内注射给药。氯胺酮有引起唾液分泌增加的缺点，而这往往被认为会增加咳嗽或喉痉挛的风险，可以联合应用抗胆碱药如格隆溴铵或阿托品。最后，氯胺酮引起患者激动、烦躁不安的倾向一直被重点关注，典型的说法是"分离"，表现为患者的负面精神状况。这是氯胺酮类似苯环利定（街头毒品"酸"）的药理特点。对儿童而言，负面的经历明显少于成人。因此，在美国的急诊科，氯胺酮是一个合理并经常使用的镇静剂。

大量关于非麻醉医生滥用丙泊酚的争议一直在持续。静脉输注丙泊酚能够提供催眠、遗忘和麻醉，但无镇痛作用。仔细的临床监护才能发现呼吸暂停或呼吸道梗阻。当有刺激发生或进行一个疼痛的操作，丙泊酚很难保持充分的镇静。复合有效的止痛剂能提高疼痛操作的镇静效果，但随之会增加发生呼吸暂停和呼吸道并发症的风险。

内镜检查

大量临床报告记录了镇静下实施的内镜操作。虽然还未制定镇静用药和患者的监护标准[10]，但各种流程中的低并发症率支持内镜手术间实施镇静的安全性。

丙泊酚是唯一可以适时提供良好镇静条件的药物。但典型的是，必须由一个实施镇静的临床医生对过度镇静或呼吸抑制进行监护。复合使用其他的镇静药物，尽管可以获得遗忘和无体动的优点（如丙泊酚＋芬太尼），但会增加呼吸暂停和呼吸道危害的风险。如果想实施深度镇静，必须由一个专门实施镇静的临床医生对儿童进行监护。

儿科 ICU

病情危重的儿童带来格外重要的一系列挑战。镇静必须全面考虑，包括儿童即时的临床状态、镇静需要达到的水平、任何所给镇静药物潜在的危险，以及实施监护者的经验。许多儿科 ICU 病房采用针对特殊临床需求的流程，这也许与其他可直接利用的方案不相容。但一个安全的常见方案有可能已经抵消了试图掌握多数镇静技术所带来的危险。不幸的是，在安全性和有效性上，这些可能存在的方案仍缺乏严密证据，使得个别单位的经验更可能变得武断。

例如，关于为气管插管的儿童实施安全、有效的镇静，近期一个儿科 ICU 的系统性回顾分析认为，目前仅有一个高质量的研究可以采用，并得出的结论："指导临床实践的高质量证据仍十分有限"[11]。从有疼痛的操作和非生理通气治疗（如高频振荡通气）的深度镇静，到给未成年人更换包扎的中度镇静，是临床状态的极端跨度。这对出色的临床判断、使用多种药物的能力和对详细局部检查的意愿提出了更高要求。

在这些可利用的镇静方案中，大部分儿科 ICU 采用阿片类止痛药复合苯二氮䓬类药物滴定输注镇静来应对临床需求（吗啡或芬太尼复合咪达唑仑）。右美托咪定在儿科 ICU 的使用日益增多，它不仅可以提供优良的滴定镇静镇痛，而且相关副作用很少。与可乐定相似，它选择性激动大脑 α 受体，诱导一个非常类似于生理睡眠的镇静。右美托咪定在儿科中被描述为机械通气的儿童最常用的镇静药，副作用有心动过缓、高血压和低血压[12]。在认识到"丙泊酚输注综合征"之前，丙泊酚输注在儿科 ICU 中的镇静也非常普遍。高剂量长期输注丙泊酚引起血流动力学不稳定、代谢性酸中毒、高血钾、横纹肌溶解等一系列难以解释的症状，而且与许多儿科死亡相关[13]。虽然丙泊酚仍是一个好的儿科 ICU 镇静药物，但它的使用需要更仔细的临床监护和更加慎重。

新生儿病区面临的挑战更严峻。通常需要对严重系统性疾病的早产儿延长通气支持。而且很显然，对新生儿的镇静需求、药物选择、剂量以及安全性问题均很少有报道。Cochrane 的综述认为，对机械通气的新生儿并未推荐使用阿片类药物或咪达唑仑[14-15]，而其他药物包括右美托咪定和瑞芬太尼却有过推荐报道。有些药剂，由于会引起神经学方面的损伤（氯胺酮）或可能包含损伤性化学辅料如苯甲基乙醇或丙烯乙二醇（咪达唑仑，劳拉西泮），应避免在新生儿群体中使用[16]。表 19.2 列出了一个新生儿 ICU 镇静、镇痛的推荐方案，该方案建立在麻省波士顿的 Brigham 女子医院的临床实践基础上（通讯作者 R. Patnode，2011）。

表 19.2　儿科 ICU 操作性诊疗的镇静镇痛用药

临床方案	给药方法	备注
最小侵入性操作：抽血，开始静注	必要时口服 24% 蔗糖	注意：对这些疼痛的经历的确需要一些干预，来避免压力和将来增加疼痛相关的焦虑
腰椎穿刺术	吗啡或芬太尼；利多卡因	
换药	吗啡或芬太尼；蔗糖	
选择性插管	芬太尼或吗啡快速推注后输注；可考虑咪达唑仑	
机械通气	芬太尼和（或）咪达唑仑输注	患者在阵发性焦虑或疼痛时需要额外按需快速推注吗啡、芬太尼或咪达唑仑
术后镇痛	咪达唑仑或芬太尼；对乙酰氨基酚	按照疼痛评分滴定输注镇痛药物
药物	**剂量**	**备注**
吗啡	每 2～4 h 0.05～0.15 mg/kg 静注或皮下注射	长期使用需断奶
芬太尼	每 2～4 h 1～3 μg/kg 静注，输注剂量：0.2～2 μg/(kg·h) 滴定	＜1 μg/(kg·min) 慢速输注，避免低血压、胸壁僵硬、心动过缓
咪达唑仑	0.05～0.1 mg/kg 首剂	仅用于足月
利多卡因浸润	1 ml/kg，最大浓度 0.5%	局部注射可避免对系统性镇静、止痛药的需要；一般避免用于孕周＜34 周的婴幼儿
口服蔗糖溶液	必要时口服 24% 蔗糖 0.5～1.5 ml	对小婴儿的操作性诊疗，口服蔗糖已被证明镇痛有效
对乙酰氨基酚	每 6 h 10～15 mg/kg 口服/直肠给药/透皮给药	24 h 最大剂量为 90 mg/kg

改编自 Rita Patnode, RN, 马萨诸塞州波士顿市 Brigham 女子医院 2011 年的私人信件

特殊的药物

接下来是对那些最常用镇静药物一般介绍，重点是每个药物的独特性[7]。

丙泊酚

丙泊酚是一种静脉麻醉剂。低剂量静注或输注时，可用于诱导不同程度的镇静。尽管低剂量丙泊酚即可使儿童获得轻中度镇静，但由于缺乏镇痛，在有刺激的操作过程中，会发生不稳定的临床效果。丙泊酚有剂量依赖性的呼吸抑制作用，与其他镇静药物合用具有协同效应。而且，丙泊酚静脉注射或输注部位的刺激非常普遍，有时患者会发生意外的体动，可能导致静脉留置针脱出。

使用丙泊酚镇静时，可先给予小剂量并密切监护患者的临床效果，几分钟后如果未达到预期效果，可追加剂量。只要耐心和密切监护，除了有刺激的操作过程，大部分儿童均可获得满意的效果。

咪达唑仑

咪达唑仑是速效苯二氮䓬类药物，可经口、鼻、静脉给予而获得轻中度镇静。和所有的苯二氮䓬类药物一样，超量会导致全身麻醉和深度呼吸抑制，也可能使患者出现类似兴奋的非典型行为。

标准剂量（0.5 mg/kg）口服 15～20 min 后可导致轻度镇静。口服的咪达唑仑味道苦涩，除非用糖浆调味掩饰，否则小儿难以接受。作用时间不定，但通常都可持续 30～60 min。静脉注射 0.025～0.5 mg/kg 咪达唑仑 2 min 后可达到轻到中度镇静，临床效果可持续 30～60 min。经鼻给药通常用于一些不合作的小儿，黏膜的刺激几乎是普遍的困扰，因此这种给药方法仅是特殊情况的备用方式。

水合氯醛

口服水合氯醛 50～100 mg/kg，经过 30～60 min 的潜伏期后，可为大多数孩子提供一个可靠的中度镇静或睡眠。一个安静的环境通常更有利于睡眠的开始。一旦入睡，大部分小儿可被安静地转移到其他环境或进行操作而不苏醒。镇静可以持续大约 1 h，但全面恢复到意识状态的基础水平需要更多时间。由于水合氯醛的这些特点，通常不建议在未到达足够镇静深度时追加用药。

氯胺酮

作为苯环利定的衍生物，氯胺酮会导致儿童精神方面的反应，尽管经验上认为，相比成人，小儿发生这种现象较少。氯胺酮可能导致流涎（过度的唾液分泌），增加呼吸道不良事件的风险，建议合用抗胆碱药物。有恶心、呕吐的相关高风险时可以使用止吐药预防。

对于不合作的儿童，肌内注射 3～5 mg/kg 氯胺酮，5～15 min 即可达到明显的镇静；儿童口服 3～6 mg/kg 氯胺酮亦可在相近时间内达到明显的镇静；静脉注射 1～2 mg/kg 氯胺酮可对儿童提供一个合作、良好的镇静。氯胺酮是唯一一个有良好的镇静性质和极小的呼吸抑制作用的典型儿科镇静药物。

氧化亚氮

对氧化亚镇静镇痛效果的认识始于 18 世纪，1∶1 的氧化亚氮和氧气可以为短小操作或检查提供优良的轻、中度镇静。由于会产生过度镇静或全身麻醉，应避免追加剂量。氧化亚氮会由于儿童的分钟通气量、焦虑程度，或减少气体吸入的其他因素而延长镇静起效时间。而氧化亚氮的苏醒迅速且可预判，大部分患儿在停药 5～10 min 可恢复到意识清醒的基础状态。

戊巴比妥

巴比妥盐多用于诱导足够长时间的睡眠，从而允许如 MRI 等较长时间的放射学检查。可通过口服或静脉注射 4～6 mg/kg 的剂量，10～15 min 即可入睡。可能会发生"离奇兴奋"并使得苏醒异常复杂。这种"情绪激动的反应"会威胁到患儿的安全，要采取必要的措施，如追加镇静剂（咪达唑仑）、约束或住院治疗。

可乐定和右美托咪定

α₂ 肾上腺素受体激动剂如可乐定和右美托咪定因有镇静、抗焦虑和催眠作用而被大家所熟知。口服 $2\sim4\,\mu g/kg$ 可乐定能够有效地镇静和镇痛，但起效时间可能多于 $60\sim90\,min$。可乐定的中枢神经系统受体特异性较少，右美托咪定却对蓝斑区的受体有很高的选择性，而人类脑的蓝斑区负责产生睡眠。因此，右美托咪定作为一个独特的镇静药物，可产生一个从中度到深度镇静的可控状态，而不抑制呼吸、喉反射或显著抑制心血管系统。当首剂推注 $0.5\sim1\,\mu g/kg$ 剂量 $10\,min$ 后再持续输注 $0.5\sim1\,\mu g/(kg \cdot h)$，大部分患者可获得适度镇静，在保留自主呼吸情况下接受内镜、普通检查、小的手术操作或机械通气。由于与心脏 α 受体有相互关联，会引起心动过缓和低血压，这将限制该药物在某些特殊儿童中的应用。儿科安全数据十分有限，这种情况下适应证仅仅针对成人。

总　结

对许多临床医生来讲，儿科镇静实际上仍是一个值得重视的挑战。实施儿科镇静的医生必须了解许多内在影响小儿生理、药理和行为学的因素。公共机构的监管必须寻求患者需求和镇静风险之间的平衡。对于医生个体，应寻求个人培训和经验的不断改善，从而提高监护镇静儿童的能力。

参考文献

1. Woolley SM, Hingston EJ, Shah J, Chadwick BL. Paediatric conscious sedation: views and experience of specialists in paediatric dentistry. *Br Dent J* 2009; **207**: E11; discussion 280–1.

2. Cote CJ, Wilson S. Guidelines for monitoring and management of pediatric patients during and after sedation for diagnostic and therapeutic procedures: an update. *Paediatr Anaesth* 2008; **18**: 9–10.

3. Guideline for monitoring and management of pediatric patients during and after sedation for diagnostic and therapeutic procedures. *Pediatr Dent* 2008; **30**: 143–59.

4. American Academy of Pediatrics, American Academy of Pediatric Dentistry. Guidelines for monitoring and management of pediatric patients during and after sedation for diagnostic and therapeutic procedures: an update. *Pediatrics* 2006; **118**: 2587–602.

5. Bhatt M, Kennedy RM, Osmond MH, *et al.* Consensus-based recommendations for standardizing terminology and reporting adverse events for emergency department procedural sedation and analgesia in children. *Ann Emerg Med* 2009; **53**: 426–35 e4.

6. Cravero JP, Blike GT, Beach M, *et al.* Incidence and nature of adverse events during pediatric sedation/anesthesia for procedures outside the operating room: report from the Pediatric Sedation Research Consortium. *Pediatrics* 2006; **118**: 1087–96.

7. Miller RD, ed. *Anesthesia*, 6th edn. Philadelphia, PA: Churchill Livingstone, 2005.

8. Lewis I, Burke C, Voepel-Lewis T, Tait AR. Children who refuse anesthesia or sedation: a survey of anesthesiologists. *Paediatr Anaesth* 2007; **17**: 1134–42.

9. Krauss B, Green SM. Procedural sedation and analgesia in children. *Lancet* 2006; **367**: 766–80.

10. Dar AQ, Shah ZA. Anesthesia and sedation in pediatric gastrointestinal endoscopic procedures: a review. *World J Gastrointest Endosc* 2010; **2**: 257–62.

11. Hartman ME, McCrory DC, Schulman SR. Efficacy of sedation regimens to facilitate mechanical ventilation in the pediatric intensive care unit: a systematic review. *Pediatr Crit Care Med* 2009; **10**: 246–55.

12. Yuen VM. Dexmedetomidine: perioperative applications in children. *Paediatr Anaesth* 2010; **20**: 256–64.

13. Papaioannou V, Dragoumanis C, Theodorou V, Pneumatikos I. The propofol infusion "syndrome" in intensive care unit: from pathophysiology to prophylaxis and treatment. *Acta Anaesthesiol Belg* 2008; **59**: 79–86.

14. Bellu R, de Waal K, Zanini R. Opioids for neonates receiving mechanical ventilation: a systematic review and meta-analysis. *Arch Dis Child Fetal Neonatal Ed* 2010; **95**: F241–51.

15. Ng E, Taddio A, Ohlsson A. Intravenous midazolam infusion for sedation of infants in the neonatal intensive care unit. *Cochrane Database Syst Rev* 2003: CD002052.

16. Shehab N, Lewis CL, Streetman DD, Donn SM. Exposure to the pharmaceutical excipients benzyl alcohol and propylene glycol among critically ill neonates. *Pediatr Crit Care Med* 2009; **10**: 256–9.

门诊的镇静

Debra E. Morrison and Kristi Dorn Hare

周 俊 译　杨承祥 校

简 介

门诊作为一个能够实施外科手术的地方，因其远离医院的快速支持可以比喻为一艘远离港口或母舰的小救生艇（不是舰艇）。无论是一个大的医学中心内独立的手术室，还是一个独立的门诊外科病房，或是一个内科病房的独立手术室，这个比喻都很恰当。这个"救生艇"和它的"船员"必须装备充足、技术熟练和训练充分，在没有外界快速支持下处理紧急事件。作为一个团队，必须互相协作。在一个医学中心内，甚至在一个独立的门诊病区，均需有麻醉医生、技术熟练的工作人员、监护设备和急救能力。当有需要时，通常可得到一个现场快速反应和（或）呼叫团队以及专业顾问。实际上，门诊并不像在医院主院，手术室、急诊科或 ICU 等先进团队近在咫尺。当以市政紧急反应系统（911）为基础时，这样的援助对于一个独立的门诊手术室或医生诊室会更远。因此，在任何情况下，这个"救生艇"的

"船员"必须作为首个反应者准备实施基础复苏。

我们必须拥有一个可以分享的安全文化。应该适当地制定、遵守、检查和修正一个标准政策、诊疗程序和工作文件。无论这个环境/组织是否被正式认可，这个政策和诊疗都应遵守国家的患者安全指南。同时，应该坚持这个政策和一个推荐的安全标准。

在特定的环境应选择合适的患者和诊疗程序，而镇静计划应适合患者、诊疗和环境；应制定一个术前安全清单（暂时）；为了流程、效率和安全性，应在每个诊疗后进行常规的详细总结。

团 队

运作远离快速支持的诊疗团队必须具备很高的技巧和经验。在《检查清单宣言》[1]一书中，Atul Gawande博士探讨了这个团队，而非卫生保健的个人。这本书用差不多的篇幅探讨了团队工作与检查清单，他解释为："总而言之，如今的成功需要大的医疗企业、临床医生团队、高危技术和知识胜过任何个人能力，个人的自律性几乎不是我们的理想目标。"

在许多私人诊所，临床医生通常在医疗助手（MAs）的帮助下完成诊疗。如果诊疗仅在单纯局麻下完成还好，但如果需要镇静，则需要一个经过镇静培训和有经验的注册护士（RN）或RN团队。RN必须充分配备镇静药物（静注和口服）、拮抗剂、急救药物、监护仪和即刻复苏的设备。RN和临床医生应具备当前BLS/ACLS认证。没有什么可以替代准备和经验。理想的情况是，实施镇静的RN至少应该有2年以上危重患者护理的背景，以及有信心在必要时提醒外科医生/操作者/内科医生留意患者，从而"停止流水作业"而专心地护理患者。这将保证RN认识到问题并准备好医疗介入。

为了预判挑战和困难，RN必须知道每个诊疗的细节，并且能够从外科医生/医生/内科医生和患者那里读懂所有的提示，从而安全地实施镇静。他/她应该密切地评估患者，尊重手术团队的其他成员，和患者一样信任外科医生/医生/内科医生。负责镇静和监护患者的这位RN不应再负责协助诊疗，以免会从关注患者那里分心。

外科医生/医生/内科医生应该与RN形成合作关系，并赋予RN

所有监护的权利。绝不能忽视 RN 的顾虑，尤其是他/她有所表示时，为了表示尊重，外科医生/医生/内科医生应安排这个团队休整。如果注册护士害怕被嘲笑或解雇，就不会及时地指出对患者的顾虑，只能默默担心，祈求诊疗尽快结束。因此，如果真的出现问题，就会延迟成功的医疗介入。当实施诊疗时，外科医生/医生/内科医生可以投入这个"圈子"，但应该发展"第三只耳朵"与实施镇静和监护的 RN 交流。即使在诊疗的关键时期，医师都应该能够确认来自护士的信息交流。外科医生/医生/内科医生应该计划好和提前使用必需的设备以及预判意外事故，才能使诊疗过程尽可能顺利、迅速。

尽管医助、调度员、外科医生或其他技师并不直接参与镇静，但都应该被视为一个团队的成员。他们的感觉、观感、患者的互动和援助都将帮助诊疗更平顺、成功，患者更安全。

团队每个成员的贡献都应得到尊重和尊敬，每个人都应理解其他人的顾虑和责任，每个人在必要时都应该能够超过 100％ 地完成工作。这可以通过一起工作和最终度过危机来完成，或通过正式或非正式的团队训练/实践/模仿得到促进。个人也能通过参加教育和会议提高技巧和增加共同的知识和技能。最终，在一起合作的训练有素的团队成员会更加快乐。在困难发展为灾难之前，团队成员如果能够始终一致地执行、预判和有效地回应，他们工作效率会更高、费用会更低。

关注点应围绕患者，而不是诊疗本身、外科医生/医生/内科医生、注册护士或其他任何个人。

环　境

首先，实施镇静的环境必须安全。必须充分装备和配置人员以满足计划诊疗和镇静的任何需求，以便发现问题并及时抢救和复苏。

医疗中心的手术室有很多资源可利用。如果门诊位于医疗中心内，许多医院的支持系统（设备、无菌器械、辅助材料、专业顾问和快速反应医疗队伍）也可以利用。

如果门诊的环境偏僻，或是一个私人诊所，实施镇静需要更加重视，应针对副作用做计划和准备。如果这个诊所工作量大，实施很多诊疗，那么，工作人员会很熟练地去准备。但如果诊所平时的诊疗不多，则在准备和效率之间会有缺口。没有持续的实践，有可能会省略许多步骤。在所有案例中，最好有流程计划记录在工作簿或卡片上。这些计划列出所需设备和关于这个病例医疗助手的预期计划，非常有助于帮助职员充分准备诊疗。同样，如果诊疗中忽略一个关键问题，提供一个清单也可以帮助检查。当诊疗正在进行时，如果不能获得所需要的装备或药物，则意味着失败、不便以及潜在的危险。这会对团队所有成员的士气造成负面影响，也会潜在地伤害患者。再一次强调：正由于没有即刻的资源可以呼叫，位置越偏僻，越应该尽量多做准备。

政策和流程

在《全国患者安全指南》[2] 和 AORN[3-5] 推荐的基础上，应该制定一个适当的政策和流程，覆盖实践的所有方面。

安全的文化

AORN 提倡安全文化。他们的声明宣称：所有医疗工作者共同努力地创造安全的环境，使每个患者在每个部门都有权利接受最高水平的医疗。他们主张介入性的诊疗都应该安排一个注册护士（包括注册护士的轮班）全程、连续地护理[3-5]。手术/诊疗的所有成员都应像一个团队一样工作，可以无所顾忌地公开讨论关注点、过失和错误，确认系统的问题，支持流程的改善。整个团队通过对不良事件事后没有指责地总结而学习和改进。患者和其家庭也是这个团队的必要组成部分，每个团队成员都应该是患者的支持者。AORN 主张减少错误，教育同事，创造共同的策略而加强安全的文化。经济的考虑不能取代患者的安全，因为患者安全的缺乏最终还是会引起经济问题。

安全标准应与联合委员会、美国麻醉医师协会概括的国家患者安全指南和大学健康体系联合指引一致[2,6-8]。

流程选择

外科医生/医师/内科医生的业务范畴，包括根据一个特定的诊疗环境确定可能的诊疗范围。医师应削减清单，列出仅适合在独立的门诊和诊所实施的诊疗，而将复杂的诊疗或预期苏醒/离室时间长的其他诊疗安排在医学中心或医院本身的场所。

选择标准

- 考虑到每个诊疗的持续时间，仅安排能在一个工作日时间内完成和完全苏醒的诊疗。
- 若诊疗可能失血，则应选择安排在一个便于输血的场所。
- 诊疗应适合局部麻醉复合轻度或中度镇静。要求深度镇静或全身麻醉的诊疗，即使场所合适，都应安排能够提供麻醉监护的时间。
- 如果一个诊疗只适合某些患者在镇静下完成，但并不确定是否对所有患者适用，那么，合理的做法是安排患者在既能实施镇静也能实施麻醉的条件下完成。同时，评估患者并和他们就意外事故达成一致意见。这样，在不需终止和重新安排诊疗的同时有更大的选择范围。

患者选择

针对诊所/门诊的环境，对患者的预先评估筛选了在镇静下实施诊疗的禁忌标准。当一个患者被评估为这个诊疗的候选者后，筛查可以从遇到患者的第一个人开始。可以给安排诊疗者或见习医生一个简单的筛查问题清单，指导安排每个患者的第一次预约。在拜访外科医生/医生/内科医生的诊所之前，患者可在家里或网上填写问卷调查。注册护士可以和医生一起进行问卷调查，筛选有适应证的患者。护士可以询问那些重要但有时候敏感的历史问题，包括用药情况、用药史、手术史、过敏史、社会习惯，以及对诊疗和镇静的预期。她/他能够发现患者麻醉、镇静和其他诊疗的以往经历。这对发现用药不耐受、定位问题或诊疗期间任何意外的经历非常重要。患者不会总知道什么既往史信息重要，虽然医生也愿意倾听他/她考虑的事情，但患者可能更信赖护士。

选择标准

通过选择可以接受简单、安全镇静的患者来避免并发症和镇静失败。有以下特征的患者，应考虑安排麻醉而不是镇静：

- 肥胖
- 困难气道/明显的颅面部畸形
- 胡须（小下颌不仅提示困难气道而且导致患者长胡须）
- 睡眠呼吸暂停综合征
- 个人或家族的恶性高热史
- 凝血异常/高凝状态
- 对生命有威胁的心肺疾病
- 明显的神经系统疾病
- 有显著危害的其他器官系统疾病，如糖尿病
- 麻醉/镇静并发症或镇静失败的既往史
- 不耐受常规镇静药物
- 日常用药与镇静剂相互作用
- 慢性疼痛或焦虑，对镇痛药或抗焦虑药有基础需要的患者
- 不同意独处，不能合作的儿科患者
- 高龄

镇静方案

必须根据诊疗的类型和时间来制订镇静方案，使用快速起效和药效短的镇静剂。因为容易获得拮抗剂，在门诊使用芬太尼和咪达唑仑等药物非常明智。口服相对短效的苯二氮䓬类药物如阿普唑仑可作为术前用药。苯海拉明和昂丹司琼是对抗阿片类药物副作用的有效辅助药。医护人员对所有用药的药效、禁忌证和副作用，以及特异拮抗剂的熟悉和了解非常重要。

应了解并预先记录每个患者的拮抗剂用量（剂量和所需溶剂），这样才能方便、快速、准确地用药。匆忙地静脉注射一个错误剂量本身就会产生不良事件。在开始实施镇静之前，根据每个患者的体重准备相关药物的剂量、容积、起效时间、作用时间的"小抄"非常明

智。这将使用药更有效率，同时，减少因对药物不熟悉地计算而加重患者镇静的不良反应。许多医院在其计算机系统中有"药物计算器"方便医务人员使用，剂量计算器也可通过网络下载。它在儿科患者中普遍采用，但其实对所有患者都有用，它可以节省时间和预防错误。如果预先知道患者的体重，可在诊疗那天之前就制备一个图表。

许多患者会表达出希望完全不知道整个诊疗过程的愿望。如果患者有这个意愿，而他的诊疗完全可以在局部麻醉复合轻度或中度镇静下完成，那么，温和、诚实地告诉而不是误导他非常重要。患者可能相信他/她在类似环境下实施类似的诊疗中没有意识，其实是因为他/她已经回忆不起当时是如何被唤醒，而这些可以向患者事先解释清楚。

实施镇静前，必须向患者保证这是标准的方案，他/她的焦虑或疼痛都将被预判和处理。如果患者的咨询医师（在普通的诊断流程中）对患者的告知不同于这个诊疗中医务人员所提供的信息，就会产生不信任。这时，让患者相信接诊医师所述属实非常重要。但他/她可能并不熟悉这个诊疗流程，要确保患者不会被误导。因此，需对患者进行事实和过程的教育，无论其同意选择什么方案，都必须给予充分的信息。

一个快速、相对无痛的诊疗有时候可以在单纯局部麻醉下完成。如果因此引起患者焦虑，可通过在局部麻醉基础上口服或静脉用药来处理。这也是轻度镇静。这种病例可能并不要求注册护士协助或实施监护，而仅需由医师和技师来完成。由于无法保证患者可以容忍轻度镇静，准备好评估患者并实施中度镇静是明智之举。由于给药者的实际用药往往少于预期，应保留开放性选择。

在药物镇静基础上，使用音乐（如果合适可使用耳机）、虚拟现实眼镜（如果合适）和愉快的交流（"语言安定"）是十分奇妙和安全的方法。

并不是所有患者都希望镇静。对于这类病例，注册护士可以陪同并提供安慰、交流，保证能满足患者的一些需求。如果是高龄或虚弱的患者，不实施任何类型的镇静可能更恰当。对于多数病例，一个过于虚弱的患者采用任何类型的镇静都会使得他/她的诊疗处于一个更高级别的医疗护理。大多数患者将在局部麻醉复合轻度镇静下开始诊疗。一个舒适的患者才能有一个成功的诊疗。每一个使患者充分舒适、更易接受这个诊疗的努力都值得去做。

如果完成一个更长时间或更多疼痛的诊疗需要中度镇静，那么必须具备所有的评估、监护、人员、器械、用药和抢救复苏的能力。深度镇静/监护麻醉（MAC）或全身麻醉不能在没有麻醉医生在场的诊所/门诊实施。作为监护者的注册护士需要理解镇静和麻醉的连续性并做相应的准备。

苏醒和离室

苏醒

从镇静到符合离室标准，均应在一个具备实施镇静和复苏资格的注册护士的监管下，为患者提供一个安全的身体状态。复苏区应保持安静，适当配备标准监护仪、氧气、吸氧面罩、鼻导管、吸引、气道装置（面罩和口鼻气道、喉罩气道/插管设备）、呼吸囊面罩、救生车、急救药物、拮抗剂、输液，如果实施全身麻醉，还需要准备一个恶性高热（MH）治疗箱。

注册护士可以同时看护两个患者复苏，或者看护前一个患者复苏时为第二个患者做诊疗准备。但注册护士不能在给一个患者实施镇静的同时对另一个患者进行复苏或访视。绝不能让一个护士单独面对一个病情可能不稳定的患者。

患者应在最后一次给药（黏膜给药、肌注或静注）后至少监护60 min，或直到他们恢复到基础的精神状态（这应该在镇静前已被建立和记录）。应该在一个合适的复苏区域至少每15 min评估和记录一次患者的状态，直至达到确定的离室标准（至少诊疗后30 min）。当给予拮抗剂（氟马西尼或纳洛酮）后，应至少在给药后多监护2 h，以免发生二次麻醉或镇静。

对所有患者的监护应包括血压、心率、呼吸频率、血氧饱和度、镇静水平和疼痛，每15 min（或患者病情必要时）应至少监测一次，必要时也包括心脏监测。

必须强调镇静是一个持续的过程，在患者恢复到基础的意识和血流动力学水平之前，从来都无法确定他/她的镇静评分会是多少。

离室

当患者准备离室时，应向他/她提供一个书面的离室说明。一个患者使用镇静药物后，即使看上去完全可以定向离开，但当他/她回到家时，也可能会忘记医护人员对他/她所说明的一切。离室说明应包括饮食、活动、伤口的特殊护理，以及所携带药物的服用时间、剂量和名称，这可以确保当这个患者需要急救时，实施急救者能够将此事件/用药联系到这个诊疗过程，从而给予适当的处理。如果合适的话，应有一个可靠的成人在接下来的一整天陪伴患者，以便在家中可以及时发现任何诊疗后的不良事件。患者还应被告知所有的医嘱、寻求急救的条件和随访。这些资料应由具备资格的工作人员、医师或注册护士出具给患者和陪同者。在大部分情况下，这些将由护士来完成。

应变计划

没有任何事物可以替代准备工作，即使这个门诊充分配备人力和设备，不良事件也会发生，也可能会犯错或出现未预期的患者反应。立即认识到问题和认识到什么情况下自己的团队无法处理非常重要。

当诊所呼叫医疗中心的快速反应团队后，该团队（具备急救复苏能力）会即刻提供援助，包括心肺复苏术、气道紧急处理或适当的会诊。对门诊团队的所有工作人员来讲，知道什么时候和如何联系这些团队非常重要。偶尔进行演练、将电话号码贴在显眼的位置，能防止紧急情况下延误抢救。

在一个偏远的门诊外科中心或诊所，最谨慎的做法是当复苏措施开始时呼叫急救车援助。时间是一个在镇静过程中遭受不良事件的患者避免永久性伤害的关键。低血压和缺氧是两个最常见的不良事件，最简单的处理包括给予刺激、静脉输注负荷量的液体或托下颌、刺激和给氧，有可能必须给予球囊面罩正压通气和口/鼻通气管，有时还可能需要使用拮抗剂。这个团队应该能快速、有效、高效率地反应，并且必须能够认识到什么情形超出团队的复苏能力而需要更高水平的医疗。

总　结

这一章概述了门诊实施镇静时诊疗团队成员的职责和需求的独特性。安全的镇静包括选择适当的诊疗和患者，以及镇静方案的制订（包括诊疗本身、复苏期和离室标准）。在一个远离即刻援助的场所制定一个应急计划非常关键。

参考文献

1. Gawande A. *The Checklist Manifesto: How to Get Things Right.* New York, NY: Metropolitan Books, 2009.

2. Joint Commission. National patient safety goals. In *Comprehensive Accreditation Manual for Hospitals.* Oakbrook Terrace, IL: Joint Commission, 2011. e-dition.jcrinc.com/frame.aspx (accessed December 2010).

3. AORN position statement on allied health care providers and support personnel in the perioperative practice setting. AORN, 2011. www.aorn.org/PracticeResources/AORNPositionStatements (accessed June 2011).

4. AORN position statement on creating a practice environment of safety. AORN, 2011. www.aorn.org/PracticeResources/AORNPositionStatements (accessed June 2011).

5. AORN position statement on one perioperative registered nurse circulator dedicated to every patient undergoing a surgical or other invasive procedure. AORN, 2007. www.aorn.org/PracticeResources/AORNPositionStatements (accessed June 2011).

6. American Society of Anesthesiologists Task Force on Preanesthesia Evaluation. Practice advisory for preanesthesia evaluation. *Anesthesiology* 2002; **96**: 485–96.

7. University HealthSystem Consortium Consensus Group on Deep Sedation. *Deep Sedation Best Practice Recommendations.* Oak Brook, IL: UHC, 2006.

8. University HealthSystem Consortium Consensus Group on Moderate Sedation. *Moderate Sedation Best Practice Recommendations.* Oak Brook, IL: UHC, 2005.

推荐阅读

Catchpole K, Mishra A, Handa A, McCulloch P. Teamwork and error in the operating room: analysis of skills and roles. *Ann Surg* 2008; **247**: 699–706.

Frank RL. Procedural sedation in adults. *UpToDate* 2011. www.uptodate.com/contents/procedural-sedation-in-adults (accessed June 2011).

Nestel D, Kidd J. Nurses' perceptions and experiences of communication in the operating theatre: a focus group interview. *BMC Nursing* 2006; **5**: 1. www.biomedcentral.com/1472-6955/5/1 (accessed June 2011).

Ogg M, Burlingame B. Clinical issues: recommended practices for moderate sedation/analgesia. *AORN J* 2008; **88**: 275–7.

Reynolds A, Timmons S. The doctor–nurse relationship in the operating theatre. *Br J Perioper Nurs* 2005; **15**: 110–15.

21 牙科的镇静

Benjamin R. Record and Alfredo R. Arribas

周 俊 译　杨承祥 校

简　介

现代牙科学已经在控制疼痛和为患者提供友好服务方面取得巨大进步，这也拓展了牙科医生在无痛条件开展诊疗的范围。尽管有新的革命性的牙科技术，但牙科文献中的观点仍认为，患者始终对牙科诊疗存有恐惧。这种恐惧如此常见，以致各个种族和各种社会经济层次的人群均会受到影响。即便他们清楚自己必须一年内去看两次牙医，但踏进牙科诊所大门的恐惧仍是无法克服的障碍。

文献表明，大约 15% 的美国人害怕牙医的程度足以让他们不接受任何牙科护理。在定期进行牙科护理的患者中，50% 的患者承认在就诊过程中存在某种程度的害怕和焦虑，并且认为牙医诊所里的许多常规流程很可怕[1-2]。美国牙髓病学协会（AAE）最近的调查证实了此结论[3]，并明确指出根本原因是患者对疼痛的恐惧，远远超过先前的经历。

恐惧和焦虑

恐惧和焦虑最大的区别就是对于人的直接威胁。焦虑是对一个预期事件的反应；而恐惧是对一个即将发生威胁的反应。在牙科中，"焦虑"这个名称用来形容"注射"预期形成的反应，而"恐惧"是对"注射"本身产生的反应。如果比较这两种反应，你可以看到在牙科诊所一个临床医生预防恐惧和焦虑所采取的适当措施，如表21.1所示。

大部分人对牙科的恐惧都是一些基本的恐惧[4]：

(1) 对疼痛的恐惧

(2) 对未知的恐惧

(3) 无助和依赖的恐惧

(4) 对身体变化和伤口的恐惧

(5) 对死亡的恐惧

表 21.1　恐惧和焦虑的特征

恐惧	焦虑
短暂现象	不像恐惧一样很快消失
当没有外部威胁或恐吓时会消失	这种情绪反应通常是内在的，并且不易被发现
一种对某些可怕事情将要发生的感觉	往往是一种习得反应，通过个人经历或者别人的经历获得
生理变化： • 心动过速 • 出汗 • 通气过度 • 明显的行为运动，如紧张不安或颤抖	起源于对一件未知结果事件的预期
这些临床表现包括"应战还是逃避"反应	

在一个常规的牙科就诊中可以遇见这些基本的恐惧。当你增加一个牙科的预约，你会同时遇见一个无法处理这种状况的患者。这些就是所谓的"牙科恐惧症"。恐惧程度将决定用于帮助减轻和控制患者反应的镇静程度，从行为镇静到吸入镇静、肠胃内镇静、胃肠外镇静和全身麻醉。

牙科恐惧程度

一个典型的牙科患者的恐惧可以分为重度、中度和轻～中度。

重度牙科恐惧——很少见，但却对牙医和牙科团队带来双重问题，将极端地延缓治疗。我们现在除了要关注身体方面的问题〔如痛苦和（或）感染〕，还需同时处理心理方面的突发状况。患者对疼痛的恐惧加剧了牙科疼痛，产生恶性循环。如果不处理患者的恐惧，治疗牙科问题只会产生更多压力，使牙医和牙科团队更加沮丧，加深患者的恐惧和不信任。

中度牙科恐惧——最容易发现，因为患者常常会躲避常规牙科护理，但出现紧急状况时又会带着问题前来就诊。他们的恐惧或焦虑或多或少可以看到，如修改常规护理时间，或在等候室或治疗椅上表现出恐惧的症状。这些患者可以坐在椅子上，但会对触觉刺激反应强烈，甚至做常规牙齿检查也需要征求他们的许可[4]。

低至中度牙科恐惧——最常见，这些患者没有不合理的恐惧，但的确会在就诊那天到来的时候感到某种程度的恐惧。这种恐惧不会让他们不来就诊，因为想要保持口腔健康或是想要减轻痛苦的愿望超过了任何逃避的痛苦；而且他们知道后果是什么。但是，当他们身处诊所的时候，就会显出某些症状，如手掌出汗、心动过速以及逃避的想法。

行为修饰、行为镇静和药物介入的许多技巧都有助于控制牙科患者的恐惧和焦虑[5]。尽管很多行为技巧可以应用于牙科恐惧的治疗，但轻度和中度镇静以及全身麻醉仍然是治疗牙科恐惧症的主要形式[1]。图 21.1 示如何打破恐惧恶性循环的有效镇静技巧。

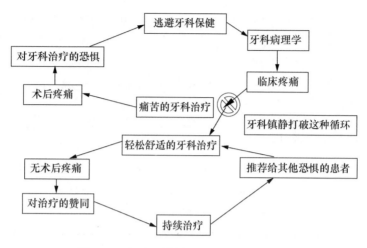

图 21.1 打破恶性循环：牙科镇静的作用

牙科镇静：目标和适应证

用各种镇静方法可以实现以下目标：

（1）减轻恐惧和焦虑

（2）镇痛

（3）遗忘

（4）抑制分泌物

（5）消除过度的呕吐反射

（6）接受长时间、困难的牙科诊疗

（7）对患者妥协的治疗（无法承受牙科就诊的压力）

（8）特殊人群的治疗

　　（a）发展性伤残患者

　　（b）儿童

牙科镇静的历史

对医学和牙科手术的焦虑与疼痛控制起源于 19 世纪的两位牙医。1844 年 Horace Wells 发现氧化亚氮可以作为麻醉剂。1846 年，William T. G. Morton 第一次成功地在医疗机构使用乙醚实施麻醉。

20 世纪，包括 Allison、Hubbell 和 Monheim 在内的几位牙医推进了牙科中全身麻醉的培训和实践。另外几位牙医，包括 Jorgensen、Driscoll 和 Trieger，认识到将全身麻醉药物的理想镇静、遗忘效果与局部麻醉药的镇痛效果联合起来的可能性。他们成为中度（清醒）镇静的倡导者。中度镇静产生一种有感觉、无痛和遗忘而意识未消失的状态。到 20 世纪末，牙科专业已经发展出几种控制焦虑和疼痛的方法，包括局部麻醉，局部麻醉复合轻度、中度和深度镇静以及全身麻醉[6]。

指南、规则和章程

根据美国牙医学会（ADA）的解释，局部麻醉、镇静和全身麻醉是牙科实践整体的一部分[7]。很多组织包括 ADA、美国口腔颌面外科学会（AAOMS）、美国儿童牙科学会（AAPD）、美国牙周病学会（AAP）和美国牙科麻醉学会（ADSA）都制定了牙科麻醉和镇静的严格指南。这些指南的目的就是协助牙医实施安全有效的镇静和麻醉。虽然由于其他因素也会使用镇静和麻醉，但这里所指的就是控制"焦虑和疼痛"的指南。目前的指南包括定义和牙科相关人员的教育要求和临床指导，其中包括患者的评估、术前准备、人员和设备要求、监护和文书，复苏和离室，以及紧急状况的处理。所有这些都是根据镇静和麻醉的程度划分的[7-12]。

实施镇静和麻醉的牙医必须遵循国家的规定。大部分国家的牙科委员会要求牙医进行附加的培训（继续教育）以获取实施氧化亚氮镇静、口服或非肠胃途径的轻、中度镇静以及全身麻醉的资格。国家委员会的规定关注牙医实施镇静的目的，也会考虑实施的路径。轻度镇静（抗焦虑药）和肠道用药的中度镇静是最常用的方法，接着是肠道外用药的中度/深度镇静，然后是全身麻醉。ADA 也采纳了美国麻醉医师协会的定义[13]。ADA 对镇静程度的定义如下所示[7]。

轻度镇静

轻度镇静是"由药理学方法产生的程度最轻的意识抑制，可以使患者自身持续地保持通气道，正常回应触觉刺激和语言要求。尽管认知功能和协调性可能受损，但通气和心血管功能不受影响。所用药物和技术应当有一个安全界限，永远不会产生非预期的意识消失。当给予成年人实施轻度镇静时，一个恰当的肠道内用药的首剂不应大于最大推荐剂量（MRD）。MRD 是指可以开处方用于不受监控的家庭剂量。"[7]

患者一般可于预约前一晚在家中服用一个剂量的药物（可选择）。预约当天早上，由牙医再次给予同样或不同的药物[4]。

"由于未经训练的个人在运送过程中可能发现不了呼吸道梗阻。因此，除特殊状况外，应避免对儿童（≤12 岁）实施术前镇静。尽管对儿童意图实施轻度镇静，但仍有可能发展为中度镇静。一旦发生，则适用中度镇静的指南。"[7]

中度镇静（清醒镇静）

中度镇静是"由药物引起的意识抑制，患者可以有目的地回应伴随轻度的触觉刺激（也可无）口头要求。无需干预气道开放，具有充分的自主通气，通常能够保持心血管功能……所用药物和技术应当有很宽的安全界限，不太可能产生预期外的意识消失。在重复给药前，应充分鉴别先前所给药物的效应，因为结果会远超出牙医所预想的镇静深度。此外，如患者处于对疼痛刺激物有反应的状态，不能被认为处于中度镇静。"[7]

深度镇静

深度镇静是"由药物引起的意识抑制，患者不能被轻易地唤醒，但可以自觉地回应重复或疼痛的刺激。保持自主通气功能的能力可能受损。患者可能需要辅助维持气道通畅，自觉通气可能不充分，心血管功能通常得到保持。"[7]

全身麻醉

全身麻醉是"由药物引起的意识消失，即使是疼痛刺激，患者也不能被唤醒。保持自主通气功能的能力常常受损。患者可能需要辅助维持气道通畅，由于自主通气抑制和药物引起的肌力不足，可能需要采取正压通气，心血管功能可能受损。"[7]

请注意"对于 12 岁或以下的儿童，美国牙医学会支持使用美国儿科学会/美国儿童牙医学会的《儿科患者诊疗中围镇静期的监护和管理指南》。氧化亚氮/氧气联合单一肠胃内用药可产生轻度镇静；氧化亚氮/氧气联合使用（多种）镇静剂可产生轻度、中度和深度镇静以及全身麻醉"[7]。本书第 19 章已对小儿镇静有过论述。

生理和心理评估

牙科护理可能会对患者的身心愉悦产生深刻影响。让治疗者事先了解最有可能遇到的问题极其重要。询问恰当的问题直到找满意答案，这会帮助医生准备好应对任何可能的情形或紧急状况。之前已经说过："当你为一个紧急状况做好准备，它就会消失不见。"——在牙科镇静中尤其如此。在为你的患者做镇静计划时，你的评估要达到一些特定目的。由于镇静催眠药会对精神不稳定的人产生有害影响，因此，不仅要勤于对患者做体格检查，还要做心理测试。下面描述了生理和心理评价时的注意事项。

生理和心理评估的目的

- 确认患者的能力
  - 能否承受牙科治疗计划的生理压力
  - 能否承受牙科治疗计划的心理压力
- 确认已经说明治疗变化，使患者能够更好地承受牙科治疗的压力
- 确认哪种镇静技术对患者合适
- 确认是否有矛盾存在
  - 与牙科治疗计划
  - 任何将要使用的药物

生理和心理评估

牙科治疗的生理和心理评估包括以下 3 个方面：
- 用药史调查表
- 体格检查

- 询问病史

有了这些信息，牙医可以确定患者的生理和心理状况（给出 ASA 评级），确定是否需要会诊，如果有适应证是否需要调整治疗方案。

在进行牙科/外科治疗过程中，应按照患者的医疗风险进行分级。根据这个分级，确定镇静的程度和实施的方法，以避免并发症和紧急状况。最常用的是自 1962 年沿用至今的 ASA 生理状况分级：

ASA 1 级

- 患者正常健康
- 能够无任何压力地完成日常活动

ASA 2 级

- 患者有轻微系统疾患
- 健康，但对牙科诊疗极其焦虑和恐惧，或>60 岁，或怀孕
- 能够完成日常活动，但由于压力必须休息

ASA 3 级

- 患者有中度系统疾患，活动受限，但并非不能完成
- 在休息时（如在接待室）并未表现出痛苦的体征或症状，但在紧张的状况下（如在牙科治疗椅上）就会出现

ASA 4 级

- 患者有严重的系统疾患，有生命危险
- 在牙科诊所接待室坐着或医学办公室休息时就会出现相关体征和症状，患者会表现出过分疲劳、呼吸不畅或胸痛

ASA 5 级

- 患者濒死状态，如不实施手术 24 h 内会死亡
- 患有终末期疾病并几乎一直住院的患者

ASA 6 级

- 患者已被宣布脑死亡，他的器官由于捐赠的目的正在被摘除

E 级

- 各种急诊手术（用于修正以上分类，如 ASA 3 级）

在进行全面的评估和 ASA 分级之后，牙科医生就可以制订镇静计划。尽管我们承认每个患者对镇静的反应不同，但这是非常重要的一部分。下面是基于患者 ASA 生理状况而建议采用的方法：

- ASA 1 级患者适合使用任何镇静技术以及门诊的全身麻醉。
- ASA 2 级患者比 ASA 1 级患者的耐受能力稍差，但治疗过程中风险很小。选择性治疗是目的，应根据特殊情况考虑修正治疗措施。
- ASA 3 级患者比 ASA 2 级患者耐受力更差，仍适合选择性牙科治疗，但增加了减压技术的需求和其他治疗的修正。这类患者通常不推荐门诊实施全身麻醉。使用一些镇静药理学技术，从而对治疗时长和镇静深度做一些潜在修正。
- ASA 4 级患者在治疗中面临着重大风险。应推迟选择性治疗，至少要等到他们的医疗状况提升到 ASA 3 级。牙科突发状况的处理，如感染和疼痛，应尽可能保守治疗，直至患者的身体状况改善。如果可能，突发状况的护理应选择非侵入性，包括用于止痛的镇痛药和用于消炎的抗生素。在需要即刻治疗的情况下（切开引流、抽取和牙髓根除），一般推荐患者在急症护理机构（如医院）接收治疗。尽管患者仍会面临较大风险，但明显提高了在紧急状况下的生存率。

牙科镇静技术

尽管我们承认吸入麻醉药（氧化亚氮）是牙科门诊更为常用的一个镇静方法，但在这一章，我们将重点介绍成人的肠外道内（口服）和肠道外（静脉注射）镇静技术。由于易于滴定及对患者副作用有限，用医疗设备安全地把氧化亚氮/氧气结合使用可以提供一种快速有效的镇静方法，而且极其安全。但氧化亚氮/氧气在牙科诊所中的使用有很多限制，包括储存、花费和对牙科工作人员的副作用等问题，这些都限制了它的使用[4]。许多诊所的牙科医师规范地将氧化亚氮/氧气与口服和静脉镇静技术结合使用。在本章的剩余部分，我们将重点介绍肠道内和肠道外的镇静技术，分别讨论其适应证和利弊。

口服（肠道内）镇静

口服镇静牙科学（OSD）给牙医提供了一种近乎理想的门诊手术镇静技术，从业者可以在预约前就处理患者的焦虑。大部分口服镇静牙科学的目标是轻度镇静，或在某些病例是中度镇静[7]。口服镇静牙科学对患者和牙医有显著的优点，但同时也存在诸多缺点。

OSD 独有的优点包括能够在牙科预约前在家中给患者开具镇静药处方来处理焦虑。典型的药物/剂量是达到或低于最大推荐剂量（MRD）的中长效苯二氮䓬类药物，可在家无需监护地使用。患者于预约前一晚服用，并在诊所再次服用。其他优点包括受众广泛（儿童和特殊需求的患者除外）、方便、口服用药相对安全[4]。任何药物都会发生意想不到的副作用，但口服比非肠道途径的可能性和严重程度更小。所以，一般来说，如果使用得当，OSD 所用的日常药物相对安全。由于口服的药效持续时间更长，OSD 另外一个显著优点是对术后疼痛有很好的效果。

由于口服路径在处理疼痛和焦虑方面的临床使用有所限制，必须认识到 OSD 也有几个明显的缺点[4]，包括：潜伏期长，药物吸收不可靠，难以轻易达到预想的药物效果（缺乏滴定），药效延长。但是，如果能了解所选镇静剂的药效，就可以更好地使用它。

在口服镇静的病例中，口服用药的药效（吸收、代谢、分配和排泄）呈现出独特性。口服镇静的临床效果取决于不同因素，至少需要 30 min 或更久才能看到。只有达到最大血浆浓度时，最大临床效果才能显现，这通常需要 60 min[4]。OSD 的限速步骤是"临床效果时间"，从缓慢起效到延迟达到最大效应。因此，不可能进行预想效果的滴定。医生必须给予预定剂量，许多因素改变了患者的反应并影响预期的结果。口服镇静的实施者要计划周全并教育患者和工作人员，以减少可控制的变量。

大部分口服止痛和抗焦虑药物的作用期限会被延长 3～4 h。对于 OSD，大部分患者预约后仍受影响，这是长效苯二氮䓬类药物和其他减轻焦虑药物的问题。因此，对于口服镇静的患者，镇静后说明、术后监护、陪护人员，以及不能开车或操作机械的说明非常重要。

OSD 较长的作用时间能够很好地进行术后镇痛，很多减轻焦虑的药物能够帮助减轻术后不适。但是，由于 OSD 的缺点，强烈建议口服镇静的患者术中不用控制焦虑和疼痛的药物（非计划用药）[4]。

典型的口服镇静访视包括前一晚在家使用的抗焦虑、镇静催眠药的剂量（可选择）以及预约前一小时在诊所使用的剂量。如果选择前一晚镇静，通常会选择温和、长效的抗焦虑药。而在牙科诊所，可选择一个短效、中度镇静的催眠药，剂量通常是在 0.5× 和 1×MRD 之间。

正如国家牙医委员会所要求的，需要通过监测氧合水平、通气和心血管功能来监测患者的镇静水平。通常包括脉搏血氧饱和度、无创血压、呼吸频率，以及通过交流监控中枢神经系统（CNS）的抑制。不建议口服滴定用药（持续用药直至预期效果）。许多牙医第二次用药会采用首剂的半量，但总量不会超过 1.5×MRD。ADA 称为"追加剂量"[7]。只有在正确监控首剂的药效（一个半衰期）后才能给予。

口服镇静牙科学药物

对于口服镇静牙科学，苯二氮䓬类药物是目前最受欢迎的药物。针对牙科恐惧和焦虑非常理想，是目前控制焦虑最有效的药物（术前和术后），同时还具有骨骼肌肉松弛和抗惊厥的作用。由于药效的有效性、多样性、作用时间以及安全范围广，苯二氮䓬类药物的使用日益增加[4]。但是，苯二氮䓬类药物无任何镇痛作用。

目前，苯二氮䓬类药物有很多，对大部分患者可起到轻中度镇静的作用。这些药物在起效时间和持续时间方面有明显差别，所以只有考虑医生和患者会诊预约时的需求之后才能作出选择。地西泮、三唑仑、劳拉西泮和咪达唑仑（儿童口服代表药物）仍然是减少牙科焦虑最受欢迎的苯二氮䓬类药物，对大多患者都能提供轻到中度镇静[4]。

对于轻度镇静，最好仅使用一种药物即可达到预期效果（联合或不联合使用氧化亚氮/氧气）。如果选择抗焦虑药和镇静催眠药试图达到中度镇静，则需要适当的教育、培训、准备、监护装备，以及制定紧急情况的治疗方案。建议医生根据国家牙医委员会的检查确定需求。

抗焦虑药物　被用于处理白天轻中度的焦虑和紧张。一个治疗剂

量会产生轻度镇静的水平，而不影响患者的头脑机敏度和精神运动性
行为。分类属于抗焦虑剂的药物常常用于口服镇静牙科学，包括苯二
氮䓬类的地西泮、奥沙西泮和阿普唑仑。苯二氮䓬类药物在过去有弱
安定剂、镇定药、抗焦虑镇静剂和精神镇静药等其他名称，"抗焦虑
药物"的名称也广泛用于这类药物。

镇静催眠药 能够产生镇静或催眠，取决于注射的剂量和患者的
反应。低剂量的镇静催眠药能够产生镇定的效果（镇静），通常伴有
一定程度的疲倦和运动失调；而较高剂量就会产生催眠状态（一个类
似生理睡眠的状态）。与巴比妥类药物相比，使用苯二氮䓬类药物和
非苯二氮䓬类药物的好处是减少"宿醉"效应[4]。用于口腔镇静牙科
学的这类代表性药物包括苯二氮䓬类药物咪达唑仑（马来酸咪达唑仑
片、咪达唑仑针剂）、三唑仑、劳拉西泮（氯羟安定）和非苯二氮䓬
类药物唑吡坦（酒石酸唑吡坦）、扎来普隆。

一篇关于苯二氮䓬类药物药理学的综述阐述了其适合口腔镇静牙
科学的原因。典型的苯二氮䓬类药物有镇静（令人放松）和催眠（包
括睡眠和催眠）的效果。大部分苯二氮䓬类药物作用于大脑边缘系统
和丘脑的 γ-氨基丁酸（GABA）受体，它们与情感和行为有关。这种
相互作用减少了杏仁核和杏仁核-海马的神经元传递。它们抑制边缘
系统所需的剂量远小于抑制网状激活系统和大脑皮层，因此不会产生
像巴比妥药物一样的全身 CNS 抑制[4]。苯二氮䓬受体独立于脊髓和
大脑，与作用于大脑和甘氨酸（脊髓）的 GABA 抑制神经递质药物
相对应。苯二氮䓬类药物通过加强 GABA 的生理抑制效果起作用，
增加了 GABA 对 Cl⁻ 通道的亲和力，让更多的 Cl⁻ 进入突触后位点，
促进细胞膜去极化，阻止传导。

苯二氮䓬类药物分类为短效、中效和长效，长效苯二氮䓬类药物
常用于治疗焦虑，而短效和中效苯二氮䓬类药物则用于治疗失眠。尽
管未被临床验证，目前牙科医师常使用短效和中效苯二氮䓬类药物治
疗预约前和预约中的焦虑，偶尔也会在预约前一晚使用长效苯二氮䓬
类药物。

苯二氮䓬类药物安全范围广，给牙医提供了一些安全区域，可以舒
适地达到适度镇静的预期效果而无需担心副作用。牙科诊所大都相对独
立于外科中心或医院，所以选择药物最重要的是提供安全有效的镇静。

苯二氮䓬类药物的其他优点也是与 CNS 相互作用的结果：减少敌意和攻击性行为；减少沮丧和恐惧所带来的行为后果；松弛骨骼肌；抗惊厥（静脉给药更有效）；不太可能有潜在的呼吸抑制（但与其他药物合用时有可能发生）；用于 ASA 1 级患者几乎没有心血管系统变化。

苯二氮䓬类药物在肝内代谢，产生或不产生活性代谢产物，了解这些会帮助我们更好地选择用药。根据血浆半衰期和血浆浓度峰值时间的不同来分类（短效、中效和长效）。由于能够作用于氨基乙酸，苯二氮䓬类药物也可增强局麻药的作用效能。所有苯二氮䓬类药物都经粪便和尿液排泄，尿液排泄的比例占 20%～80%[4]。

长期使用苯二氮䓬类药物可能会产生心理和生理的依赖性。实际上，生理依赖性要比心理依赖性小得多。对于牙科焦虑的预处理，可使用地西泮和奥沙西泮。最常用的是地西泮，可提前使用，甚至在预约当天使用仍有效。

苯二氮䓬类药物的禁忌证包括药物过敏、精神病和急性闭角型青光眼，但治疗得当的开角性青光眼患者可以使用[4]。开列抗焦虑镇静药物时需注意以下事项：

（1）患者不能驾驶机动车辆和操作危险机械；

（2）避免使用其他 CNS 抑制剂，如酒精、阿片类药物和巴比妥类药物；

（3）孕妇禁用，有胎儿畸形的一些证据，苯二氮䓬类药物能够通过胎盘屏障，并且通过乳汁排出；

（4）不推荐 6 个月以下的儿童使用口服地西泮药片。

口服镇静常用药物

下面是常用口服镇静药的药理和临床特征的描述。读者也可以参考第 2 章关于药理学的论述。

苯二氮䓬类药物

地西泮

• 作用于 GABA 受体

- 产生温和的睡眠
- 大约 1 h 起效
- 活性代谢物
- 半衰期约 50 h
- 持续 6～8 h
- 轻微的遗忘作用
- 提供 2、5、10 mg 剂型
- FDA 认可的抗焦虑药

适应证

- 减少术前焦虑

禁忌证

- 怀孕
- 已知的超敏反应
- <6 个月的儿科患者
- 急性闭角型青光眼

牙科应用

- 预约前一晚和（或）当天早上 2.5～10 mg

三唑仑

- 镇静催眠药，苯二氮䓬类药物
- 作用于 GABA 受体
- 无长期活性代谢物
- 血浆半衰期 2～3 h
- 持续 1.5～5.5 h
- 几乎无宿醉效应
- 有效剂量范围宽，最小有效浓度因人而异
- 1.3 h 内达血浆峰值
- 抗惊厥
- 大剂量时呼吸抑制
- 适当放松有利于疼痛控制（困难麻醉的患者）
- 无恶心
- 大鼠 LD50 为 5 g/kg

适应证

- 术前镇静
- 夜间睡眠

注意事项

- 4×MRD（0.5mg），即 2mg，或每晚 0.25mg 片剂，会过量
- 幻觉，偏执，抑制（延长用药时间后的数例报道）
- 顺行性遗忘
- 老年或极度疲倦的患者减量
- 口腔干燥

禁忌证

- 急性闭角型青光眼（能使眼睛干燥并增加眼压）
- 已知的超敏反应
- 精神病（精神分裂症为绝对禁忌证）
- 怀孕和哺乳（从乳汁中分泌）
- 同时饮酒可能引发严重的呼吸困难

牙科应用

- 每日 0.125～0.5mg，在牙科诊所预约前 1h；MRD0.5mg
- 老年患者：每日最大剂量 0.25mg
- 总是使用最低有效剂量
- 一般在预约前 1h 用药（0.125～0.5mg）
- 观察一个半衰期后，追加首剂的半量，不超过 1.5×MRD，适用于在诊所实施轻度镇静的患者

劳拉西泮

- 苯二氮䓬类药物，作用于 GABA 受体
- 产生中度睡眠
- 1h 起效
- 无活性代谢物
- 半衰期 12～14h
- 持续 6～8h
- 中度遗忘作用
- 剂型为 0.5、1、2mg 片剂

- 葡萄甘酸化代谢

适应证

- 术前镇静
- 夜间睡眠

禁忌证

- 已知的超敏反应
- 怀孕
- 不满 12 岁的儿童
- 急性闭角型青光眼

牙科应用

- 成人 1~5 mg（ASA 1、2 级）；ASA 3 级或老年患者半量
- 在牙科诊所预约前 1 h
- 比其他苯二氮䓬类药物起效略慢，尽可能让患者提前服用
- 通常用于长时间诊疗（＞2 h），肝功能失调以及三唑仑无效的患者

咪达唑仑

- 美国的口服剂型为 2 mg/ml 的糖浆
- 吸收和临床起效时间都比其他的苯二氮䓬类药物（主要是地西泮）快
- 30 min 内达到峰值效应
- 无活性代谢物
- 半衰期 1~3 h
- 顺行性遗忘作用非常好
- 多用于小儿镇静，比成人效果差

非苯二氮䓬类镇静催眠药

扎来普隆（一种吡唑并嘧啶）和唑吡坦（一种咪唑并吡啶）常用于短期失眠的治疗。尽管它们在结构上与苯二氮䓬类药物不相关，但可以和苯二氮䓬 GABA 受体的复合体相互作用，并具有苯二氮䓬类药物的一些药理学特征。

它们都是强效镇静剂，具有温和的抗焦虑、肌肉松弛和抗惊厥的

药效。这两种药物在成人身上都能显现出有效地引导和保持睡眠的作用；能够很快从肠胃道吸收并在肝中代谢，转化为无活性的代谢物后通过肾清除。

使用时应警惕呼吸抑制，但健康患者接受平均剂量时并不常见。但是，如果用于呼吸功能不全的患者，抑制呼吸动力的可能性会增加。

扎来普隆和唑吡坦

- 非苯二氮䓬镇静催眠药：吡唑并嘧啶（扎来普隆）；咪唑并吡啶（唑吡坦）
- 用于短期失眠
- 作用于苯二氮䓬-GABA 受体
- 产生高质量睡眠
- 扎来普隆 45 min 起效，唑吡坦 30 min 起效
- 扎来普隆 1 h 达到峰值浓度，唑吡坦 1.5 h 达到峰值浓度
- 无活性代谢物
- 扎来普隆消除半衰期 1 h，唑吡坦消除半衰期 2.5 h
- 扎来普隆作用持续时间 1~2 h，唑吡坦作用持续时间 2~4 h
- 中度遗忘作用
- 不是 FDA 批准的抗焦虑药，但和咪达唑仑功效相似
- 扎来普隆可更快地吸收和排出，用于短期预约

禁忌证

- <18 岁的儿童
- 严重抑郁患者

警示

- CYP450 抑制剂
- 醛氧化酶抑制剂（苯海拉明）
- 老年患者

牙科应用

- 扎来普隆 5~15 mg；唑吡坦 5~10 mg
- 预约前 30 min 至 1 h，用于短期预约
- 镇静起效迅速，由于半衰期短，苏醒迅速

组胺（H_1）拮抗剂（抗组胺药）

已知一些用于其他目的的药物会引起 CNS 抑制（镇静和催眠）的副作用，许多组胺拮抗剂常常发生。它们主要用于治疗过敏、情绪疾病和帕金森病。

多种组胺拮抗剂显示出这种特性，并作为镇静催眠剂在市场上销售。这些药物包括美沙吡啉、吡拉明、苯海拉明、异丙嗪和羟嗪。异丙嗪和羟嗪是最常用于镇静和抗焦虑的组胺拮抗剂。

这些药物在牙科中，特别是小儿牙科已被证明有效。羟嗪最常用于牙科镇静，可单独使用，也常常和苯二氮䓬类和阿片类药物同时使用。羟嗪的镇静作用并非抑制皮层，而是抑制下丘脑核群，并向周边扩展至自主神经系统的交感神经部分。

对于大部分患者，盐酸羟嗪比双羟萘酸羟嗪口服液的口感更佳。这对小儿牙科尤为重要。

由于羟嗪加重了阿片类药物的抑制作用，当这些药物与阿片类药物和苯二氮䓬类药物联合使用时，剂量应减半。在牙科业务中，单独使用羟嗪几乎仅限于轻度和中度恐惧的儿童；对于严重恐惧的患儿，常常与哌替啶合用。

羟嗪的副作用发生率很低，通常只是被观察到有短暂的睡意。其致命的过量非常罕见，也从未报道过长期治疗之后的停药反应。

羟嗪

- 中度睡眠
- 抗焦虑药、抗组胺剂、止吐剂
- 1 h 起效
- 肝代谢，通过肾排除
  - 无活性代谢物（西替利嗪有轻度的镇静作用）
- 半衰期 3～7 h
- 药效持续 3 h
- 无遗忘作用
- 无特效解毒药
- 对恶心呕吐、咽反射、唾液分泌过多及抽烟的患者有帮助

适应证
- 手术前控制焦虑
- 加强抗焦虑药的镇静效果

禁忌证
- 怀孕早期
- 已知的超敏反应
- 哺乳期
- <1 岁的儿童
- 急性闭角型青光眼

牙科应用
- 成人 10～50 mg
- 儿童 1.1～2.2 mg/kg，与其他药物合用时药量减半
- 可在诊所与其他 CNS 抑制剂同时服用

阿片类药物（麻醉药）

阿片类药物被归类为镇痛剂，主要应用于中、重度疼痛，主要改变患者对疼痛的心理反应并抑制焦虑和恐惧。

在牙科诊疗中，由于阿片类药物具有镇静、抗焦虑的特性，所以常被作为麻醉前用药。哌替啶剂量较大时副作用明显，许多人已不再使用。但在这里我们仍会讨论哌替啶，因为诊疗中偶尔还会使用，特别是小儿口服镇静。

无疼痛刺激时，单独使用阿片类药物常常会引起患者烦躁不安而不是镇静。为了达到抗焦虑和镇静的效果，成人不应通过口服途径使用。这是因为口服的吸收不像肠胃外给药那样药效一致，而且发生副作用的概率也相对较大。对于成人，阿片类药物应避免口服镇静，因为增加并发症的风险，尤其是失代偿的患者。由于阿片类药物常与组胺拮抗剂、苯二氮䓬类药物在小儿牙科中合用，为了参考用药的完整性，在此处一并论述。

口服镇静方案

为了指导门诊背景下的口服镇静，现提供以下治疗方案。但是要注意，这仅仅是一个指南，实施者必须接受先进气道技术培训，镇静

程度也必须在他们"复苏"的能力之上。

轻度镇静

以下样本方案通常用于拟实施轻度和中度镇静的牙科诊所（取决于患者的反应）。可选择预约前一晚或当天早上使用地西泮，但不推荐首次镇静就诊使用。

方案样本 1

成人（≥18 岁）：大约 45 min 至 1 h 的治疗。

- 预约前一晚地西泮 2.5～10 mg PO
- 预约前 30～45 min 在诊所扎来普隆 5～15 mg PO
- 预约结束时如需进一步诊疗，氧化亚氮/氧气复合局部麻醉

方案样本 2

成人（≥18 岁）：大约 1～2 h 的治疗。

- 预约前一晚地西泮 2.5～10 mg PO
- 预约前 1 h 在诊所三唑仑 0.125～0.5 mg PO，ASA 1 或 2 级轻中度焦虑的患者的经典方案：
  - 医生诊治前 1 h，在诊所 0.25 mg
  - 45 min 后评估镇静的症状并移至牙科椅
  - 60～90 min 时，可追加剂量，但不要超过初始剂量的一半，而且仅在给予首剂已超过半衰期后，不要超过 1.5×MRD
  - 预约结束时，如需进一步诊疗，氧化亚氮/氧气复合局部麻醉

这是口服镇静方法对大多数牙科患者实施轻度镇静时的首选尝试。读者应注意以下事项：

- 在患者身上通常使用一个目标任务：是想做检查，拍 X 射线照片，还是对中、重度牙科恐惧的患者进行预防？
- 对轻度和中度牙科恐惧的患者，可能需要更深程度的镇静
- 对有特殊需求或临床失代偿的患者，通常需要减少剂量
- 对于大部分严重焦虑的新患者，这是一个新起点，而且并不确定他们是否想要得到更深程度的镇静

方案样本 3

大约 1～3 h 的治疗。

- 预约前一晚地西泮 2.5～10 mg

- 预约前 1～1.5 h 在诊所劳拉西泮 1～5 mg PO
  由于半衰期长、起效慢，所以不推荐追加剂量
- 预约结束时如需进一步诊疗，氧化亚氮/氧气复合局部麻醉

中度镇静

以下方案提供更深程度的镇静，患者可"有目的"地对言语和轻微触觉刺激有反应，不太可能发生呼吸抑制。根据以下方案临床医师和患者可得到更深的遗忘和放松。

方案样本 1

大约 2 h 的治疗。

- 预约前一晚地西泮 2.5～10 mg PO
- 预约前 1 h 在诊所三唑仑 0.125～0.5 mg PO（最大剂量 0.75 mg）
- 预约前 1 h 在诊所羟嗪 50～100 mg PO
- 预约结束时如需进一步诊疗，氧化亚氮/氧气复合局部麻醉
- 羟嗪非常适用于"口腔填塞"和吸烟患者
- 尽管发生更深的遗忘和镇静，但患者苏醒更快

方案样本 2

成人：大约 4 h 的治疗，取决于不同患者。

- 预约前一晚或预约早上地西泮 2.5～10 mg PO
- 预约前 1 h 在诊所劳拉西泮 1～5 mg PO
- 预约前 1 h 在诊所羟嗪 10～50 mg PO
- 预约结束时如需进一步诊疗，氧化亚氮/氧气复合局部麻醉
- 准备哌替啶代替羟嗪

当临床医生学习口服镇静牙科时，建议掌握 2～3 种方案和药物。必须记住还有其他化学结构和半衰期不同的苯二氮䓬类和非苯二氮䓬类药物。如果一个方案不适用于一个患者，可以考虑以下因素：患者可能正在服用与苯二氮䓬类药物代谢冲突的新药物，或者患者已经形成耐药性。无论哪种情况，不同的苯二氮䓬类药物可达到期望的效果。学会使用合适的药物参考资源，会有助于临床医生作出明智的决定。

一些临床医师仍将哌替啶用于口服镇静，特别是对儿童患者和有特殊需求的患者。一些医师也会在与羟嗪冲突时联合使用一种苯二氮

萆类药物。如果意图给患者实施中度镇静，而患者对常规方案没有反
应或有静脉镇静/全身麻醉的绝对禁忌，那么，可以同时使用这两种
药物。在这种情况下，在有完整的高级生命支持（ACLS）和先进的
气道和麻醉支持的环境下实施镇静是明智之举。如果确定哌替啶安
全，可在以上方案中替代羟嗪或苯二氮䓬类药物，剂量为 $50\sim100$ mg
口服。

新技术

作为口服镇静和静脉镇静的补充，可乐定在临床上一直被用作术
前用药，尤其是诊疗过程更长久[14]或患者对经典"处方"没有反应的
时候。有证据表明，预先给予 $0.1\sim0.2$ mg 可乐定可增强苯二氮䓬类
药物、组胺拮抗剂、阿片类药物的镇静效果而不会抑制呼吸和心血管
功能。这并不是一般患者使用可乐定或低血压时的适应证，但起码证
明有效。可乐定是一种 α_2 肾上腺素受体激动剂，可降低心率和血管
阻力，让血流更平稳。这是一个与体内的"恐惧"（直接导致儿茶酚
胺释放）和肾上腺素（与局麻药一起注射）中和的反应，特别是在焦
虑期间。可乐定尤其能够阻止交感神经系统兴奋（心动过速和血压升
高）引起的"打或逃"反应，特别是在高度焦虑的事件中，如牙科就
诊。可乐定作为手术前镇静用药还有很多好处[15-18]。

上述新技术可以让临床医生在一个轻度或中度焦虑的患者身上实
施轻度或中度镇静，并且可预测能够完成。但是，口服镇静仍有限制
性，主要是不能滴定和延长镇静时间。肠胃外（静脉）镇静技术可解
决这些问题。

静脉（肠胃外）镇静

静脉注射（IV）给药途径是一种肠胃外镇静技术，代表了确保可
预测性和充分镇静（轻度、中度、深度）最有效的方法，适用于所有
患者[4]。表 21.2 描述了静脉镇静的利与弊。

表 21.2 静脉镇静的优缺点

优点	缺点
起效迅速	必须静脉穿刺
可以滴定药物达到预期效果	静脉穿刺部位并发症
容易达到任何镇静水平	需要加强监测
复苏时间短	需要护送患者离开
能够拮抗药物或使用急救药物	一些药物不能被拮抗
很少有副作用（恶心和呕吐）	需要额外的、大量的员工培训
控制分泌物	从业者需要更大投资（设备、药物、员工、保险）
咽反射减弱	

静脉镇静的医疗设备

以下用品和监护设备是安全有效实施静脉镇静的必要条件，可能还需要其他设备。

- 静脉输液
- 输液管和药物泵
- 静脉内导管
- 药物
- 监护仪
  - 心电图
  - 血压
  - 脉搏血氧饱和度
  - 呼吸
  - 呼出 CO_2
  - 体温

输液治疗和静脉通道

大部分诊所实施的静脉镇静过程短暂，失血量极少。手术前液体复苏的需求并不是日常工作的重点。诊所内手术中输液治疗的目的主要是为了水化患者，与补充手术中的液体损失量不同。通常情况下，接受镇静的患者要求禁食至少 6 h。而禁食 8 h 会对一个体重 70 kg 的患者造成 750 ml 的体液丢失。

对于短暂的牙科 IV 镇静的过程，选取何种液体取决于其便利性，如生理盐水（0.9% NaCl）、半生理盐水（0.45% NaCl）、乳酸林格液和 5% 葡萄糖。为了方便注射药物和液体，持续的静脉通路必不可少。我们已在第 5 章详细讨论了医疗设备、解剖和技巧。

药理学

不同的麻醉药物和技巧运用于牙科 IV 镇静中，以促进诊疗和使患者舒适。牙科诊所中 IV 镇静药物的理想性质包括：

- 遗忘
- 镇痛
- 抑制应激反应
- 血流动力学平稳
- 镇静/固定体位
- 催眠
- 快速起效，作用时间短

牙科 IV 镇静最常用的药物是苯二氮䓬类药物、阿片类药物以及快速起效的麻醉药（丙泊酚或美索比妥和氯胺酮）。这些药物以不同的组合方式，同时联合氧化亚氮/氧气和局部麻醉，通常还会使用快速推注追加药物[19]。在第 2 章已详细讨论了这些药物。因此，本章只论述了牙科 IV 镇静中最常用药物的特性。

苯二氮䓬类药物

苯二氮䓬类药物治疗焦虑最有效，具有松弛肌肉、抗惊厥和顺行遗忘的特点。

- **咪达唑仑** 为水溶性，因此使用时不会造成刺激和静脉炎。没有二次峰值效应；β 半衰期：1.7～2.4 h；α 半衰期：4～18 min；有顺行性遗忘的特征。咪达唑仑比地西泮遗忘作用更强，但镇静性较差，而且会引起头晕。咪达唑仑禁用于急性肺动脉瓣关闭不全，其次是它的呼吸抑制特性，过敏患者禁用。剂量：首剂 1～2.5 mg，然后滴定药效，每次增加 2 mg 的滴定药量。平均镇静剂量：2.5～7.5 mg。

- **地西泮**　为脂溶性，使用时会对血管造成局部刺激，引起静脉炎，甚至是血栓症。地西泮可能有反跳效应或二次峰值效应。血峰浓度：1～2 min；β 半衰期：30 h；α 半衰期：45～60 min。地西泮可提供 45～60 min 的镇静，有可能造成呼吸抑制，可提高癫痫发作阈，具有顺行性遗忘的特性。青光眼和对地西泮高度敏感的患者禁用。其他不良反应包括兴奋、意识障碍、恶心、性欲改变、唾液分泌减少和突发精神错乱。剂量：5～20 mg 缓慢滴定，通常每次增加 5 mg。

阿片类药物

阿片类药物主要发挥它们的镇痛特性，按照自然或合成衍生归类。阿片类药物没有产生一定程度的呼吸抑制就达不到可靠的镇静，而且可能由于同时注射苯二氮䓬类药物或快速起效的麻醉药而加重呼吸抑制。

- **芬太尼**　是一种合成的阿片类药物，作用强度比吗啡强 100 倍。起效快，作用时间短。如果血脑平衡时间为 6.4 min，那么芬太尼不到 1 min 就会起效，作用效果会在 30～60 min 内消失。芬太尼可使胸腹肌僵直，这与快速注射有关；它的呼吸抑制作用比遗忘效果更长久。对芬太尼过敏、慢性阻塞性肺病和晚期呼吸系统疾病的患者禁用。芬太尼的治疗指数非常窄，使用需极其谨慎。剂量：首剂 25～50 μg，然后滴定给药，每次增加 25 μg 滴定药量。平均镇静剂量 100 μg。

- **哌替啶**　是一种合成的阿片类药物。在历史上，曾经是牙医最常用的 IV 镇静阿片类药物。由于其副作用和芬太尼这样的替代品出现，它不再受到青睐。哌替啶作用强度只有吗啡的 1/10，起效时间 2～4 min，作用时间 30～45 min。它有抗迷走神经张力作用，可增快心率，减少唾液分泌。哌替啶可引起注射部位的组胺释放（自发降解）；另外，哌替啶会引起癫痫，仅次于其代谢物去甲哌替啶。对哌替啶过敏、患有 COPD 和呼吸储备减少的患者禁用。平均镇静剂量 37.5～50 mg。最大单次剂量 50 mg。滴定药量为 25 mg。

拮抗剂

- **丙烯羟吗啡酮**　是一种阿片类拮抗剂。2 min 起效，作用时间 30 min。对丙烯羟吗啡酮过敏和对阿片类药物有依赖性的患者禁用。剂量：每 2～3 min 0.1～0.2 mg。最大剂量：1.2 mg。

• **氟马西尼** 是一种苯二氮䓬类药物拮抗剂。3~5 min 起效，作用时间大约 60 min。对氟马西尼过敏，已注射苯二氮䓬类药物治疗癫痫持续状态和颅内压增高的患者禁用。剂量：每分钟 0.2 mg 直至最大剂量 1.0 mg。

重要的是，任何拮抗剂逆转镇静的患者需要再监护 2 h。这是由于拮抗剂的作用时间短于镇静药物，有再次镇静的风险。

巴比妥类药物

巴比妥类药物是镇静催眠药、抗惊厥药（美索比妥除外）、CNS 和呼吸抑制剂。无镇痛作用，会引起宿醉效应，可二次分布到脂肪。巴比妥类药物会引起特异质反应，如兴奋和降低痛阈，也会引起喉痉挛。

• **美索比妥** 用于全身麻醉诱导，也可作为平衡麻醉或静脉麻醉技术的催眠成分，用于保持无意识的状态。大剂量时，会引起癫痫和心率增快，无拮抗剂。禁止合用其他 CNS 抑制剂，如乙醇、单胺氧化酶抑制剂、组胺拮抗剂等。美索比妥 1 min 起效，起效时间 5~8 min。诱导剂量：1.5 mg/kg，首剂 10~20 mg，输注速率 20~60 μg/(kg·min)。

丙泊酚

丙泊酚是一种全身麻醉药，用于诱导和维持麻醉和镇静。不溶于水，但在水溶液中仍可用。丙泊酚的溶液包括豆油、甘油和卵磷脂（蛋黄，不是蛋白），因此推荐在开瓶 6 h 内使用。IV 注射会引起注射痛，可通过利多卡因预处理减轻。丙泊酚有较高的类脂溶解度，因此起效迅速，作用时间较短。可使用浓度为 10 mg/ml，推荐镇静剂量为 50~100 μg/(kg·min) 直至达到合适的镇静深度，随后维持输注速度25~75 μg/(kg·min)。90~100 s 起效，维持 2~8 min，长时间输注可以造成药物累积，延长苏醒时间。

氯胺酮

氯胺酮是一种分离麻醉剂，将皮质边缘与丘脑分离。患者有"清醒"表现，如睁眼、吞咽和肌肉挛缩，但不能对感觉输入进行处理和反应。氯胺酮可通过 IV 和 IM；能增加血压、心率和心输出量。因此，应避免在患有冠状动脉疾病、充血性心力衰竭、动脉瘤和不受控制高血压的患者身上使用。氯胺酮是一种强效支气管扩张剂，对哮喘患者有用，但也会增加唾液分泌。锂可延长其起效时间，地西泮会减弱它的心血管效应并延长半衰期。氯胺酮会造成所谓的"分离现象"，因此推荐与苯二氮䓬类药物合用。最大剂量：2 mg/kg IV 或 4 mg/kg IM。

抗胆碱药

这些药物是副交感神经系统竞争性的乙酰胆碱酯酶拮抗剂，可使口和上呼吸道干燥。

- **格隆溴铵**　不能通过脂类膜（血-脑脊液屏障），没有 CNS 抑制或精神错乱反应。起效时间 1 min，迷走神经效应持续时间 2～3 h，作为止涎剂作用长达 7 h。有青光眼、虹膜和晶状体粘连、前列腺疾病、重症肌无力、佩戴隐形眼镜和哮喘的患者禁用。常用治疗剂量为 0.1 mg，可 2～3 min 重复使用，最大剂量 0.3 mg。

用药技术

许多用药技术将牙科诊所中的 IV 镇静药物和医师实施 IV 镇静联系起来。把药物按照以下方式分类有助于简化用药技术。

术前用药法

- **氧化亚氮/氧气**　牙科医师可以广泛应用。可用于减少焦虑，甚至是在静脉穿刺前，也可作为静脉注射镇静的辅助药物。
- **类固醇（地塞米松，甲泼尼龙）**　用以减少外伤引起的术后水肿，也可用来减少一些镇静药物造成的组胺释放反应。
- **抗组胺药物（苯海拉明）**　用来减少一些镇静药物造成的组胺释放反应。一些抗组胺药物具有镇静特性。
- **抗胆碱药（阿托品）**　用于控制腺体分泌物。

抗焦虑/镇痛

- **氧化亚氮/氧气**　在静脉注射镇静中作为辅助药物以减少所用镇静药物的量和提供氧气补充。
- **苯二氮䓬类药物**（地西泮、咪达唑仑）　处理焦虑时的最有效药物，静脉镇静中常和阿片类药物联合使用。

• **阿片类药物**（芬太尼、哌替啶） 主要用于镇痛，与苯二氮䓬类药物合用可以达到理想的中度镇静。

深度镇静

• **麻醉药**（氯胺酮、丙泊酚、巴比妥类药物） 用于疼痛强烈或治疗过程中需增加镇静深度的困难部分（如局麻），或在使用镇痛药不能达到理想的镇静程度时使用。

实施当天

实施当天，必须完成某些手术前的记录和出院计划。以下是一个大概的计划，帮助操作者提高患者的舒适和安全，保证正确记录和诊疗中、诊疗后的监护。

术前要求

（1）目前的病史

（2）术前诊断，合适的诊疗，镇静的原理和计划，使用的药物

（3）确认禁食（NPO）状态，清流饮食至少 4 h，非清流饮食或食物至少 6 h

（4）一次体检，至少包括患者的生命特征、气道和血氧

（5）在合适的手术和静脉镇静的同意书上签名

（6）核实患者有无护送者，负责人必须是成年人。能够在等候室等待手术完成，并在手术结束后护送患者回家

（7）宽松适宜的病服

（8）早晨预约

（9）短暂的等候室时间

（10）卫生间

（11）监护仪

（12）氧气/氧化亚氮

（13）静脉（IV）通路

记录

（1）呼吸频率（术前、术中、术后每 5 min 记录一次）

（2）意识水平（每 5 min 记录一次，可通过不同的评分标准，如 AVPU 评分）

（3）心率（术前、术中、术后每 5 min 记录一次）

（4）血压（术前、术中、术后每 5 min 记录一次）

（5）脉搏血氧仪，持续的听觉和视觉氧饱和度测量（术前、术中、术后每 5 min 记录一次）

（6）心电图（3～5 导联）：连续，有打印功能（实施牙科口服镇静非必要条件）

复苏和离室

- 不要让患者无人照顾
- 慢慢调整牙科诊疗椅位置
- 生命体征必须正常
- 镇静后不能独自出院
- 给患者和看护者书面和口头的要求
- 在看护者的陪同下坐轮椅出院
- 持续地记录直至患者出院

离室标准

- 患者生命体征平稳
- 患者易唤醒，有完整的保护反射
- 适当的气道
- 适当的水化
- 患者可以谈话，可以在无需帮助下坐立
- 患者在最少的帮助下可以行走
- 可以用一套评分系统记录出院的充分性，如改进的 Aldrete 或 PADSS

牙科治疗中与静脉镇静相关的并发症

文献表明，静脉镇静和全身麻醉是牙科诊疗中安全有效的形式。所有并发症的发生率与医院环境下麻醉的发生率相似或更低[20-25]。Boynes 等的调查结果表明：牙科静脉镇静所有并发症的发生率是

24.7%，其中气道梗阻 5.8%，恶心和呕吐 4.7%。与医院环境相比，牙科诊所中气道梗阻是更常报道的并发症（2%～4%）。诊疗的本质可以解释这一点：牙医和麻醉医师共同工作于一个气道。在报告中，其他并发症和医院环境下的并发症相比并无不同。这些在第 11 章已详细讨论。

总 结

每次牙科就诊必须在一开始就确认是否存在牙科恐惧症。一位医生必须在患者一踏进诊所的时候就开始让他的患者"镇静"。肠胃外和肠胃内镇静如果仅仅只依赖药物，医生都可能会面临偶然的失败、过度镇静和药物不良反应的风险。记住：不管恐惧的严重性和所选的镇静程度，医生必须利用医疗镇静作为看诊的基础。

轻度、中度和深度镇静是主要的药物介入形式和行为矫正方式，它们可以给不同焦虑和恐惧程度的患者提供牙科治疗，并且已经成为牙科治疗中不可分割的一部分。

实施镇静时，有很多安全有效的药物可供医生选择。所有的药物都具有差别不大的临床特性和不同程度的风险。当决定使用何种药物和注射途径时，都需要认真考虑镇静的对象。应评估诊疗的正确性，镇静的基本原理和镇静计划，以最大可能保证诊疗的安全。

另外，要同时关注患者的生理和心理评估，确定他们对已安排好的就诊过程有足够的承受能力（生理和心理），确定是否已说明包括镇静协议在内的治疗修正，以便让患者更好地承受压力。

牙医应完全理解并遵守国家制定的中度和深度镇静的法规，包括教育要求、临床指导和许可。

最后，即使中度和深度镇静是牙科诊疗中安全有效的形式，但对于可能出现的镇静相关的紧急状况，相应的基本准备对成功处理至关重要。

参考文献

1. Slovin M, Falagario-Wasserman J. Special needs of anxious and phobic dental patients. *Dent Clin North Am* 2009; **53**: 207–19.

2. Gale E. Fears of the dental situation. *J Dent Res* 1972; **51**: 964–6.

3. American Association of Endodontists. How to ease fear of the dentist. www.aae.org/uploadedFiles/News_Room/Press_Releases/RCAW09_MAT.pdf (accessed June 2011).

4. Malamed, SF. *Sedation: a Guide to Patient Management*, 5th edn. St Louis, MO: Mosby, 2009.

5. Rubin J, Slovin M, Kaplan A. Assessing patients' fears: recognizing and reacting to signs of anxiety. *Dent Clin North Am* 1986; **1**: 14–18.

6. Weaver JM. Two notable pioneers in conscious sedation pass their gifts of pain-free dentistry to another generation. *Anesth Prog* 2000; **47**: 27–8.

7. American Dental Association (ADA). *Guidelines for the Use of Sedation and General Anesthesia by Dentists*. Chicago, IL: ADA, 2007. www.ada.org/sections/about/pdfs/anesthesia_guidelines.pdf (accessed June 2011).

8. Glassman P, Caputo A, Dougherty N, *et al.* Special Care Dentistry Association consensus statement on sedation, anesthesia, and alternative techniques for people with special needs. *Spec Care Dentist* 2009; **29**: 2–8.

9. American Dental Association (ADA). *Guidelines for Teaching Pain Control and Sedation to Dentists and Dental Students*. Chicago, IL: ADA, 2007. www.ada.org/sections/about/pdfs/anxiety_guidelines.pdf (accessed June 2011).

10. American Academy of Pediatrics; American Academy of Pediatric Dentistry, Coté CJ, Wilson S; Work Group on Sedation. Guidelines for monitoring and management of pediatric patients during and after sedation for diagnostic and therapeutic procedures: an update. *Pediatrics* 2006; **118**: 2587–602. www.aapd.org/media/Policies_Guidelines/G_Sedation.pdf (accessed June 2011).

11. American Association of Oral and Maxillofacial Surgeons (AAOMS). Statement by the American Association of Oral and Maxillofacial Surgeons concerning the management of selected clinical conditions and associated clinical procedures: the control of pain and anxiety. Rosemont, IL: AAOMS, 2010. www.aaoms.org/docs/practice_mgmt/condition_statements/control_of_pain_and_anxiety.pdf (accessed June 2011).

12. American Association of Oral and Maxillofacial Surgeons (AAOMS). Anesthesia in outpatient facilities. In *AAOMS Parameters of Care: Clinical Practice Guidelines*, 4th edn (AAOMS ParCare 07). 55.PC07-CD. Rosemont, IL: AAOMS, 2007.

13. Continuum of depth of sedation: definition of general anesthesia and levels of sedation/analgesia. Committee of origin: Quality Management and Departmental Administration (approved by the ASA House of Delegates on October 27, 2004, and amended on October 21, 2009). Available online at www.asahq.org/For-Healthcare-Professionals/Standards-Guidelines-and-Statements.aspx.

14. Hall DL, Tatakis DN, Walters JD, Rezvan E. Oral clonidine pre-treatment and diazepam/meperidine sedation. *J Dent Res* 2006; **85**: 854–58.

15. Fazi L. A comparison of oral clonidine and oral midazolam as preanesthetic medications in the pediatric tonsillectomy patient. *Anesth Analg* 2001; **92**: 56–61.

16. Wright PMC, Carabine UA, McClune S, Orr DA, Moore J. Preanesthetic medication with clonidine. *Br J Anaesth* 1990; **65**: 628–32.

17. Carabine UA, Wright PMC, Moore J. Preanesthetic medication with clonidine: a dose–response study. *Br J Anaesth* 1991; **67**: 79–83.

18. Segal IS, Jarvis DJ, Duncan SR, White PF, Maze M. Clinical efficacy of oral transdermal clonidine combinations during the perioperative period. *Anesthesiaology* 1991; **74**: 220–5.

19. Treasure T, Bennett J. Office-based anesthesia. *Oral Maxillofac Surg Clin N Am* 2007; **19**: 45–57.

20. Boynes SG, Lewis CL, Moore PA, Zovko J, Close J. Complications associated with anesthesia administered for dental treatment. *Gen Dent* 2010; **58**: e20–5.

21. D'Eramo EM. Mortality and morbidity with outpatient anesthesia: the Massachusetts experience. *J Oral Maxillofac Surg* 1999; **57**: 531–6.

22. Nkansah PJ, Haas DA, Saso MA. Mortality incidence in outpatient anesthesia for dentistry in Ontario. *Oral Surg Oral Med Oral Pathol Oral Radiol Endod* 1997; **83**: 646–51.

23. Hines R, Barash PG, Watrous G, O'Connor T. Complications occurring in the postanesthesia care unit: a survey. *Anesth Analg* 1992; **74**: 503–9.

24. Lunn JN, Hunter AR, Scott DB. Anaesthesia related surgical mortality. *Anaesthesia* 1983; **83**: 1090–6.

25. Tarrac SE. A description of intraoperative and post anesthesia complication rates. *J Perianesth Nurs* 2006; **21**: 88–96.

辅助生育技术的镇静

22

Patricia M. Sequeira

王汉兵 译 张 斌 校

简 介

运用人工或部分人工方式帮助夫妇受孕的技术称为辅助生育技术（assisted reproductive technologies，ART）。一些技术的进步，如内分泌分析、卵巢控制刺激、激素调控、细胞保存、超声影像以及一系列卵子、精子、胚胎筛选规程，使得 ART 成为可能并逐步发展到目前水平。辅助生育医师是经过生育内分泌方面专门培训的妇科医师。体外受精（IVF）是获取卵子并在实验室使之与精子结合，随后将受精卵置入子宫内的过程。经阴道超声引导卵母细胞抽取（OR）替代了腹腔镜技术。卵母细胞抽取是 IVF 过程中疼痛最剧烈的步骤，因此需要镇静和镇痛。本章节讲述 OR 和相关 ART 过程的镇静方法。

育龄期男性或女性在一段时间内（通常为 1 年）不能生育被认为是不育。不育原因包括：输卵管因素、排卵功能失调、卵子减少、子宫内膜异位症、泌尿因素、男性因素（精子计数降低或精子活力下降）、其他因素（目前方法不能治愈）和未知因素。近 1/3 不育为女性因素，1/3 为男性因素，剩下 1/3 为男女性混合因素或未知因素。

体外受精和辅助生育技术

女性体外受精过程包括为期近 2 周的一系列治疗。女性开始服用激素调节药物刺激卵母细胞生成或开始卵巢功能监测，即认为是体外受精周期的开始。IVF 以自然或药物干预方式开始，接着开始提取卵子。如果卵子受精成功，即进行胚胎移植。IVF 过程因卵子生成失败、过度卵巢超刺激或其他因素而终止。

控制性卵巢超刺激

控制性卵巢超刺激（COH）是辅助生育技术中激素调节的环节，也是体外受精的开始。卵巢经过有目的刺激产生至少一个显性卵泡（图 22.1）。多个显性卵泡能增加可提取卵子的数量，进而提高怀孕的可能性。COH 有利于产生多个相对同步的卵泡，辅助同步提取卵子。另外，COH 可改善胚胎移植子宫内膜的环境。实施 COH 经典方案是联合应用促性腺素释放激素激动剂（GnRH-a）、尿促性素（hMG）和人绒毛膜促性腺素（hCG）。GnRH-a 抑制卵巢和导致卵泡变异，hMG 刺激卵泡。通常在应用 hMG 36 h 后进行卵母细胞提取。根据不同患者对激素治疗反应的差异，在不同诊所、不同医师、不同患者之间激素调节方案各不相同。通过系列 B 超检查评估卵泡大小和检测血中激素水平变化对 COH 进行密切监测。

卵巢超刺激综合征

控制性卵巢超刺激可产生不良反应，卵巢超刺激综合征（OHSS）是 COH 导致的医源性不良反应。OHSS 最严重的阶段可产生危及生命的并发症。中度至重度 OHSS 患者表现为体重迅速增加、少尿、血液浓缩、白细胞增多、低血容量、电解质紊乱、腹水、心包和胸膜腔积液、急性呼吸窘迫综合征、高凝和血栓形成、多器官衰竭。OHSS 是一种自限性疾病，如果得到及时、正确的治疗，患者转归良好。外源性和内源性 hCG 均可加重 OHSS。

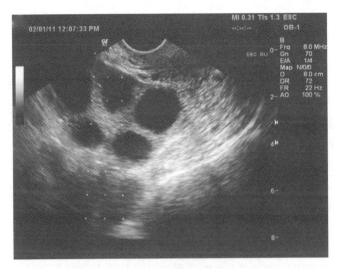

图 22.1　超声示卵巢超刺激下 5 个卵泡

卵母细胞提取

生殖医学医师采用 COH 后，从患者卵巢中提取卵子。提取卵子有时间窗限制。卵母细胞提取必须有特别的计划和时机选择。辅助生育医学中心应该每周 7 天开诊。

胚胎移植

胚胎移植是辅助生育过程中非常短的部分，包括胚胎从实验室移植到母体子宫内。宫颈或子宫解剖异常、重度焦虑患者需要给予镇静。

扩张术和刮除术

辅助生育的患者人流风险增加。在辅助生殖中心等手术室外进行的宫颈扩张和子宫刮除术，患者必须是有选择的。患者应体重正常、凝血机制正常、无过量出血、孕期<12 周。病理性肥胖、饱胃、孕期>12 周的患者应该在手术室内进行麻醉。

提取精子

不孕中心精子提取过程包括显微附睾精子抽吸（MESA）、经皮附睾精子抽吸（PESA）和睾丸精子抽吸（TESE）。泌尿科医师对特定男性不育病例进行精子提取。MESA 应用微创外科技术从附睾中获得精子。TESE 技术提取小块睾丸组织在男科实验室获取精子。PESA 应用穿刺针从附睾得到精子。

患者仰卧位，消毒阴囊，泌尿科医师进行局部麻醉，同时可能应用手术显微镜提取精子，整个过程通常＜1 h。患者和（或）泌尿科医师可能要求给予镇静。

患者一般资料

患者通常是健康成人女性，有时也有超重和肥胖的妇女、极少数控制良好的哮喘和高血压患者就诊。因不育产生的焦虑、抑郁和紧张情绪增加。需辅助生育患者的年龄范围在二十七八岁至四十四五岁之间。

辅助生育风险

经阴道超声引导提取卵母细胞的风险包括出血、感染、损伤盆腔或腹腔脏器。出现这些并发症需要住院甚至手术治疗。Oskowitz 等报道了一系列共 6 776 例行辅助生育病例[1]，记录了术后 24 h 需要住院患者的情况。4 199 例经阴道卵母细胞提取术后，7 例患者需住院治疗，其中两例非常严重，需要手术等较大干预措施。住院患者诊断包括：恶心、呕吐、晕厥、腹腔积血、卵巢血肿。

辅助生育技术的设施和人员

2004 年一份邮件调查问卷显示，英国 69％的辅助生育中心在手术室外行卵母细胞提取[2]。典型的辅助生育单元在大学或独立的生殖门诊内。胚胎学和男科学实验室临近辅助生育单元，有利于随时处理卵子和精子。

英国另一份邮件问卷调查表显示，不同辅助生育中心在卵母细提取人员、药物应用、监测水平、急救药物准备等方面存在显著差异[3]。在经阴道卵母细胞提取过程中，84％辅助生育中心使用静脉镇静，16％采用全身麻醉。

美国一份关于 278 份 ART 计划的电话调查表明，91 份隐秘性计划（68％）和 41 份学术计划（56％）应用麻醉科人员[4]。许多 ART 计划自己培训人员为患者镇静。95％经阴道卵母细胞提取和经宫颈胚胎转移在镇静下实施，5％采用全身麻醉、区域麻醉或局部麻醉。大多数辅助生育人员习惯采用哌替啶和咪达唑仑镇静，然而，90％麻醉科人员采用咪达唑仑和（或）丙泊酚以及芬太尼。

辅助生育技术的镇静

体外受精过程中通常需要镇静的是行卵母细胞提取，胚胎移植有时也需要辅助镇静。子宫刮除术和宫颈扩张术较少进行。泌尿科医师参与 MESA 与 TESE 进行体外受精，需要给予患者镇静，但这种情况极为少见。

镇静目标

卵母细胞提取以及其他与体外受精相关过程中，镇静目标是有效的镇痛、镇静，并减少术后恶心和呕吐。实施镇静时必须确保患者安全，同时要求给予静脉药物和进行监测尽量简化。采用短效且容易逆转的静脉镇静药物，还要求对卵母细胞、胚胎、内分泌和免疫系统的影响小。人工辅助生育费用昂贵，还需要考虑患者的经济因素。

注意事项

在人工辅助生育的准备阶段，最重要的是减轻患者的焦虑。患者由于不孕和等待卵母细胞计数过程，表现为紧张、焦虑和压抑，精神上过于依赖护士和对护士期望值过高。手术室工作人员、胚胎专家、辅助生育医师等医务人员也可增加其焦虑。

由于不孕患者大多健康状况良好，镇静并无太多顾虑。但患者有打鼾、呼吸暂停史或者肥胖，需要考虑呼吸道的问题。有高血压或哮喘的患者通常都能遵医嘱服药，病情控制较好。接受卵巢超刺激的患者可能有胃肠胀气和恶心。必须了解患者有无术后恶心呕吐（PONV）和晕动病史，并采取措施降低相关危险因素。

有气道问题的患者，由于镇静水平与正常气道患者要求有差异，实施镇静时必须与辅助生育医师沟通。在清醒时而非镇静时放置患者于截石位，可以确保体位正确和正确的垫护。适度的镇静可以使患者充分合作，以减少盆腔和血管的损伤。

镇静风险

给予静脉镇静药物，尤其是两种或多种联合应用时存在呼吸抑制的风险。发生呼吸抑制时，可以减少镇静药物，托起下颌，给予呼吸囊面罩通气，也可应用阿片类和苯二氮䓬类药物拮抗剂，但这不是常规使用。通过谨慎的静脉药物滴定可以获得理想的镇静水平。

对存在反流、误吸风险的患者需要给予足够的重视，并准备好吸引装置。过度镇静患者存在喉痉挛风险。发生喉痉挛时，正确的处理包括及时诊断、正压通气和唤醒患者。发生低血压时，可减少镇静药物和加快静脉输液，较少应用血管收缩药物。术后恶心、呕吐也易发生，应确定高危人群。

镇静和镇痛的选择

镇静和镇痛的选择依赖于 ART 中心和生殖医师。麻醉医师必须熟悉 ART 流程、生殖中心采用的镇静/镇痛的习惯、生殖医师和患者的需求。通常麻醉医师和应用的药物会有变化。患者对选择镇静方法影响有限，因为大多数 ART 中心有固定的镇静方案。

卵母细胞提取的镇静

经阴道超声引导下卵母细胞提取可以采用宫颈旁阻滞、中度镇静、深度镇静或全身麻醉。对相关镇静和镇痛文献的结果需要审慎的解释和说明。有一些资料显示，某些方法在对怀孕结局的影响、镇痛效果和患者满意度方面优于另一种方案。我们要充分评估这些研究包含的麻醉药物和技术之间的相容性。另外，动物实验结果不完全适用于人体。

经静脉给药实行中度镇静是经阴道超声引导下卵母细胞提取最常

用的镇静技术，人员包括护士和经过培训的在 ART 镇静方面有丰富经验的辅助生育医师。

实施镇静前，需要查阅病历，了解患者用药史、过敏史、身高、体重以及基础生命体征。访视患者必须了解口腔情况、有无外科手术史、有无麻醉镇静史以及有无晕动病和术后恶心、呕吐史。需要告知患者镇静计划和 ART 期间可能发生的情况，使患者知道镇静期间会处于睡眠状态，但是保留对声音和触摸的反应，以评估疼痛和不适。使患者确信，镇静的首要目的是减轻疼痛和不适。

确认实施 ART 团队一切工作准备完毕后，才能将患者带入手术室。胚胎实验室工作人员参与接受收集的卵子并报告卵子计数。患者进入手术室后，ART 工作人员核对患者身份后，胚胎学家需要进一步核对患者信息。

患者取平卧位，常规监测心电图、脉搏血氧饱和度、无创血压。深度镇静时，建议监测呼气末二氧化碳浓度。开放静脉通道并行鼻导管给氧后，将患者置截石位，会阴部靠近手术床边，以利于行阴道检查。

卵母细胞提取过程中首要目标是减轻疼痛，所以通常首先给予阿片类药物，最常用的是 $50 \sim 100\ \mu g$ 芬太尼静脉注射。随后给予咪达唑仑和地西泮等苯二氮䓬药物抗焦虑。常用 $2 \sim 4\ mg$ 咪达唑仑静脉注射，使患者进入睡眠状态并保留对声音和轻触有反应。

达到预期的镇静深度后，经阴道放置超声探头，检查双侧卵巢，检查者告知实施镇静医师要提取卵子的数量，以估计镇静需要维持的时间。通常年轻患者卵子数量较多，手术时间较长。难以获得卵巢图像时，需要对阴道后壁施加很大的压力，放置超声探头的刺激性也越强。另外一个刺激来自经阴道壁行卵巢穿刺。16G 穿刺针沿着超声探头进针到达卵巢后吸引滤泡，一侧结束后再进行对侧穿刺。卵泡提取结束后，放置超声探头检查卵巢，确认有无出血和血管组织损伤。退出超声探头后，放置窥阴器检查阴道壁有无损伤和出血。通常在阴道壁穿刺点施加压力。阴道检查通常不会导致患者痛苦和不适，不需要追加镇痛药物。如果需要缝合或对阴道施加过度压力，可以给予镇痛药物并告知患者。确认没有出血后，将患者转移至恢复区。卵母细胞提取的镇静过程见表 22.1。

表 22.1 经阴道超声引导卵母细胞提取的镇静流程

镇静前准备
检查急救设施
术前访视
手术室内确认患者身份
常规监测
开放静脉
鼻导管给氧
患者取截石位
50 μg 芬太尼静脉注射
2 mg 咪达唑仑静脉注射
咪达唑仑和芬太尼滴定
与患者交流
卵泡提取过程中帮助患者建立信心
疼痛时给予芬太尼
与 ART 医师交流了解手术进程

胚胎移植的镇静

胚胎移植过程一般不需要镇静，对于轻中度焦虑的患者可以口服苯二氮䓬类药物。有时，一些患者表现为重度焦虑，需要实施镇静，以减轻手术过程中窥阴器以及宫颈刺激导致的不适。对于存在宫颈和子宫解剖异常的患者，有时需要给予中度镇静，以利于内含胚胎的细小塑料导管置入子宫。

术前查阅患者病历，获得病史和体格检查的结果，访视患者，使患者了解安全、舒适和缓解焦虑是镇静的主要目的。告知患者 ART 过程以及镇静方法可以有效缓解术前焦虑。

进入手术室，ART 人员核对患者身份后，胚胎学家再次核对。患者取仰卧位，常规监测并开放静脉通道后置患者截石位，护垫保护着力点，放置窥阴器和阴道冲洗时开始给予镇静药物。中度镇静时，联合应用 50 μg 芬太尼和 2～4 mg 咪达唑仑静脉注射，并告知患者。

扩张和刮除术的镇静

由于辅助生育技术存在流产的高风险，常常需要为流产的患者实施中度或重度镇静。行人工流产的患者一般身体健康，辅助生育医师可采用中度镇静联合宫颈旁阻滞。

术前查阅病历，了解孕龄和血细胞比容、血小板计数、血型等实验室检查结果。如果 RH 阴性孕妇怀孕 RH 阳性胎儿，需要给予 Rhogam 以预防孕妇免疫系统对下一次怀孕 RH 阳性胎儿的反应。

需要向孕妇解释镇静的目的，并强调安全性和舒适性，术前取得患者信任，有助于缓解术前焦虑。

手术风险包括子宫出血和穿孔。需要给予抗生素预防盆腔感染，扩张和刮除术最强刺激来源于宫颈外口和宫颈管的扩张。

患者进入手术室，护士核对身份后，患者取平卧位，常规监测。置入最小 20 G 静脉套管针后，患者取截石位，会阴部靠近手术床边，检查保护着力点，鼻导管给氧。首先给予 2~4 mg 咪达唑仑对抗焦虑和镇静，几分钟之后给予 25 μg 芬太尼开始滴定，芬太尼用量一般为 50~100 μg，通常总量为 100 μg。谨慎实施滴定可以保留患者自主呼吸，减少气道辅助。

镇静后注意事项

手术结束后，患者转移到恢复室监护，监护室人员核对患者身份后，需要了解手术方式、使用的镇静药物、有无药物过敏、应用的止吐药、抗生素、输注的液体以及与镇静和手术相关并发症。另外，监护室人员也需要了解患者有无 PONV 病史、术前过度焦虑、大剂量镇静药物应用以及提取卵母细胞的数量。年轻患者或提取了大量卵母细胞的患者在复苏期间可能需要追加镇痛药。

患者进入恢复室，通过监护脉搏氧饱和度、呼吸频率、血压、心率了解患者氧合、通气和循环状况。供氧和吸引装置应准备好，每 15 min 记录患者生命体征，对于一些尚未清醒的患者，有时需要托下颌或不断给予刺激。镇静后发生的低血压通常是自限性的，给予输液或唤醒患者可以使血压恢复正常。中度和重度疼痛需要立即静脉给予芬太尼 25～35 μg，积极有效的疼痛治疗可减少患者复苏室停留时间以及术后恶心、呕吐的发生。

患者在恢复室一般监护 90～120 min，恢复室停留时间延长的原因包括腹部痉挛和疼痛、PONV、迷走神经反射以及尿潴留。

中或重度疼痛需要给予阿片类药物治疗，对于轻度疼痛患者，可以给予非甾体类抗炎药物和（或）对乙酰氨基酚以及语言交流增强患者信心。尿潴留可能是导致腹部疼痛的原因，应鼓励患者排尿，一般情况下不需要放置尿管。

辅助生育患者是 PONV 高发人群，术前应重视 PONV。Apfel 等报道，PONV 4 个主要相关因素是：PONV 史、非吸烟、女性和阿片类药物[5]。辅助生育患者至少具备其中 3 个因素。术前访视时，需要特别询问 PNOV 史和晕动病史。预防 PONV 措施包括降低术前焦虑、大量输液、充分氧合和减少阿片类药物用量，这些措施联合应用称为多模式预防恶心、呕吐策略。

患者在恢复室发生恶心、呕吐，可以给予 5-HT$_3$ 受体抑制剂昂丹司琼。如果应用 5-HT$_3$ 受体抑制剂预防 PONV 无效，不推荐继续追加，因为 5-HT$_3$ 受体抑制剂应用 6 h 内，追加剂量效果不佳[6]。可以给予氯丙嗪、氟哌利多、地塞米松或甲氧氯普胺等药物作为补救措施。

有时，患者因血管迷走神经反射发生轻度恶心和头痛，伴心动过缓和低血压。将患者置于平卧位并静脉输注晶体溶液，能迅速缓解上述症状。如果心动过缓和低血压持续存在，可给予阿托品 0.5 mg 静脉注射。痉挛痛通常由迷走神经反射引起，需要及时治疗。

复苏室内发生阴道活动性出血较少见，辅助生育医师应评估患者，必要时将患者转入手术室进行阴道/盆腔彻底检查。

辅助生育护理人员应记录复苏过程。患者达到离开复苏室的标准后，提供给患者或家人书面离院注意事项，第二天早晨进行电话随访。

总　结

卵母细胞提取是体外受精非常重要的部分。超声引导经阴道卵母细胞提取也是体外受精最痛苦的过程。在美国和英国，中度和深度镇静常常用于卵母细胞提取。不同辅助生育中心实施镇静的人员构成和用药差异很大。许多中心由辅助生育医师提供镇静，但辅助生育技术的麻醉镇痛和提高怀孕概率的最佳方案尚无定论。

参考文献

1. Oskowitz SP, Berger MJ, Mullen L, *et al.* Safety of a freestanding surgical unit for the assisted reproductive technologies. *Fertil Steril* 1995; **63**: 874–9.

2. Yasmin E, Dresner M, Balen A. Sedation and anaesthesia for transvaginal oocyte collection: an evaluation of practice in the UK. *Hum Reprod* 2004; **19**: 2942–5.

3. Elkington NM, Kehoe J, Acharya U. Intravenous sedation in assisted conception units: a UK survey. *Hum Fertil (Camb)* 2003; **6**: 74–6.

4. Ditkoff EC, Plumb J, Selick A, Sauer MV. Anesthesia practices in the United States common to in vitro fertilization (ART) centers. *J Assist Reprod Genet* 1997; **14**: 145–7.

5. Apfel CC, Läärä E, Koivuranta M, Greim CA, Roewer N. A simplified risk score for predicting postoperative nausea and vomiting: conclusions from cross-validations between two centers. *Anesthesiology* 1999; **91**: 693–700.

6. Kovac AL, O'Connor TA, Pearman MH, *et al.* Efficacy of repeat intravenous dosing of ondansetron in controlling postoperative nausea and vomiting: a randomized, double-blind, placebo-controlled multicenter trial. *J Clin Anesth* 1999; **11**: 453–9.

推荐阅读

Bokhari A, Pollard BJ. Anaesthesia for assisted conception. *Eur J Anaesthesiol* 1998; **15**: 391–6.

Elkington M, Kehoe J, Acharya U. Policy and Practice Committee of the British Fertility Society. Recommendations for good practice for sedation in assisted conception. *Hum Fertil (Camb)* 2003; **6**: 77–80.

Gan TJ, Meyer T, Apfel CC, *et al.* Consensus guidelines for managing postoperative nausea and vomiting. *Anesth Analg* 2003; **97**: 62–71.

Kwan I, Bhattacharya S, Knox F, McNeil A. Conscious sedation and analgesia for oocyte retrieval procedures: a Cochrane review. *Hum Reprod* 2006; **21**: 1672–9.

Schenker JG, Ezra Y. Complications of assisted reproductive techniques. *Fertil Steril* 1994; **61**: 411–22.

Toledano RD, Kodali BS, Camann WR. Anesthesia drugs in the obstetric and gynecologic practice. *Rev Obstet Gynecol* 2009; **2**: 93–100.

Trout SW, Vallerand AH, Kemmann E. Conscious sedation for in vitro fertilization. *Fertil Steril* 1998; **69**: 799–808.

Tsen LC. From Darwin to desflurane? Anesthesia for assisted reproductive technologies. *Anesth Analg* 2002; **94** (Suppl): 109–14.

Wallach EE, Zacur HA. *Reproductive Medicine and Surgery*. St Louis, MO: Mosby, 1995; 849.

23 疼痛介入治疗镇静

Ron Banister，Rahul Mishra，and Alan D. Kaye

王汉兵 译　张 斌 校

场 所

在疼痛治疗过程中，应用麻醉药物为患者提供中度或深度镇静对任何医师都具有一定挑战性。以往微创和介入治疗通常在手术室进行，然而，这些诊疗在许多场所，甚至在完全缺乏镇静的情况下进行也变得越来越普遍。这些场所包括医院内偏远的位置、门诊的疼痛诊疗中心、诊断中心以及医生办公室。

麻醉医生必须意识到他们所处场所的特殊性，以确保患者安全。这些特殊性包括在紧急情况下能否及时求助或者获取医疗急救设备等。不管在什么环境中，对患者的监护标准是不变的。根据联合委员会（TJC）、美国麻醉医师协会（ASA）、职业安全与健康管理局（OSHA）等各种组织规定，在任何场所进行静脉镇静，必须强制性地执行有关规定。所有的医生和助理医护人员在疼痛诊疗开始之前，必须对该场所进行检查，以确保能为患者提供足够有效的监护。

建立监护标准

美国麻醉医师协会已经制定相关指南，包括在医生诊疗室实施麻醉或进行疼痛介入治疗。在医生诊疗室实施麻醉（OBA）归属于日间手术麻醉范畴。美国麻醉医师协会规定，在患者达到离院标准之前，必须有具备执业医师资格的医生在场，患者需要夜间处理时，通过电话方式能联系到医生，急救设备和紧急转移设施应该处于备用状态。此外，患者应获得知情同意书、后续健康教育和出院指导。OBA 具有特殊性，监管控制或政府机构的监督力度较小。当然，OBA 需要满足疼痛诊疗过程中的镇静要求，镇静实施者考虑问题必须周全，以减少风险和不良事件的发生。

美国麻醉医师协会关于疼痛介入治疗麻醉管理的声明强调，除特殊情况外，患者一般只需要局部麻醉。较长时间的介入治疗和（或）患者难以忍受疼痛时，都应该遵循下述监护麻醉和镇静的原则。实施监护麻醉或局部麻醉时，必须权衡风险利弊。尤其是颈神经根治疗时，患者必须保持清醒，以便患者感到疼痛时，能够与医生及时进行沟通。在实施镇痛的过程中，如果患者出现疼痛，则提示穿刺针误入神经内、脊髓或者其他地方，应及时告知医生。

OSHA 还针对手术室外进行麻醉的患者建立了特殊的监护标准。安全防护涉及放射线辐射、噪音、大型机械设备等，这些可能出现在疼痛治疗过程中。

TJC 从环境的指导方针、急救的管理体系和感染控制方面列出了患者麻醉诊疗的一些标准。TJC 门诊手术认证手册还列举了在门诊手术进行镇静和麻醉多方面的具体方案。例如，规定只有能够独立将患者从任何麻醉状态复苏的医生才能为患者实施镇静（比如，当患者从中度镇静转为深度镇静，或从深度镇静转为全麻）。需要指出的是，用心肺复苏救援专业人员代替具备实施镇静技能和急救技能的医生并不可取。

仪器与设备

手术室外进行镇静的场所应该具备良好的麻醉监护医疗设备。美国麻醉医师协会、职业安全与健康管理局、联合委员会制定的指南中规定，对手术室以外进行镇静的场所，应该首先评估它是否满足监护患者的标准，然后才考虑镇静治疗。诊疗结束后，由于治疗室到恢复室距离各不相同，因此需要为患者提供充足的备用氧气，监测并保证进入电梯和转移通道的通畅。在紧急情况下，应该能够快速获取氧气、吸引器、急救药品、监护仪、除颤仪。急救车内药品和设备应该放置在离患者较近的区域内，同时要备有开放静脉通道的医疗器械（例如，手套、止血带、医用酒精、静脉针、输液管、注射器）。在患者需要进一步治疗的紧急情况下，要配备安全转移患者到其他医疗机构的设施。

此外，医生和其他工作人员应该熟悉距离最近的除颤仪、灭火器及安全出口的确切位置。疼痛诊疗过程中往往需要X射线照射，因此放射性防护也是非常重要的。应强调配备铅衣、玻璃防护挡板、颈部防辐射服，正确操作和放置X射线机，放射剂量应该与州政府和联邦政府的规定保持一致。在较偏僻的地方进行疼痛诊疗时，工作场所应该有电源插座、足够的照明和电路维修保障。应有足够的空间容纳医疗设备和所有的医务人员。

医务人员

除麻醉医师外，非麻醉医师或其他非麻醉专业人员也经常为患者进行镇静/镇痛治疗和监护。镇静和全身麻醉是相互联系的，但非麻醉医师为患者提供镇静时，由于医学背景和所接受的培训不同，他们可能不能充分理解镇静和全身麻醉的关系。美国麻醉医师协会已经制定了授予非麻醉专业医师实施中度镇静的资格标准。只有受过正规医学教育、训练和有执照的内科医生、牙医或足部手术医师才能实施中度镇静。非麻醉专业医生应能够对患者进行正确的术前评估，熟悉常规镇静药物的应用，并且经专业训练后能熟练掌握紧急气道装置和复苏设备的使用（例如口咽通气道、喉镜、气管导管、呼吸囊）。在离中心手术室较远地方对患者进行镇静，一旦发生紧急情况，这些急救复苏技能就显得非常重要。

诊疗过程中有许多医务人员参与患者的监护，包括护士、放射技师和手术医师。不同专业人员之间的交流和合作能保证麻醉的安全，尤其在麻醉医师远离患者、不能立即对患者进行处理时更为重要。确保其他医务人员能够在紧急情况下协助麻醉医师对患者进行复苏（提供基础生命支持、高级生命支持）也非常重要。

患者的评估

ASA 建议对每个患者进行适当的术前评估。术前评估可以降低不良事件的风险，改善患者预后。医生应熟悉并记录重要器官系统的异常情况、麻醉史、既往史、现病史、药物应用史、过敏史以及个人史（包括吸烟、饮酒史和药物滥用史）。对疼痛介入治疗患者实施镇静时，要求医生不仅熟悉常规药物，而且详细了解各种镇痛药、肌松药、镇静剂和其他辅助药物，以避免过度镇静和其他围术期不良事件的发生，这就需要了解疼痛诊疗的当天以及后续治疗使用的药物及剂量，从而知晓患者的镇静水平。

全面的体格检查包括对患者心、肺功能和气道的评估。疼痛诊疗过程中，许多患者采取俯卧位，全面仔细的气道评估显得尤为重要。对于病态肥胖、颈短、头部和颈部活动受限、头颈部畸形、嘴小、牙关紧闭或有睡眠呼吸暂停综合征病史的患者应采取特别的预防措施。以上因素可能导致自主通气时出现气道梗阻和增加困难气道的风险。

在绝大多数情况下，对患者进行镇静需要征得患者同意。因为大多数疼痛诊疗在中度镇静下进行，患者可能知晓部分治疗过程，尤其是在局部注射时，许多患者会感到疼痛。患者需要明白这样违背了地方或国家制定的标准，这些标准要求在介入性疼痛治疗中使患者意识消失。因此，取得患者的理解很重要。例如，在进行直接椎管内注射时，若患者无意识，则不能进行良好的沟通，从而无法判断是否注射到错误的部位。

此外，应该告知患者实施常规监护的必要性。如果镇静不能满足手术的需要，而又不希望终止治疗，就有可能采取进一步措施。这种情况下，有可能出现一些难以预料的并发症或急性药物反应，包括严重过敏反应导致的呼吸道梗阻、血流动力学的剧烈波动，甚至死亡。将所有类型麻醉的优势和风险详细告知患者，耐心回答患者提出的问题，使患者清楚地理解治疗计划。如果患者治疗结束后没有家人陪同，则不建议对患者进行镇静。

监 测

ASA 指出镇静相关性死亡主要原因是药物引起的呼吸抑制。镇静过程中，要通过观察胸部起伏和肺部听诊监测肺通气功能，避免不良后果的发生。另外，通过对血氧饱和度和心电图的监测，以确保适当氧合和循环的稳定。血压、呼气末二氧化碳和温度是 ASA 规定的基本检测指标。如果没有适当的监测，在疼痛治疗镇静的过程中，患者一旦突然出现头晕、胸闷、气短、过度镇静、恶心或精神状态的改变，医务人员就不能很好地确定发生这些症状的原因。

如前所述，从不同镇静水平到全身麻醉是一个渐进的过程（表1.2）。适当的麻醉要求医生了解清醒镇静（conscious sedation）和监护麻醉（MAC）之间的差异，因为麻醉深度会随着麻醉药物的用量而时刻发生改变。监护麻醉包含对预期的生理变化的评估和管理，麻醉医师应当预先进行充分的麻醉准备，以便必要时改为全身麻醉。实施中度或深度镇静，医生不应期待在整个诊疗过程中维持患者的生理状态和呼吸功能绝对正常，应该有目的性地让患者对口头指令和触摸刺激做出相应的反应。鉴于此，监护麻醉后需要为患者提供更好的术后护理（例如，对患者基础精神状态恢复和疼痛缓解程度的评估）。

除了常规生理监测，疼痛诊疗过程中对镇静和疼痛程度进行评估也非常重要。脑电波监测（例如，脑电双频谱指数和脑状态指数）有助于临床医生在镇静过程中对患者进行麻醉深度的评估。常见评估方法包括 Ramsay 镇静评分（RSS，表 23.1）和 Richmond 镇静躁动评分（RASS，表 4.1 和 8.1）。Ramsay 镇静评分是包括 1 级（焦虑和烦躁不安）～6 级（无反应），Richmond 镇静躁动评分包括＋4（有攻击性）～－5（昏迷）。视觉模拟评分（VAS）和面部表情量表（图3.1）是最常用的评估和实时记录患者舒适度的方法。

表 23.1　RSS 镇静程度评估表

评分	表现
1 分	患者焦虑和烦躁不安
2 分	安静合作，定向准确
3 分	仅对口头指令有反应
4 分	入睡，对光刺激反应敏捷
5 分	入睡，对光刺激反应迟钝
6 分	对刺激无反应

Modified from：Ramsay MAE，Savege TM，Simpson BRJ，Goodwin R. Controlled sedation with alphaxalone-alphadolone. Br Med J 1974；2：656-9.

药　物

各种镇静药、阿片类药物和分离麻醉药物可用于疼痛治疗的镇静。此处仅对这些药物的作用进行简介，更详尽的药理学知识，请参阅第 2 章。使用这些药物时，医生应确定能够及时获得建立紧急人工气道的设备。

咪达唑仑和地西泮是最常用的苯二氮䓬类药物，也是疼痛诊疗过程中常用的术前用药。它们直接作用于大脑皮层游离型的苯二氮䓬受体，产生抗焦虑、遗忘、镇静、肌松作用，但没有直接的镇痛作用。苯二氮䓬类药物轻度抑制心血管系统，可能是通过提高迷走神经张力引起血压下降或心率减慢。这些药物也可以通过降低 CO_2 对呼吸的兴奋作用引起呼吸抑制，静脉注射时更为明显，分次少量给予咪达唑仑可以避免药物过量而导致的呼吸暂停。苯二氮䓬类与阿片类药物对于心血管的抑制作用具有协同效应，对缺血性心脏病的患者作用更加明显。仔细阅读病历及辅助检查结果、了解患者近期药物使用情况，可以减少药物之间的相互作用。西咪替丁降低地西泮的代谢，红霉素抑制咪达唑仑代谢，肝素增加血液中地西泮的游离浓度。

芬太尼和阿芬太尼是常用的阿片类镇痛药，通过抑制伤害性神经元突触降低对伤害性刺激的反应。这两种药物具有高脂溶性、起效迅速、作用时间短等特点。大剂量给药后血浆浓度并不快速降低，导致镇痛和呼吸抑制时间延长。阿芬太尼镇痛强度为芬太尼的 $1/5\sim1/10$，作用持续时间为其 $1/3$，与芬太尼相比具有一定优势。其副作用类似于吗啡（例如，减少肠蠕动而导致便秘），但并不引起组胺释放和低血压。阿片类药物不抑制心脏功能，大剂量可引起迷走神经介导的心动过缓。即使谨慎滴定，阿片类药物也可导致呼吸抑制。除了降低患者对二氧化碳刺激的反应，阿片类药物会引起胸壁僵硬，可能导致通气不足。

全麻诱导药丙泊酚也可以用于各种场所的深度镇静。丙泊酚具有镇静和止呕效能，其作用时间短、苏醒迅速的特点使其成为复杂和长时间的介入性疼痛诊疗中深度镇静理想的麻醉辅助药物。高龄患者或大剂量、快速静脉注射丙泊酚，容易引起较大的生理学改变，导致血压下降。谨慎滴定和完善的监测对预防和及时发现深度呼吸抑制或呼吸暂停至关重要。

氯胺酮是高脂溶性的分离麻醉剂，可使患者产生感觉意识分离。兴奋心血管系统导致血压上升及心率增快，冠心病患者应尽量避免使用。氯胺酮对呼吸系统影响小，事实上，氯胺酮能够扩张支气管，较适用于支气管哮喘的患者（虽然该药物剂量依赖性地增加分泌物）。尽管氯胺酮不是疼痛介入治疗的一线的镇静药物，但可用于危重患者和（或）具有挑战性的高难度疼痛治疗。使用前，应告知患者相关的不良精神症状（例如，幻想、梦幻、谵妄）。与地西泮合用，可延长氯胺酮消除半衰期。

右美托咪定是一种选择性的 α_2 受体激动剂，具有镇静和镇痛作用。虽然没有明显的呼吸抑制，但过度镇静可能引起气道梗阻。副作用包括心动过缓、心脏传导阻滞、低血压、恶心和呕吐。对于服用血管扩张药、β 受体阻断剂或降低心率药物的患者应慎用。

实施镇静的医生应备有竞争性拮抗剂（逆转剂）纳洛酮和氟马西尼。纳洛酮是阿片受体拮抗剂，可用于拮抗阿片类药物过量，但也可以逆转阿片类药物的镇痛作用，导致突然的交感神经兴奋引起疼痛加剧。氟马西尼是苯二氮䓬类药物拮抗剂，与拮抗遗忘作用相比，其更能有效地拮抗催眠作用，副作用包括焦虑、恶心、呕吐。如果患者已经耐受或长期应用阿片类药物或苯二氮䓬类药物，这两种拮抗剂均可引起戒断症状。

急救车应随时处于备用状态，而且必须配备紧急救援药品肾上腺素、苯海拉明和地塞米松。医务人员应对突然意识丧失、癫痫发作、过敏反应、疼痛治疗相关并发症做好充分准备并进行抢救。

步　骤

疼痛诊疗的方法多种多样，临床医生应该对此有一定的了解，以便实施有效和适度的镇静（表 23.2）。在疼痛介入治疗开始之前，认真核对非常重要，以确保手术部位的正确。很多疼痛治疗医生非常忙碌，通常一天进行 10～20 个疼痛治疗，应避免出现医疗差错。一些简单短小的疼痛介入治疗通常只需 30～60 分钟，一般中度镇静下就可以完成，包括诊断性阻滞、扳机点注射、冷冻液注射、神经节注射、小关节注射、硬膜外类固醇注射、经椎间孔神经根注射、骶管注射、骶髂关节注射、髋关节内注射、脉冲射频和电磁脉冲、膝关节注射、椎间盘造影、硬膜外溶解术以及交感神经节阻滞。此外，还有一些其他介入治疗也可以在中等镇静下完成。在大多数情况下，疼痛医生的经验与适当的监测，谨慎的药物滴定和有效的沟通是疼痛治疗成功的保障。主要的麻醉注意事项见表 23.3。

表 23.2　非麻醉医师参与的疼痛诊疗概览

短时间介入诊疗（15～30 min）
1. 诊断性阻滞
2. 扳机点/肌筋膜注射（如直接注射到肌肉筋膜上）
3. 冷冻液注射
4. 小关节注射
5. 硬膜外类固醇注射，包括颈椎、胸椎、腰椎
6. 椎间孔神经根注射
7. 骶管注射
8. 骶髂关节注射
9. 髋关节内注射
10. 脉冲射频
11. 电磁脉冲
12. 膝关节注射

续表

13. 交感神经/神经节阻断,包括星状神经节、背根神经节、内脏神经、腹腔神经丛、胸、腰交感神经,腹下神经丛以及奇神经节
14. 肋间神经阻滞
15. 肩胛上神经阻滞
长时间介入诊疗 (30~60 min)
1. 椎间盘造影:颈椎、胸椎、腰椎
2. 硬膜外腔镜
3. 增强技术,脊髓电刺激(背侧刺激试验和永久性植入),包括枕大神经、颈、胸、腰、骶脊髓
4. 鞘内注射
5. 神经松解术,包括乙醇、苯酚、低渗液、高渗液及甘油注射
6. 减压神经成形术(Racz 术式)
7. 椎体成形术

表 23.3　非麻醉医师参与的疼痛诊疗中主要麻醉注意事项

1. 确保氧气供应
2. 确保具备建立静脉通道的器具和气道设备,并处于可使用状态
3. 培养早期识别过度镇静的技能
4. 记录诊疗前、诊疗中、诊疗后的生命体征
5. 确保紧急情况下医务人员随时待命
6. 保持警惕!

患者苏醒

　　疼痛诊疗后,给患者实施镇静的医生应当立即把患者转送到恢复室。如果恢复室较远,转送过程中应给患者吸氧和进行监测。复苏室医护人员应准备就位,患者到达恢复室后,重新评估生命体征、镇静深度和疼痛程度,记录患者的一般情况。由于手术刺激消除,镇静药物的延迟作用或者药物代谢降低均可能导致呼吸、循环抑制。在离开恢复室之前，患者应该达到基础精神状态，生命体征平稳，并且距最后一次给药具有足够的时间。患者只有在正常成年人陪同下才能离院。最后，向患者提供离院指导是非常重要的，包括适当的饮食、药物、适宜的活动，以及在紧急情况下求助方式。

总　结

为疼痛治疗患者提供安全、有效的镇静，是具有很大挑战性的工作。即使长期从事麻醉的医生，在疼痛介入治疗麻醉过程中也需要仔细地计划和谨慎地决策。许多医生在为患者进行疼痛介入治疗中不实施镇静，这对于接受这类治疗的患者来讲是可怕的，也是痛苦的。无论在什么场所如治疗室、放射科、日间手术室或医院手术室，镇静都是疼痛介入治疗过程中至关重要的一部分。但是，如果在没有良好设施下进行镇静，就会出现并发症甚至患者死亡的风险。制定为疼痛患者实施镇静所必须具备的经验和专业知识的标准是成功进行镇静的前提和保障。

推荐阅读

ASA guidelines:

Continuum of depth of sedation: definition of general anesthesia and levels of sedation/analgesia. Committee of origin: Quality Management and Departmental Administration (approved by the ASA House of Delegates on October 27, 2004, and amended on October 21, 2009).

Distinguishing monitored anesthesia care ("MAC") from moderate sedation/analgesia (conscious sedation). Committee of origin: Economics (approved by the ASA House of Delegates on October 27, 2004 and last amended on October 21, 2009).

Guidelines for ambulatory anesthesia and surgery. Committee of origin: Ambulatory Surgical Care (approved by the ASA House of Delegates on October 15, 2003, and last amended on October 22, 2008).

Guidelines for office-based anesthesia. Committee of origin: Ambulatory Surgical Care (approved by the ASA House of Delegates on October 13, 1999, and last affirmed on October 21, 2009).

Practice guidelines for sedation and analgesia by non-anesthesiologists. *Anesthesiology* 2002; **96**: 1004–17.

Statement on anesthetic care during interventional pain procedures for adults. Committee of origin: Pain Medicine (approved by the ASA House of Delegates on October 22, 2005 and last amended on October 20, 2010).

Statement on granting privileges for administration of moderate sedation to practitioners who are not anesthesia professionals. Committee of origin: Ad Hoc Committee on Credentialing (approved by the ASA House of Delegates on October 25, 2005, and amended on October 18, 2006).

Statement on nonoperating room anesthetizing locations. Committee of origin: Standards and Practice Parameters (approved by the ASA House of Delegates on October 15, 2003 and amended on October 22, 2008).

Statement on qualifications of anesthesia providers in the office-based setting. Committee of origin: Ambulatory Surgical Care (approved by the ASA House of Delegates on October 13, 1999, and last amended on October 21, 2009).

Miller RD, ed. *Anesthesia*, 7th edn. Philadelphia, PA: Churchill Livingstone, 2009.

Raj PP, Lou L, Erdine S, *et al. Interventional Pain Management: Image-Guided Procedures*, 2nd edn. Philadelphia, PA: Elsevier, 2008.

Ramsay MAE, Savege TM, Simpson BRJ, Goodwin R. Controlled sedation with alphaxalone–alphadolone. *Br Med J* 1974; **2**: 656–9.

Sessler CN, Gosnell MS, Grap MJ, *et al.* The Richmond Agitation–Sedation Scale: validity and reliability in adult intensive care patients. *Am J Respir Crit Care Med* 2002; **166**: 1338–44.

Stoelting RK, Miller RD. *Basics of Anesthesia*, 5th edn. Philadelphia, PA: Churchill Livingstone, 2007.

The Joint Commission. *Accreditation Handbook for Office-Based Surgery: What You Need to Know About Obtaining Accreditation*. www.jointcommission.org/assets/1/18/2011_OBS_Hdbk.pdf (accessed June 2011).

24 成人急救复苏

Eunhea Kim and Richard D. Urman

王汉兵 译　张 斌 校

简 介

多种场所需要实施中度和深度镇静。医务人员可能在许多意想不到的场合发现一些需要进行急救复苏的患者。最新的美国心脏协会（AHA）指南中介绍了一些关于心肺复苏的观点，对医务人员的急救复苏观念进行了更新。对于这方面的详情，读者可以参阅 AHA 关于心肺复苏和急症心血管监护的指南[1]。

基础生命支持（BLS）

对于医务工作者来说，基础生命支持技术包括对心搏骤停（SCA）的迅速判断，早期心肺复苏（CPR）和通过体外自动除颤仪（AED）进行紧急除颤（表 24.1）[2]。

第一步是检查患者的反应。医务人员检查患者是否有正常的自主呼吸，同时评估其对各种刺激（如声音）的反应。如果患者不能被唤醒，则立即启动急救反应系统。此时，如果体外自动除颤仪就在身边或比较容易获得，应该立即使用进行急救。

2010 年版的 AHA 指南中不再强调对呼吸状态和脉搏的检测，因为要准确判断呼吸和脉搏可能需要花费很长的时间，从而延误抢救。

所以，医务人员检测脉搏的时间应该控制在 10 s 之内，如果在这段时间内患者没有动脉搏动，应该立即进行胸外按压。此外，如果患者是突然倒地或者是呼吸骤停，那么，医务人员就不应再去检测脉搏，而应该立即开始进行胸外按压。

表 24.1　基础生命支持的主要步骤

1. 判断患者的反应
2. 启动急救应急系统
3. 如果有可能，获取体外除颤仪/除颤器
4. 开始心肺复苏 　● 胸外按压/通气比率为 30：2 　● 用力快速按压
5. 体外自动除颤仪获取后，检查心律
6. 可电击复律心律→电击一次，紧接着进行 2 min CPR 不可电击复律心律→直接进行 2 min CPR
7. 每 2 min 检查一次心律，再按照步骤 6 进行

最新的指南中有一个重要改变，就是强调了早期胸外按压。胸外按压应该先于通气进行（CAB 而不是 ABC），这种优先顺序的转变，也是因为有越来越多的证据强调胸外按压在保证大脑和心脏的血液供应中的重要性。

如果可明确触及到脉搏，医务人员不可以开始进行胸外按压，但是应该每 5～6 s 进行一次口对口人工呼吸，同时每 2 min 重新检查患者有无脉搏。患者应该被放置在一个恢复体位，面向医务人员，下侧上肢置于身体前部。

开始做胸外按压前，应将患者置于坚固的物体上（地面），如果患者是在医院的病床上，则应该在背部垫一块硬板。复苏者将一只手掌根部放在患者胸部正中，另一只手掌根部放在第一只手上，两手重叠。每次胸外心脏按压后要保证胸廓完全回弹，否则过高的胸内压会降低血流动力学的稳定性。胸外按压的频率至少在 100 次/分以上，幅度要达到 5 cm（按压要有力而且迅速）。如果是双人或多人复苏，则两个人轮流进行 2 min CPR，防止因为疲劳而影响胸外按压的质量。这里需要强调的是，应尽可能减少中断胸外按压，例如检查脉搏是否恢复，判断心律情况或者其他一些事情。如果胸外按压中断不可避免，则应该尽量控制在 10 s 之内，除非是要建立更好的气道支持或者进行心电除颤。在获得体外自动除颤仪、患者神志恢复或者专业急救人员到达之前，胸外按压应持续进行。

胸外按压开始后要进行人工通气。在没有建立气管内导管等更高级的通气支持时，胸外按压/通气比率一般为 30∶2。如果患者没有头颈部的创伤，开放气道通气一般采用仰头抬颏法或者托下颌法。口对口人工呼吸时应该在气道开放的情况下实施，捏住患者的鼻孔，建立一个有利于人工呼吸的密闭环境。每次吹气的时间应超过 1 s，并且能产生明显的胸廓起伏。每次人工吹气只需要按照正常的潮气量而不需要过深的呼吸。根据患者情况的不同人工通气的装置有口对口、口对鼻以及口对人造气道等类型。简易面罩呼吸囊可以接通氧气或室内空气进行通气。应用时，面罩与脸部应该紧密接触从而形成一个密闭的环境，而简易呼吸囊的体积如果是 1 L，则通气时至少要挤压其容量的 2/3；如果是 2 L 的储气囊，则需要挤压其容量的 1/3 以上。在所有的通气方式中，胸外按压/通气比率都应该是 30∶2。一旦高级气道支持（例如，气管内导管、双腔管或者喉罩等）建立后，则胸外按压不应该中断，且通气每 6～8 s 进行一次，或者每分钟通气 8～10 次。这样可以防止过度通气导致胃胀气，进而导致反流和误吸等并发症。

早期应用体外除颤仪进行心电除颤是成人基础生命支持的一个关键步骤，也是短期心室纤颤治疗的有效选择。在基础生命支持环节中，2 min CPR 后就可以开始电除颤。但是，进行一个周期的 CPR 后再进行延迟性心电除颤是否值得推荐目前尚无定论。对住院患者的急救复苏，由于医院里除颤仪比较便利，所以心电除颤应该尽快实施。如果是多人进行急救复苏，一位施救者进行胸外按压的同时，其他人则应该立即启动急救应急系统并设法获得 AED。一旦获得 AED，应立即进行心电除颤。具体步骤如下：打开 AED 电源开关，检查心律，如果为可电击复律心律，则应该立即进行心电除颤，且电击后立即进行 CPR。如果心律为不可电击复律心律，则立即进行 CPR，并且每隔 2 min 检测一次心律。

有两种特殊的情况值得关注，如果实施急救复苏的医务人员能够正确地认识这两种情况，将会明显改善患者的预后。下面我们将讨论这两种情况。

急性冠脉综合征（ACS）通常表现为胸痛以及上半身的放射痛，呼气急促，大汗淋漓以及眩晕。当发现患者出现上述症状，急救医疗服务系统（EMS）应该立即启动。如果条件允许，EMS施救者应给予患者非肠溶性的阿司匹林咀嚼片 160～325 mg，检测 12 导联心电图，吸氧维持血氧饱和度在 94% 以上，并根据患者情况给予硝酸甘油和吗啡等镇痛药物。此外，如果心电图显示 ST 段抬高性心肌梗死（STEMI），应立即转运患者至可以实施经皮冠状动脉介入治疗（PCI）的医疗机构。快速 PCI 可以明显改善 STEMI 患者的预后。

在急救医疗服务系统中，对急性缺血性脑卒中的正确认识和迅速处理可以明显改善此类患者的预后。通常脑卒中在发病开始即可有明显的症状，主要包括：颜面部和上、下肢的麻木以及肌力下降、意识模糊、语言和理解障碍、行走困难、眩晕、共济失调与平衡障碍、剧烈头痛等。如果起病 1 h 之内给予溶栓治疗，神经损害将会明显减轻，患者的预后也会大大改善。如果条件允许，应该将患者直接送往脑卒中治疗中心进行救治。

与其他任何情况一样，如果患者对刺激无反应，无论其病因是急性冠脉综合征还是急性缺血性脑卒中，基础生命支持以及随后的高级生命支持都是至关重要的。

高级生命支持（ACLS）

ACLS 是建立在 BLS 的基础上，包括气道管理、呼吸支持、心搏骤停的管理以及心动过缓和心动过速的治疗[3]。高级气道的放置和呼吸支持主要是为了增加氧合和减少二氧化碳的蓄积。何时放置高级气道以及放置高级气道与其他急救干预措施之间的联系目前尚无定论。但是，不应因为放置高级气道而延误 CPR 和心电除颤，即尽量在不中断胸外按压的情况下完成高级气道的放置。另外，只有经过训练的医务人员才能放置高级气道。为此，急救指南建议医务人员要经常练习从而能够熟练掌握此项技术。如果未获得高级气道支持，可先采用简易呼吸囊进行通气。另外，在获得高级气道支持前，压迫环状软骨，口咽通气道、鼻咽通气道的放置也非常重要。

一旦放置气管导管或者声门上通气装置（诸如双腔通气管、喉罩等），应立即评估通气装置放置的位置。正确放置后，应观察到双侧胸廓起伏，听诊呼吸音对称，并且无气过声门的漏气征。如果放置气管导管，呼气末 CO_2 分压监测也可以判定气管导管的位置是否正确。另外，我们也推荐使用持续呼气末 CO_2 分压波形的监测。CO_2 分压波形是证实和监测气管导管正确放置最为可靠的方法。持续呼气末 CO_2 分压波形的监测还有另一个优点，它能反映 CPR 是否有效，如呼气末 CO_2 分压降低到 10 mmHg 以下提示 CPR 质量较低，如其波形出现中断或呼气末 CO_2 分压持续升高并且 >40 mmHg，则提示患者自主循环恢复。

成功置入高级通气道后，保持每分钟 100 次的胸外按压频率，且不应因通气而中断。保持每 6～8 s 通气一次，或者每分钟 8～10 次通气。为防止单人复苏引起的疲劳，施救者每 2 min 互换角色。至于人工通气的潮气量、通气频率，以及通气氧浓度目前尚无定论，但通常给予纯氧通气。

除了 CPR 和呼吸支持外，心肺复苏还应包括 AED 的使用。标准的 AED 的电极板或导电粘垫的放置位置应该是：一个电极板置于心前区左侧，另一个电极板置于心脏后面、右肩胛下角区。心室纤颤（VF）、无脉性室性心动过速（VT）、无脉性心电活动（PEA）以及心脏停搏等心脏异常节律可以引起心搏停止，VF 和 VT 可采用同步电击复律，而 PEA 和心脏停搏采用非同步电击复律。如心脏节律显示 VF 或 VT，则双相电除颤仪初始电击能量为 100～200 J，单相电除颤仪能量为 360 J（表 24.2）。电击后立即开始 CPR，2 min 后再次检查心律，如 VF 或 VT 又重复出现，则应该再次实施电击，电击后立即 CPR。另外，在进行 2 min 的 CPR 循环期间，可以静脉或骨髓腔内给予肾上腺素 1 mg，每 3～5 min 重复一次。如果 2 min 之内出现 VF 或 VT，则紧急进行电除颤，随后，立即进行 CPR。此时，在进行 CPR 期间静脉或骨髓腔内注射胺碘酮 300 mg。随后，如果 CPR 期间再次出现 VF 和 VT，则经静脉或骨髓腔内交替给予肾上腺素 1 mg 或者胺碘酮 150 mg。另外，首次或者第二次也可以选择 40 U 血管加压素静脉或骨髓腔内注射来代替肾上腺素，但是血管加压素只能使用一次。任何时候心律显示 PEA 或心脏停搏等不可电击复律心律时，则急救顺序应依据下面大纲进行。

表 24.2 ACLS 中 VF/VT 的处理

1. 首次电击能量 120~200 J（双向波形电除颤仪）或 360 J（单向波形电除颤仪）
2. 进行 2 min CPR，随即检测心律
3. 如果检测心律仍显示 VF/VT，再次电击（电击能量相同或者更高）
4. 继续 CPR 2 min，随后再次检查心律 • 肾上腺素 1 mg 静脉/骨髓腔内推注，每 3~5 min • 40 U 血管加压素静脉/骨髓腔内推注，可以替代首次或第二次的肾上腺素
5. 如果心电检查仍显示 VF/VT，再次电击（电击能量相同或者更高）
6. 继续 CPR 2 min，随后再次检查心律 • 胺碘酮首次 300 mg 静脉或骨髓腔内推注 • 胺碘酮第二次 150 mg 静脉或骨髓腔推注
7. 如果心电检查仍显示 VF/VT，重复步骤 4，随后根据情况重复步骤 5、6

对于 PEA 和心脏停搏，应该首先开始 CPR（而不是首先进行电除颤）2 min，2 min 后再次检测心律（表 24.3）。此次 CPR 循环期间，可以每 3~5 min 静脉或骨髓腔内给予肾上腺素 1 mg。如果心律再次显示 PEA 或心脏停搏，则重复进行 CPR 2 min。任何时候，如果心电监测显示 VF 或 VT，则复苏步骤按照上面介绍的可电击复律心律进行。对 PEA 或心脏停搏的治疗，由于缺乏足够的证据，阿托品目前并不推荐常规使用。

表 24.3 ACLS 中 PEA/心脏停搏的处理

1. 首先进行 CPR 2 min，随后进行心电检测 • 肾上腺素 1 mg 静脉/骨髓腔内推注，每 3~5 min • 40 U 血管加压素静脉/骨髓腔内推注，可以替代首次或第二次的肾上腺素
2. 如果心电检测仍显示 PEA/心脏停搏，继续 CPR 2 min，随后再次心电检测
3. 如果心电检测仍显示 PEA/心脏停搏，重复步骤 1，随后根据情况重复步骤 2

心搏骤停用药的首要目的是恢复自主循环（ROSC）。盐酸肾上腺素是一种血管加压药，它可以激动 α-肾上腺素能受体提高冠状动脉灌注压和脑灌注压，其激动 β-肾上腺素能受体的作用目前尚不明确，但其可能会增加心肌作功并减少心内膜下心肌灌注。血管加压素作为一

种外周血管升压药，可引起冠状动脉和肾血管的收缩，因此在心搏骤停的复苏中其并没有显示出比肾上腺素更多的优越性。有证据表明心血管活性药物可以提高 ROSC 的概率，虽然这类药对患者出院后的神经功能恢复并没有明显的改善。胺碘酮作为一种抗心律失常药，是治疗 VF 和无脉性 VT 的首选药。它主要作用于钠离子、钾离子和钙离子通道，同时也是 α- 和 β- 肾上腺素能受体阻断剂。有证据表明相对于利多卡因和安慰剂，胺碘酮能够提高住院患者的短期存活率，但是尚无证据表明它可以提高出院患者的存活率。

　　需要关注的是，其他 ACLS 干预措施如血管通道的建立，药物的应用，高级气道的放置以及持续呼气末 CO_2 分压波形的监测，虽然都得到 AHA 指南的推荐，但是这些急救措施的进行都不应该以中断胸外按压和心电除颤为代价。另外，及时诊断和治疗引起心搏骤停的原发病因是至关重要的。指南中罗列出来几种以"H"和"S"开头的情况均被认为是可逆转性心搏骤停的病因，包括：血容量不足、缺氧、酸中毒、低血糖、高/低钾血症、低体温、张力性气胸、心脏压塞、中毒、肺栓塞、心肌梗死。对这些情况导致的心搏骤停，我们列举了一些有效的干预措施，如败血症引起的血容量不足可以静脉输入晶体类液体，可疑肺栓塞患者可以采用经验性的溶栓治疗，张力性气胸可以胸腔穿刺引流减压。

　　另一方面，ACLS 还需要对不稳定的缓慢性心律失常和心动过速进行及时诊断和治疗。AHA 指南中将这种"不稳定"定义为患者重要器官功能严重受损，即将心搏骤停。这类患者主要表现为精神状态急剧改变、胸痛、急性心力衰竭、休克以及低血压。低氧血症是引起不稳定的缓慢性心律失常和心动过速的常见病因，因此 ACLS 治疗原则是首先通过体格检查或者血氧监测评估患者的呼吸情况。多数患者通常需要进行辅助呼吸。

　　心动过缓是指心率＜60 次/分，如果干扰了血流动力学的稳定，应立即予以治疗。一线治疗药物是阿托品，可经静脉注射 0.5 mg，必要时每 3～5 min 可以重复给予，最大用量 3 mg。如果患者对阿托品无反应，可以给予多巴胺 2～10 $\mu g/(kg \cdot min)$ 持续输注，或肾上腺素 2～10 $\mu g/min$，或者使用临时经皮心脏起搏。同时要考虑专家会诊和（或）使用静脉心脏起搏。

　　心动过速有多种类型，一般根据心电图波形是狭窄畸形还是宽大畸形，是规则还是非规则来进行分类。另外，也可以根据心动过速是否需要治疗来分类。然而，对于不稳定的快速型心动过速，应该立即进行同步电复律。如果情况允许，电复律之前应该首先建立静脉通道并给予镇静，如果患者病情危急，则应立即进行电复律。

　　与 QRS 波形同步的电复律，根据心律失常的性质选择电击能量大小。对于不稳定型心房颤动，双相波形除颤仪的起始能量为 120～200 J。如果为不稳定型心房扑动，首次电击能量为 50～100 J。对于不稳定的单相/规则的快速型心律失常，首次电击能量为 100 J。如果不能进行同步电除颤，即 QRS 波群呈现多态性或者 QRS 波群不能被识别，应采用更高电击能量进行非同步电复律（例如可以选择电除颤时的电击能量）。如果心率＜150 次/分或者患者心室功能下降，快速心律失常可能是一种代偿性的表现，而非导致患者状态不稳定的原因。这种情况下，如果患者无低血压表现，AHA 指南建议给予试验性静脉注射腺苷 6 mg，必要时第二次可以给予 12 mg 静脉注射。

　　对于伴有快速心律失常病情稳定的患者，进一步的评估和干预措施主要是根据 QRS 波群的性质来决定。如果为宽大型 QRS 波群（QRS 时限≥0.12 s），则应监测第Ⅳ导联，连接 12 导联心电图，如果为单相波形则采用腺苷治疗，应用抗心律失常药物并请求心内科专家会诊。可供选择的抗心律失常药物有：普鲁卡因胺，胺碘酮和索他洛尔。如果没有心力衰竭和 QT 间期延长的心电图表现，可以给予普鲁卡因胺 20～50 mg/min 直至心律失常恢复，出现低血压或者 QRS 间期延长＞0.18 s（延长＞50%）时也应停止使用，普鲁卡因胺的维持量为 1～4 mg/min。也可以选择胺碘酮 150 mg，给药时间应＞10 min，必要时可以重复给予，第一个 6 h 的维持剂量为 1 mg/min。如果没有 QT 间期延长，可以考虑给予索他洛尔 100 mg（1.5 mg/kg），给药时间＞5 min。

　　如果患者病情稳定伴有窄 QRS 波型（QRS 时限≤0.12 s）的快速心律失常，则应该考虑采用以下措施：监测第Ⅳ导联，连接 12 导联心电图，刺激迷走神经（例如 Valsalva 动作，颈动脉窦按摩），波形为单相型则选用腺苷治疗，应用 β-肾上腺素能受体阻断剂和钙通道阻断剂，并请心内科专家会诊。

　　不同类型的心动过速有多种药物可选择，本章节不对此详细介绍。最新的 AHA 指南中列出的表格中详细介绍了每种药物的适应证，用药剂量，常见副作用以及禁忌证。

当患者出现 ROSC 时，指南强调应立即将患者转入心搏骤停复苏后的治疗阶段。如果是非住院患者，第一步应该立即将患者转入可以提供冠脉介入治疗、神经系统护理、危重病治疗以及低温治疗的医院。如果患者是在医院出现上述情况，则应该立即将患者转运至重症监护病房进一步治疗。关于患者在心搏骤停复苏后如何进行更为优质的治疗，目前仍然在进一步研究中，但是及时对患者进行多学科、多系统的治疗至关重要，因为绝大多数患者死于心搏骤停后的第一个 24 h。

参考文献

1. American Heart Association. 2010 American Heart Association Guidelines for Cardiopulmonary Resuscitation and Emergency Cardiovascular Care. *Circulation* 2010; **122** (18 Suppl 3): S639–933.

2. Berg RA, Hemphill R, Abella BS, *et al.* Part 5: adult basic life support: 2010 American Heart Association Guidelines for Cardiopulmonary Resuscitation and Emergency Cardiovascular Care. *Circulation* 2010; **122** (18 Suppl 3): S685–705.

3. Neumar RW, Otto CW, Link MS, *et al.* Part 8: adult advanced cardiovascular life support: 2010 American Heart Association Guidelines for Cardiopulmonary Resuscitation and Emergency Cardiovascular Care. *Circulation* 2010; **122** (18 Suppl 3): S729–67.

婴儿和儿童急救复苏

Joyce C. Lo and Richard D. Urman

王汉兵 译 张 斌 校

简 介

为心搏、呼吸骤停的患者进行心肺复苏是医务人员的职责。医务人员必须随时准备应对紧急情况。虽然成人急救复苏的原则大体适用于小儿复苏，但是还有一些重要的区别点需要注意。婴儿和儿童的心搏骤停通常是由于渐进的呼吸衰竭造成低氧血症、高碳酸血症以及酸中毒，进而引起的心动过缓和低血压，最终导致心搏骤停。这些不同于成人，成人心搏骤停首要原因是心脏疾病。在小儿患者心搏骤停，初始阶段心脏节律表现为无脉室性心动过速（VT）和心室纤颤，这类情况大约占5%～15%，并且其发生率随着年龄的增加而进一步增大。本章节参考美国心脏协会关于心肺复苏和急症心血管监护的指南，对小儿急救复苏的流程做一个介绍[1]。

小儿基础生命支持（BLS）

小儿基础生命支持技术包括预防、早期心肺复苏（CPR）和快速启动急救反应系统，而后两个部分需要医务人员提供镇静（表25.1)[2]。2010版的 AHA 指南相对以前一个版本作出了明显的改变。

新指南中明确强调了胸外按压的重要性（即"CAB"），代替了以前BLS。以前的BLS是从"看，听，感觉呼吸"再到CPR，同时进一步呼吸复苏（即传统的"ABC"）。小儿BLS时首先进行胸外按压而不是人工呼吸这一点，目前依然备受争议，因为绝大部分小儿发生心搏骤停是由于缺氧窒息所致。但是，因为施救者的不确定与混乱，大多数小儿心搏骤停后并不能实施现场人员CPR。CAB途径的目的是促进普通施救者尽快进行干预和实施CPR。新的复苏顺序可能会延误呼吸复苏大约18 s左右（这个时间就是进行30次胸外按压的时间）。当然，对于医务人员来说，这也是合理的。因为当他们一旦发现心搏骤停后会像处理大多数危急事件那样，紧密衔接地进行一系列急救动作。

表 25.1　小儿基础生命支持的关键步骤

1. 检查患者的反应性和呼吸
2. 启动急救反应系统，如果有可能，获取体外除颤仪/除颤仪 如果单人实施复苏： 　a. 启动急救反应系统/获取体外除颤仪之前，先进行2 min CPR 　b. a步骤后，使用AED前，先胸外按压进行CPR
3. 检查有无明确的脉搏（10 s之内完成） 　如果有明确的脉搏 　→每3 s通气一次 　→如果有脉搏持续<60次/分的低灌注信号，应加强胸外按压 　→每隔2 min重新检查一次脉搏 　如果无脉搏则继续进行步骤4
4. 如果无脉搏搏动，立即开始CPR进行胸外按压（快速有力按压） 　1人复苏：CPR循环胸外按压/通气比率为30：2 　2人复苏：CPR循环胸外按压/通气比率为15：2
5. 可能情况下使用AED检测心电节律
6. 可电击复律心律（例如室颤或快速性室性心律失常）→一次电击，随后继续从胸外按压开始进行2 min CPR 　不可电击复律心律（例如心脏停搏或者无脉性电活动）→CPR 2 min，每隔2 min重新检测一次心脏节律

如果发现小儿无应答与无呼吸（或者仅仅气促），医务人员应该立即吩咐其他人去启动急救反应系统并设法获得体外自动除颤仪（AED）或者其他除颤仪器。10 s检查无脉搏后，立即开始实施CPR

（胸外按压）。长时间探查有无脉搏，结果不一定确切而且耗时，更重要的是延误了实施 CPR 的最佳时机。检查婴儿脉搏，一般检查肱动脉的搏动，儿童则主要检查股动脉和颈动脉的搏动。如果单人实施急救复苏，那么 CPR 应该立即开始，持续胸外按压 2 min，随后启动急救反应系统并设法获取 AED。

如果被施救的小儿可触及每分钟 60 次或＞60 次的动脉搏动，但是呼吸明显不足，那么应该每 3～5 s 进行一次人工呼吸，同时每 2 min 检查一次脉搏（每次持续 10 s）。如果检查到脉搏＜60 次/分，通过吸氧和通气后仍有器官灌注不足的征象，那么应该立即开始 CPR，因为小儿心输出量主要依赖于心率的快慢。

CPR 应该以 30 次胸外按压开始。进行小儿胸外按压时，医务人员要做到"快速、有力"。按压时的手法，主要是用单手或者双手的手掌根部进行，按压频率不小于 100 次/分，按压部位为胸骨的下半部分，幅度至少为胸部前后径的 1/3（大约 2 英寸，即 5 cm 左右）。另外，按压时应该注意保护剑突和肋骨。每次按压后要保证胸廓完全回弹，从而有利于心脏再次充盈。胸外按压时应该尽量减少中断，但是也要防止施救者疲劳，应该每 2 min 轮换一人进行按压。高质量的胸外按压要保证重要器官的血流灌注并能够达到自主循环恢复（ROSC）。

表 25.2　高质量胸外按压指征

按压频率＞100 次/分（快速按压）
按压幅度至少为胸部前后径的 1/3（有力按压）：婴儿大约为 1.5 英寸（4 cm）儿童大约为 2 英寸（5 cm）
按压后待胸廓完全回弹
尽量减少中断胸外按压
避免过度通气
在坚硬、平展的表面实施胸外按压

对婴儿来说，单人复苏应该选择两指胸外按压的手法，双人复苏时则应该选择双手环抱婴儿胸部以两拇指按压胸骨的手法。采用两指手法按压时，两指应放在两侧乳头水平连线中点稍下方，同时应该避开剑突和肋骨。两指双手环抱手法是指用双手环抱婴儿胸部，两拇指按压胸骨下部 1/3，其余四指展开于胸壁，由拇指按压胸骨。后一种

手法被认为更有利于冠状动脉和各系统的灌注。婴儿胸外按压的幅度至少为胸部前后径的 1/3（大约 1.5 英寸，即 4 cm 左右）。

单人复苏方案中，30 次胸外按压后，用双手托下颌法或者仰头抬颏法进行两次人工通气。两人复苏 CPR 时，其中一人负责胸外按压，另一个人维持气道开放，并按照 15 : 2 的比率进行人工通气。人工呼吸可以选择口对口人工呼吸或者通过简易面罩呼吸囊通气，但是考虑到简易面罩呼吸囊使用起来比较繁琐，因此一般只适合于两人复苏。选用简易面罩呼吸囊通气时，需要托起下颌开放气道并使面罩与脸部紧密接触形成一个密闭的环境。复苏时，如果有其他医务人员在场，则双人简易面罩呼吸囊通气技术可能会提供更有效的通气。婴幼儿选用容量为 400～500 ml 自动膨胀的简易呼吸囊，年龄较大的儿童则应该选用容量为 1 000 ml 的成人呼吸囊。如果自动膨胀呼吸囊连接 10 L/min 的氧气供应，那么吸入氧浓度 30%～80%。如果呼吸囊与储氧罐连接，则吸入氧浓度可以升至 60%～95% 之间。

多数 AED 可以检测出可电击复律心律，并且能为 8 岁以下的小孩提供合适能量的电击。对婴儿来说，手动除颤仪优于 AED。电除颤时首次电击能量应该设定为 2 J/kg，第二次至少为 4 J/kg，随后的电击能量增加直至不超过 10 J/kg，也不能超过成人电击能量。目前为止，由于缺乏足够的循证医学证据，小儿电除颤的有效以及最大电击能量的推荐值尚未确定。胸外按压后应该立即进行电除颤，随后马上恢复 CPR，开始胸外按压。使用 AED 更有利于施救者每 2 min 一次的心律分析。

小儿高级生命支持（PALS）

PALS 建立在 BLS 的基础上，而且依赖于专业医疗急救团队，可以快速有效地为患者进行急救复苏[3]。一旦胸外按压开始后，其他施救人员必须提供有效通气，设法获取 AED，连接监护仪，建立血管通路（外周静脉通道或者骨髓腔通道），并决定对患者使用何种药物。同时，如果有必要，体外生命支持（ECLS）应该尽早地予以考虑。尤其是心搏骤停的患者对标准的复苏术无反应或者存在潜在的可逆性病因时。

急救药物可以通过静脉或者骨内给予。考虑到建立中心静脉通道并非简便易行，因此，一般应该在患者病情稳定后进行。急救药物首次剂量应根据患者的实际体重给予（不应该超过成人标准剂量），另外，也可以根据患儿的身长、体型来估算。

除了标准的监护（心电图、脉搏血氧饱和度、无创袖带血压的监测）外，动脉穿刺有创血压的检测、呼气末 CO_2 分压的监测对 PALS 复苏也有一些帮助。动脉波形的信息可以反映胸外按压的手法和深度是否合适，也有助于判断是否出现 ROSC。呼气末 CO_2 分压的监测除了可以确定气管导管是否正确置入，也有助于判断 CPR 时胸外按压的质量。如果呼气末 CO_2 分压（$PETCO_2$）$<10\sim15\,mmHg$，要警惕是否是发生过度通气或无效的胸外按压。另一方面，如果 $PETCO_2$ 突然或者持续升高可能预示 ROSC，这样就减少了对动脉搏动的多余检查，从而尽可能持续地进行胸外按压。

心搏骤停 PALS 急救原则要求首先进行 2 min 不间断的 CPR，并在循环期间根据心电监护作出合理的急救措施。训练有素的医务人员可以通过对心电图（ECG）或者 AED 的分析，来判断心脏节律为可电击复律心律［例如室颤（VT）或者室速（VF）］还是不可电击复律心律［例如无脉性电活动（PEA）或者心脏停搏］。对可电击复律心律（表25.3），必须进行心电除颤，因为这些患者可因此被治愈。理想的电除颤开始时机应该以最短的时间间隔紧接着最后一次胸外按压进行除颤，随后又立即恢复胸外按压。除颤仪在充电的时候，胸外按压应该一直进行。如上所述，首次电击能量为 2J/kg。2 min CPR 后，如果心律依然为可电击复律心律，则第二次电击能量可调整为 4 J/kg，随后电击时，能量可以依次递增直至最大能量 10 J/kg（不要超过成人电击能量）。CPR 期间，在进行胸外按压的同时，可以每 3～5 min 静脉注射肾上腺素 0.1 mg/mg（最大剂量为 1 mg）。如果使用肾上腺素后效果不明显，还可以给予胺碘酮（5 mg/kg 静脉推注），必要时可以重复给一次。如果没有胺碘酮，也可以用利多卡因 1 mg/kg 静脉注射。同时应该尝试处理引起心搏骤停的可逆性病因（表 25.4）。

如果心电除颤成功，则可以明确触及脉搏。如果脉搏出现，应该开始心搏骤停之后的护理。如果出现 VF 或者无脉性 VT，则应该重新启动 CPR，给予胺碘酮，再次除颤的电击能量至少为前一次电击成功的能量。无论任何时候，一旦心脏节律变成不可电击复律心律，则应该立即按照无脉性电活动（PEA）或者心脏停搏的处理原则来进行复苏（表 25.5）。对不可电击复律心律，CPR 是主要的治疗措施。肾上腺素的使用同上所述，每 2 min 检测一次心脏节律是否规整或转变成电击复律心律。积极寻找可逆性原发病并对症处理。

表 25.3　小儿 VF/VT 的处理

1. 电击能量 2 J/kg
2. 立即恢复 CPR，2 min 后再次检查心律 开放静脉/骨髓通道
3. 如果节律依然显示 VF/VT，再次电除颤，电击能量为 4 J/kg
4. 立即恢复 CPR 2 min，再次检查心律 经静脉每隔 3～5 min 注射肾上腺素 0.01 mg/kg（最大剂量为 1 mg） 置入高级气道
5. 如果节律依然显示 VF/VT，再次心电除颤，电击能量为 4 J/mg 或更大，最高至 10 J/mg（不要超过成人电击能量）
6. 立即恢复 CPR 2 min，再次检查心律 使用胺碘酮（5 mg/kg 静脉推注），可重复给药最多两次 治疗可逆性病因 如果心律依旧显示为可电击复律心律，则返回步骤 3，再次依序进行
* 无论任何时候，一旦心脏节律变成不可电击复律心律，则应该立即按照无脉性电活动（PEA）或者心脏停搏的处理原则进行复苏（表 25.5）
* 如果成功复律，证实脉搏存在。那么，应该开始心搏骤停的后期治疗
* 如果电除颤成功，但是 VF 重新出现，则重新启动 CPR，使用胺碘酮，使用至少与先前成功的相当的电击能量再次电除颤

表 25.4　心搏骤停的可逆性病因

血容量不足	张力性气胸
缺氧	心脏压塞
H^+ 过多（酸中毒）	毒素
低血糖症	血栓形成（冠状动脉，肺动脉）
高钾血症	
低温	

既然通气是关键，那么，各种气道装置可用于急救患者的通气。

口咽通气道或鼻咽通气道均可用于维持气道开放。不过，选择合适的大小型号的气道装置至关重要，既要保证能维持气道开放，还要避免造成气道阻塞。当（应用以上装置）通气不成功或者气管插管不允许时，可以考虑置入喉罩。小儿气管内插管需要受过训练的医务人员进行操作，因为小儿气道解剖的特殊性，造成插管有一定难度。如果情况允许，可以在快速诱导下进行气管插管，可以通过气管导管管壁的白雾现象、双侧胸廓的起伏、双肺呼吸音是否对称、呼气末 CO_2 浓度、波形监测或者胸部 X 射线确定气管导管是否正确置入。置入气管导管后，应该每 6~8 s 通气一次（或者每分钟 8~10 次通气）。如果患者通气状况发生变化，应该考虑导管是否脱出或阻塞，患者出现张力性气胸，或者考虑通气装置故障。

表 25.5 小儿无脉性电活动（PEA）或者心脏停搏的处理

1. 立即 CPR 2 min，检查心律 开放静脉/骨髓通道 经静脉每隔 3~5 min 注射肾上腺素 0.01 mg/kg（最大剂量为 1 mg） 置入高级气道
2. 如果检查为可电击复律心律 →参见 VF/VT 处理原则 如果检查为不可电击复律心律 →立即恢复 CPR 2 min →处理可逆性病因
3. 再次检查心律，如果有规整的节律存在，检查脉搏并开始心搏骤停的后期护理

当循环恢复后，如果有动脉血氧饱和度监护仪，应该开始降低吸入氧浓度（如果有合适仪器可使用）。考虑到吸入高浓度氧有引起器官损害的风险，推荐逐步降低吸入氧浓度，同时维持动脉血氧饱和度＜100%，但要≥94%。需要注意的是，充足的氧气运输至终末器官，不仅取决于动脉血氧饱和度，还与心输出量和血红蛋白浓度有关。

对心动过缓的小儿（心率＜60 次/分），应该保证充足供氧，开放静脉通路，并设法获取 ECG 监测仪或除颤仪。如果通气和灌注充足，则不需要做进一步处理。但是，如果出现心肺功能减弱的征象，例如，患者有灌注不足伴有心动过缓，则应该立即启动 CPR，并且

2 min 后再次对患者状况进行评估。如果心动过缓持续存在，则应该给予肾上腺素 0.01 mg/mg 静脉注射。针对由迷走神经张力过高和房室传导阻滞引起的心动过缓，应该给予阿托品 0.02 mg/mg 静脉注射。完全性心脏传导阻滞或者窦房结功能障碍时，应该采用经皮起搏术。

　　对于小儿心动过速，首先应该检查脉搏和评估灌注。如果患者灌注较差，脉搏微弱，应该立即开始 PALS，具体措施如上所述。另外，连接监护仪，提供充足的供氧，开放静脉通道并连接 12 导联 ECG。ECG 出现后，确定 QRS 持续时间。如出现 QRS 窄波性心动过速（QRS≤0.09 s），既可能是窦性心动过速（应该查找并处理可逆性原发病），也可能是室上性心动过速。对于血流动力学稳定的患儿，可以通过颈动脉窦按摩或者 Valsalva 动作来刺激迷走神经治疗心动过速。对于婴儿和较小儿童，也可以用冰敷于面部来治疗。如果上述方法未能成功，则可以尝试选择药物进行心脏复律，具体方法是静脉快速推注腺苷 0.1 mg/kg。年龄稍大的儿童可以选择维拉帕米 0.1～0.3 mg/kg 静脉注射。如果仍然效果欠佳，则推荐使用同步电复律。最好在提供良好的镇静下进行，同步电复律的起始能量为 0.5～1 J/kg，不成功可以将能量增加到 2 J/kg。如果需要第三次电复律，应该先给予胺碘酮 5 mg/kg 静脉输注（输注时间超过 20～60 min），或普鲁卡因胺 15 mg/kg 静脉输注（输注时间超过 30～60 min）。如果患者血流动力学稳定，在给药之前应该先请专家会诊。

　　对状态比较稳定的小儿，如出现 QRS 宽大复杂性心动过速（QRS＞0.09 s），强烈建议专家会诊，因为所有的治疗措施都可能有潜在的严重副作用。对于儿童心律失常，应该由专家建议进行药物复律或者电复律。对于血流动力学不稳定的患儿，推荐心脏电复律的能量为 0.5～1 J/kg，如果复律不成功，可将能量增加至 2 J/kg。

　　本章节并未介绍患有先天性心脏病的婴儿和儿童的急救复苏。不过，2010 版的 AHA 指南对此类患者急救时 CPR 和 ECG 的运用都给出了一些建议，如有需要可以参阅。

　　尽管新的指南对 CPR 作出了一些改变，但绝大多数患儿仍未抢救成功，少数幸存者也存在明显的后遗症。研究表明，小儿复苏中家庭成员之间的相互帮助至关重要，这可以让他们在面对突如其来的变故感到悲痛和伤感时，仍可以冷静地实施急救措施。

总 结

新指南中最主要是强调了早期胸外按压的重要性（即"CAB"），这不同于以呼吸复苏开始的 BLS（即传统的"ABC"）。

高质量的胸外按压（每分钟不少于 100 次的有力按压，胸骨按压幅度大约为 5 cm，两次按压时间间隔恰好使下陷的胸廓完全回弹）可以为主要脏器提供充足的血流，从而有利于恢复自主循环。

如果单人实施复苏，需要在 30 次胸外按压后进行两次人工呼吸。如果双人复苏，则每 15 次胸外按压就应该进行 2 次呼吸复苏。如果患者置入高级通气道，应该每 6～8 s 通气一次（或者每分钟 8～10 次通气）。

当发现小儿无应答或者呼吸消失，医务人员应该立即吩咐其他人启动急救反应系统并获取除颤仪，而自己则应该立即开始 CPR，进行胸外按压。如果只有施救者一人在场，应该立即开始胸外按压 2 min，然后再启动急救反应系统和获取除颤仪。

心搏骤停 PALS 急救原则，是在 2 min 不间断的 CPR 循环期间进行监护。如果患者的 ECG 显示可电击复律心律，完成首次胸外按压后应该立即进行电除颤，电除颤后紧接着胸外按压，然后再次开始 CPR。

参考文献

1. American Heart Association. 2010 American Heart Association Guidelines for Cardiopulmonary Resuscitation and Emergency Cardiovascular Care. *Circulation* 2010; **122** (18 Suppl 3): S639–933.

2. Berg MD, Schexnayder SM, Chameides L, *et al.* Part 13: pediatric basic life support: 2010 American Heart Association Guidelines for Cardiopulmonary Resuscitation and Emergency Cardiovascular Care. *Circulation* 2010; **122** (19 Suppl 3): S862–75.

3. Kleinman ME, Chameides L, Schexnayder SM, *et al.* Part 14: pediatric advanced life support: 2010 American Heart Association Guidelines for Cardiopulmonary Resuscitation and Emergency Cardiovascular Care. *Circulation* 2010; **122** (18 Suppl 3): S876–908.